专家教您防治前列腺病

ZHUANJIA JIAONIN FANGZHI QIANLIEXIAN BING

王安喜 谢英彪 主 编

中国科学技术出版社
·北 京·

图书在版编目（CIP）数据

专家教您防治前列腺病 / 王安喜，谢英彪主编. —北京：中国科学技术出版社，2018.8

ISBN 978-7-5046-8001-3

Ⅰ.①专… Ⅱ.①王…②谢… Ⅲ.①前列腺疾病-防治 Ⅳ.①R697

中国版本图书馆CIP数据核字（2018）第070315号

策划编辑	崔晓荣
责任编辑	崔晓荣　高　磊
装帧设计	鸿城时代
责任校对	杨京华
责任印制	马宇晨

出　　版	中国科学技术出版社
发　　行	中国科学技术出版社发行部
地　　址	北京市海淀区中关村南大街16号
邮　　编	100081
发行电话	010-62173865
传　　真	010-62173081
网　　址	http://www.cspbooks.com.cn

开　　本	720mm×1000mm　1/16
字　　数	260千字
印　　张	17.25
版　　次	2018年8月第1版
印　　次	2018年8月第1次印刷
印　　刷	北京盛通印刷股份有限公司
书　　号	ISBN 978-7-5046-8001-3/R・2236
定　　价	45.00元

（凡购买本社图书，如有缺页、倒页、脱页者，本社发行部负责调换）

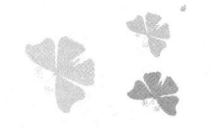

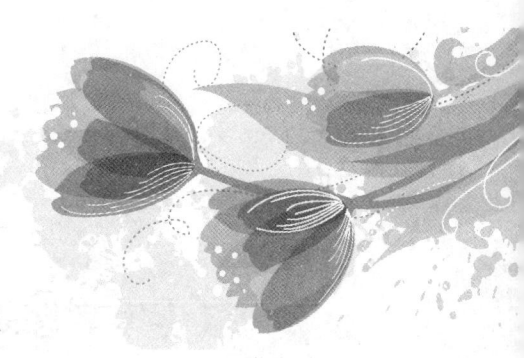

内容提要

本书首先介绍了前列腺疾病的病因、临床表现、诊断、患者日常生活中需要了解的常识和注意事项，其次，从起居养生、合理饮食、运动健身、心理调适、日常用药等方面详细而通俗地阐述了前列腺疾病的防与治，重点解读了西医和中医在前列腺疾病中的治疗方法，最后强调了预防保健的重要性，并着重回答了患者经常询问医生的问题，为读者提供可靠、实用的防病、治病知识。本书是基层医务工作者日常业务学习的参考用书，也适合前列腺病患者及其家属阅读参考。

《专家教您防治前列腺病》编委会

主　编　王安喜　谢英彪
副主编　侯　平　杨　威
编　者　（以姓氏笔画为序）
　　　　卢　岗　陈泓静　周明飞

前　言

　　前列腺疾病是成年男性的常见疾病，通常指前列腺炎、前列腺增生及前列腺癌等，本书主要阐述前列腺炎和前列腺增生。

　　前列腺炎在泌尿外科50岁以下男性患者人群中占首位，其中非细菌性前列腺炎远较细菌性前列腺炎多见。只有少数患者有急性病史，多表现为慢性、复发性经过。急性细菌性前列腺炎及慢性细菌性前列腺炎的主要致病因素为病原体感染，病原体随尿液侵入前列腺，导致感染。前列腺炎病变一般局限于外周带，此处腺管与尿流垂直线逆向开口于后尿道，易致尿液反流，而中央带及移行带腺管走向与尿流方向一致，不易发生感染。慢性前列腺炎/慢性盆腔疼痛综合征的发病机制未明，病因学十分复杂，存在广泛争议。多数学者认为其主要病因可能是病原体感染、排尿功能障碍、精神心理因素、神经内分泌因素、免疫反应异常、下尿路上皮功能障碍等。无症状性前列腺炎缺少相关发病机制的研究，可能与慢性前列腺炎/慢性盆腔疼痛综合征的部分病因与发病机制相同。研究还发现，尿液的尿酸盐不仅对前列腺有刺激作用，还可沉淀成结石，堵塞腺管，成为细菌的庇护场所。这些发现可以阐明前列腺炎综合征其实是多种疾病的共同表现，而且临床表现复杂多变，可产生各种并发症，也可自行缓解。

　　前列腺炎的治疗首先要进行临床评估，确定疾病类型，针对病因选择治疗方法，对疾病的错误理解、不必要的焦虑及过度节欲会使症状加重。前列腺炎可能是一种症状轻微或全无症状的疾病，也可能是一种可自行缓解的自限性疾病，还可能是一种症状复杂，可导致尿路感染、性功能障碍、不育等的疾病，治疗时既要避免向患者过分渲染本病的危害性，也要避免对本病治疗采取简单、消极、盲目偏重抗生素治疗的态度，应采用个体化的综合治疗。

前列腺增生是中老年男性常见疾病之一，随全球人口老龄化，发病率日渐增高。前列腺增生的发病率随年龄递增，但有增生病变时不一定有临床症状。城镇发病率高于农村，而且种族差异也影响增生程度。有关前列腺增生的发病机制研究虽多，但至今仍未能阐明病因。目前已知前列腺增生必须具备有功能的睾丸及年龄增长两个条件。近年来也注意到吸烟、肥胖、酗酒、家族史、人种及地理环境对前列腺增生发生的关系。前列腺增生的早期由于其功能代偿，症状不典型，随着下尿路梗阻加重，症状逐渐明显。临床症状包括储尿期症状、排尿期症状及排尿后症状。由于病程进展缓慢，难以确定起病时间。增生的前列腺使膀胱颈发生梗阻，膀胱为克服颈部阻力而加强收缩使逼尿肌发生代偿性肥厚呈小梁状突起。膀胱腔内压增高，膀胱黏膜可自肌束间薄弱处向外膨起，形成憩室膀胱颈部梗阻。继续加重，尿液将不同程度地残留于膀胱，伴随残余尿的增多，膀胱壁逐渐变薄，使输尿管下端斜行穿过膀胱壁肌层所形成的生理性活瓣作用失效。膀胱内尿液便逆流至输尿管和肾盂，引起两侧上尿路积水，肾盂内压增高，使肾实质缺血性萎缩，引起肾功能减退，最终发展为尿毒症。

前列腺增生的危害性在于引起下尿路梗阻后所产生的病理生理改变。其病理个体差异性很大，而且也不都呈进行性发展。一部分病变至一定程度就不再发展，所以即便出现轻度梗阻症状也并非均需手术。

《专家教您防治前列腺病》以问答形式简要介绍了前列腺炎和前列腺增生的基本知识，重点介绍了防治前列腺炎和前列腺增生从起居养生、合理饮食、经常运动、心理调适做起的各种方法。并对中西医临床治疗前列腺炎和前列腺增生的方法做了详尽介绍，最后指出了预防前列腺炎和前列腺增生的重要性和具体方法。本书是一部全面反映前列腺炎和前列腺增生的自我调养和临床防治新成果的科普读物，内容融汇中西而详尽，文字简洁明了，具有较强的科学性、实用性和可读性。不仅适合作为前列腺炎和前列腺增生患者的自我保健用书，也可作为基层医护人员的参考读物。

谢英彪

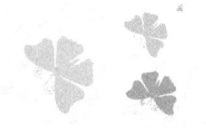

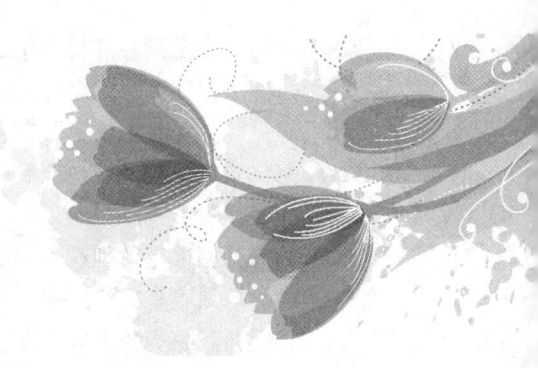

目 录

一、前列腺疾病基础知识 1
  1. 什么是前列腺 1
  2. 前列腺的结构如何划分 2
  3. 前列腺有何生理功能 2
  4. 前列腺液包括哪些成分 4
  5. 什么是前列腺炎 5
  6. 前列腺炎是如何分类的 6
  7. 前列腺炎的发病机制是什么 7
  8. 前列腺炎病原体的传播途径有哪些 9
  9. 感染前列腺的常见细菌有哪些 11
  10. 诱发前列腺炎的不良生活习惯有哪些 11
  11. 什么是急性前列腺炎 13
  12. 慢性前列腺炎的病因有哪些 13
  13. 与慢性前列腺炎有关的其他因素有哪些 14
  14. 衣原体感染会引起慢性前列腺炎吗 15
  15. 慢性前列腺炎会给男性带来哪些烦恼和痛苦 16
  16. 慢性前列腺炎影响性功能吗 17
  17. 慢性前列腺炎会影响生育吗 18
  18. 慢性前列腺炎会影响射精时的快感吗 20
  19. 什么是无菌性前列腺炎 21
  20. 什么是真菌性前列腺炎 22
  21. 什么是滴虫性前列腺炎 23
  22. 什么是病毒性前列腺炎 24
  23. 检查前列腺的方法有哪些 25

24. 如何读懂前列腺液检查单 ... 25
25. 为什么要定期测定慢性前列腺炎患者前列腺液的pH值 ... 26
26. 前列腺炎患者送检标本有何学问 ... 27
27. 怎样才能早期发现自己患有前列腺炎 ... 28
28. 如何诊断前列腺炎 ... 28
29. 如何分型诊断前列腺炎 ... 29
30. 急性前列腺炎有何症状 ... 30
31. 急性前列腺炎的主要并发症有哪些 ... 31
32. 如何诊断急性前列腺炎 ... 31
33. 慢性前列腺炎有哪些症状 ... 32
34. 慢性前列腺炎引起的并发症有哪些 ... 33
35. 慢性前列腺炎的诊断依据是什么 ... 34
36. 慢性前列腺炎的诊断要注意什么 ... 34
37. 精囊炎与慢性前列腺炎有何区别 ... 36
38. 前列腺炎与前列腺增生、前列腺癌的相互关系是什么 ... 36
39. 精索静脉曲张、痔与前列腺炎有什么关系 ... 37
40. 慢性前列腺炎需与哪些疾病鉴别 ... 38
41. 前列腺炎为何迁延难愈 ... 39
42. 如何走出反复治疗的误区 ... 41
43. 为什么治疗前列腺炎要区别对待 ... 41
44. 慢性前列腺炎不会传染吗 ... 42
45. 慢性前列腺炎一定由细菌引起吗 ... 43
46. 节欲能减少前列腺病吗 ... 43
47. 前列腺炎复发原因有哪些 ... 44
48. 什么是前列腺增生 ... 45
49. 前列腺为什么会增生 ... 46
50. 前列腺增生是如何形成的 ... 47
51. 前列腺增生有何病理变化 ... 48
52. 前列腺增生对膀胱有何损害 ... 49
53. 前列腺增生对输尿管有何损害 ... 49
54. 前列腺增生对肾脏有何损害 ... 50
55. 前列腺增生如何分类 ... 50
56. 前列腺增生如何分度 ... 51
57. 前列腺增生如何分期 ... 51

58. 前列腺增生形成的原因有哪些	52
59. 前列腺增生与体内激素有何关系	54
60. 诱发前列腺增生的危险因素有哪些	56
61. 哪些人易患前列腺增生	56
62. 前列腺增生有何临床表现	57
63. 不同时期的前列腺增生各有何症状	58
64. 前列腺增生患者的泌尿系刺激征有何表现	58
65. 前列腺增生出现梗阻时会有尿频吗	59
66. 前列腺增生出现梗阻时会有排尿无力、尿线变细和尿滴沥吗	60
67. 前列腺增生出现梗阻时会有血尿吗	61
68. 前列腺增生出现梗阻时会有尿潴留吗	62
69. 前列腺增生出现梗阻时会有尿失禁吗	63
70. 前列腺增生患者的梗阻并发症有哪些	63
71. 前列腺增生的实验室检查有哪些	65
72. 如何做前列腺液的常规检查	66
73. 前列腺增生患者如何做直肠指诊	68
74. 前列腺增生患者如何做X线和B超检查	68
75. 前列腺增生患者如何做CT检查	69
76. 前列腺增生患者如何做膀胱尿道镜检查	69
77. 前列腺增生患者如何做泌尿系造影	70
78. 前列腺增生患者如何做同位素肾图检查	71
79. 前列腺增生患者如何做尿流动力学检查	71
80. 前列腺增生患者如何做前列腺穿刺活组织检查	72
81. 前列腺增生与前列腺癌如何鉴别	72
82. 前列腺增生到什么程度就应考虑治疗	74
83. 前列腺增生离尿中毒有多远	74
84. 前列腺增生与泌尿系感染有何关联	75
85. 前列腺增生与急性尿潴留有何关联	75
86. 前列腺增生与血尿有何关联	76
87. 前列腺增生与肾功能不全有何关联	76
88. 前列腺增生与膀胱憩室有何关联	78
89. 前列腺增生与腹外疝有何关联	78
90. 前列腺增生与脱肛有何关联	78
91. 前列腺增生会癌变吗	79

二、防治前列腺疾病从起居养生做起 81

 92. 哪些不良生活习惯会损伤前列腺 81
 93. 冬季赖床为什么会憋出前列腺炎 82
 94. 手淫真的是引起前列腺炎的罪魁祸首吗 83
 95. 如何保护前列腺 84
 96. 为什么前列腺炎患者不宜经常熬夜 84
 97. 不正确的骑车姿势会引发前列腺炎吗 85
 98. 驾驶员如何保护好前列腺 85
 99. 治疗前列腺炎要注意什么 86
 100. 前列腺炎治愈后不舒服症状可以完全消失吗 86
 101. 网恋会加重前列腺炎吗 87
 102. 前列腺炎患者应如何面对性生活 88
 103. 为什么前列腺炎患者不应绝对禁欲 90
 104. 慢性前列腺炎患者怎样做温水坐浴 90
 105. 在家里能做前列腺按摩吗 91
 106. 前列腺炎的家庭护理要注意什么 92
 107. 冬天如何保护前列腺 93
 108. 前列腺炎患者怎样配合治疗 94
 109. 前列腺增生患者在日常生活中如何调理 95
 110. 为什么前列腺增生患者要避免久坐 96
 111. 为什么前列腺增生患者要及时排尿 96
 112. 前列腺增生患者如何防治急性尿潴留 99
 113. 为什么前列腺增生患者要戒烟 99
 114. 为什么前列腺增生患者不宜长途骑自行车或骑马 99
 115. 前列腺增生症会不会影响性生活 100
 116. 为什么前列腺增生患者的性生活要适度 101
 117. 前列腺增生如何过性生活 102
 118. 前列腺切除术后排尿困难怎么办 103
 119. 留置导尿管后如何调理 103

三、防治前列腺疾病从合理饮食做起 105

 120. 饮食不当会诱发前列腺炎吗 105
 121. 为什么前列腺炎患者不宜喝咖啡 106
 122. 前列腺炎患者如何饮食调养 106

123. 慢性前列腺炎患者为何要忌口 ... 107
124. 慢性前列腺炎患者是否都需要"补肾" ... 108
125. 什么是慢性前列腺炎的"苹果疗法" ... 109
126. 前列腺炎患者如何用茶饮方食疗 ... 109
127. 前列腺炎患者如何用粥疗方食疗 ... 111
128. 适合前列腺炎患者的主食有哪些 ... 112
129. 适合前列腺炎患者的菜肴有哪些 ... 114
130. 适合前列腺炎患者的汤羹有哪些 ... 117
131. 适合前列腺炎患者的果蔬汁有哪些 ... 118
132. 前列腺增生患者的饮食原则是什么 ... 119
133. 前列腺增生患者如何饮食调理 ... 120
134. 花粉是否适合前列腺增生患者食用 ... 121
135. 适合前列腺增生患者的茶饮有哪些 ... 122
136. 适合前列腺增生患者的米粥有哪些 ... 124
137. 适合前列腺增生患者的米饭有哪些 ... 126
138. 适合前列腺增生患者的点心有哪些 ... 128
139. 适合前列腺增生患者的凉拌菜有哪些 ... 129
140. 适合前列腺增生患者的炒菜有哪些 ... 131
141. 适合前列腺增生患者的炖菜有哪些 ... 132
142. 适合前列腺增生患者的蒸煮菜有哪些 ... 133
143. 适合前列腺增生患者的羹菜有哪些 ... 134
144. 适合前列腺增生患者的汤菜有哪些 ... 136

四、防治前列腺疾病从经常运动做起 ... 139

145. 慢性前列腺炎患者要不要参加体育锻炼 ... 139
146. 跑步可以缓解前列腺炎吗 ... 140
147. 如何用气功治疗慢性前列腺炎 ... 141
148. 如何做快乐按摩功 ... 142
149. 如何做前列腺保健操 ... 142
150. 慢性前列腺炎患者如何做医疗体操 ... 142
151. 运动疗法治疗前列腺增生的机制是什么 ... 144
152. 前列腺增生患者如何散步 ... 145
153. 前列腺增生患者如何慢跑 ... 146
154. 前列腺增生患者如何做缩肛运动 ... 146

五、防治前列腺疾病从心理调适做起 ... 147

155. 前列腺炎患者八成有心病吗 ... 147
156. 慢性前列腺炎引发的精神症状有哪些 ... 148
157. 为什么要对慢性前列腺炎患者进行心理学分析 ... 149
158. 慢性前列腺炎患者如何自我调节精神心理状态 ... 150
159. 慢性前列腺炎患者如何自我调节行为方式 ... 151
160. 慢性前列腺炎为何要做心理治疗 ... 151
161. 什么是前列腺生物反馈治疗 ... 152
162. 前列腺炎和勃起功能障碍有没有直接关系呢 ... 153
163. 前列腺增生对心理健康有何危害 ... 154
164. 前列腺增生患者如何做好心理保健 ... 155
165. 前列腺增生患者如何调摄精神 ... 156

六、防治前列腺疾病的西医妙招 ... 158

166. 前列腺炎的治疗原则是什么 ... 158
167. 治疗前列腺炎的方法有哪些 ... 159
168. 如何选择前列腺炎用药方式 ... 161
169. 选用抗菌药物治疗前列腺炎时应遵循什么原则 ... 161
170. 前列腺炎的治疗难点有哪些 ... 162
171. 急性细菌性前列腺炎如何治疗 ... 163
172. 慢性前列腺炎如何治疗 ... 164
173. 如何合理使用抗菌药治疗前列腺炎 ... 165
174. α-肾上腺素能受体阻滞药为什么能治疗前列腺炎 ... 166
175. 如何选择使用α-肾上腺素能受体阻滞剂 ... 167
176. 地西泮可以治疗慢性前列腺炎吗 ... 168
177. M-受体阻滞药为什么能治疗前列腺炎 ... 169
178. 舍尼通能治疗前列腺炎吗 ... 169
179. 如何用激素药治疗慢性前列腺炎 ... 170
180. 治疗前列腺痛的药物有哪些 ... 171
181. 局部用药治疗慢性细菌性前列腺炎主要有哪些方法 ... 171
182. 什么是前列腺炎直接注射法治疗 ... 172
183. 前列腺炎注射治疗有什么优缺点 ... 173
184. 什么是前列腺炎经尿道灌药治疗 ... 174
185. 什么是前列腺炎经输精管注射给药治疗 ... 175

186.	什么是前列腺炎经直肠给药治疗	175
187.	按摩前列腺有何治疗作用	175
188.	为什么理疗也能治疗慢性前列腺炎	177
189.	前列腺炎如何物理治疗	178
190.	什么是前列腺经尿道激光、射频、局部高温治疗	179
191.	哪种慢性前列腺炎需要外科治疗	180
192.	慢性前列腺炎是否需手术治疗	180
193.	手术治疗慢性前列腺炎的疗效如何	181
194.	慢性前列腺炎在什么情况下要考虑手术治疗	182
195.	慢性前列腺炎为什么要强调综合治疗	183
196.	念珠菌性前列腺炎如何治疗	184
197.	滴虫性前列腺炎如何诊治	184
198.	急性淋菌性前列腺炎如何诊治	186
199.	慢性淋菌性前列腺炎如何诊治	188
200.	衣原体、支原体性前列腺炎如何诊治	190
201.	结核性前列腺炎如何诊治	192
202.	非过敏性肉芽肿性前列腺炎如何药物治疗	195
203.	为什么有的慢性前列腺炎患者的前列腺会缩小	195
204.	前列腺会同时存在炎症和增生两种疾病吗	196
205.	在前列腺同时有增生和炎症的情况下应如何进行治疗	197
206.	什么是前列腺炎治愈标准	198
207.	慢性前列腺炎患者在诊治过程中应该注意哪些问题	198
208.	前列腺增生的治疗原则是什么	200
209.	前列腺增生有哪几种手术治疗方法	201
210.	前列腺增生如何药物治疗	202
211.	治疗前列腺增生的药物有哪些	204
212.	如何用非那雄胺（保列治）治疗前列腺增生	205
213.	治疗前列腺增生的药物研究有何进展	206
214.	如何用微波治疗前列腺增生	207
215.	前列腺增生并发炎症时如何治疗	209
216.	普适泰（舍尼通）能治疗前列腺增生吗	210
217.	前列腺增生患者忌用哪些药	210
218.	前列腺增生为什么不能乱用阿托品类药物	211
219.	前列腺增生为什么不能吃氯苯那敏（扑尔敏）	212

七、防治前列腺疾病的中医妙招 214

220. 中医如何辨证治疗急性前列腺炎 214
221. 还有哪些中药汤剂可以治疗急性前列腺炎 215
222. 中医如何灌肠治疗急性前列腺炎 216
223. 中医治疗慢性前列腺炎有哪些优势 216
224. 中医如何治疗慢性前列腺炎 217
225. 还有哪些中药汤剂可以治疗慢性前列腺炎 219
226. 可以治疗慢性非细菌性前列腺炎的中药汤剂有哪些 224
227. 慢性前列腺炎如何用中成药治疗 225
228. 如何用中药煎剂灌肠治疗慢性前列腺炎 226
229. 慢性前列腺炎如何穴位注射治疗 227
230. 什么是前列腺炎坐药疗法 228
231. 如何坐浴熏洗治疗前列腺炎 229
232. 中医如何治疗病毒性前列腺炎 230
233. 慢性前列腺炎患者如何做自我康复按摩 230
234. 如何用按摩手法调治前列腺炎 231
235. 如何用耳针治疗慢性前列腺炎 232
236. 前列腺炎的外治法有哪些 232
237. 如何贴敷治疗慢性前列腺炎 233
238. 慢性前列腺炎如何进行艾灸疗法 234
239. 慢性前列腺炎如何采用五行针治疗 235
240. 可以治疗前列腺痛的中药汤剂有哪些 235
241. 中医对前列腺增生有何认识 236
242. 治疗前列腺增生的经典中成药有哪些 237
243. 能治疗前列腺增生的中药及花粉制剂有哪些 238
244. 中医如何辨证治疗前列腺增生 238
245. 前列腺增生患者如何坐浴治疗 239
246. 前列腺增生患者如何足浴治疗 240
247. 前列腺增生患者如何做穴位按摩 242
248. 前列腺增生患者如何自我按摩 242
249. 前列腺增生患者如何做导引按摩 243
250. 前列腺增生患者如何做五步按摩 243
251. 前列腺增生患者如何做足部按摩 244
252. 前列腺增生患者如何针刺治疗 244

253. 前列腺增生患者如何耳针治疗 246
254. 前列腺增生患者如何艾灸治疗 247
255. 前列腺增生患者如何刮痧治疗 247
256. 前列腺增生患者如何敷贴治疗 248

八、防治前列腺疾病关键在预防 250

257. 如何注意前列腺炎的报警信号 250
258. 前列腺炎应该如何预防 251
259. 如何预防慢性前列腺炎 252
260. 补充哪些食物能预防前列腺炎 253
261. 哪些动作能预防前列腺炎 253
262. 有车族如何预防前列腺炎 254
263. 新婚如何预防蜜月性前列腺炎 254
264. 前列腺炎患者愈后如何预防复发 255
265. 如何预防前列腺增生 256

一、前列腺疾病基础知识

❋ 1. 什么是前列腺

前列腺位于男性骨盆腔内。居于膀胱之下，尿生殖膈之上，耻骨联合下缘耻骨弓之后，直肠之前。尿道从前列腺中央穿行而过，前列腺包绕于尿道周围，其1/3在尿道之前，2/3在尿道之后。前列腺后面的上部有左、右射精管穿入，精囊腺则和前列腺后面上缘接近。通过直肠指诊，可触及前列腺后面的中央凹陷及左右两侧隆起。

前列腺虽是方寸之地，却是男性生殖功能的"机要处"。前列腺和腮腺、胰腺等腺体一样，是人体的一个外分泌腺，它具有外分泌腺的一切共同特点。比如，它是由多个腺泡和导管所组成，分泌一定量的外分泌液，它是男性所特有的生殖器官，在女性体内不存在。同时，它是男性生殖器官中最大的一个附属性腺，主要由腺体组织、平滑肌和结缔组织构成，对男性生殖功能具有特殊的作用，与男性泌尿系统发生特殊的关系。

前列腺的底部横径约4厘米，纵径约3厘米，前后径约2厘米，平均重量约20g。正常前列腺形似栗子，呈圆锥体状，底朝上，尖朝下。可按宽度、长度和厚度来描述其大小。肛门指检时可在直肠前壁摸到板栗样大小的前列腺，表面光滑，中间有纵形中央沟。在它的上方是花生般大小的精囊腺，比较柔软。指诊时医师会检查前列腺的大小、硬度、表面是否光滑和与周围组织有无粘连等。

2. 前列腺的结构如何划分

在组织切片上，前列腺可分为两个明显的腺组，即外腺组和内腺组，两组腺之间有一层肌纤维组织隔开。外腺组较大，构成前列腺的主体部分，包含有分支腺和主腺；内腺组集中在尿道黏膜和黏膜下层，分为黏膜腺和黏膜下腺。黏膜腺环绕于尿道前列腺部的周围，黏膜下腺位于黏膜腺和肌纤维组织隔之间。据此，可将前列腺划分为中央区、外周区和移行区。两个射精管和尿道内口至精阜之间的前列腺组织为中央区，呈圆锥状，约占前列腺体积的25%；中央区周围的组织为外周区，约占70%，两区合占95%；移行区位于精阜之上、尿道周围，约占前列腺的5%。中央区与外周区之间有明显的界线，中央区腺管分支复杂，细而密，上皮细胞密集；外周区腺管分支粗而简单，上皮细胞较稀疏。这是新的分区方法。

以往将前列腺分成五个叶，即前、中、后叶及两个侧叶。前叶很小，位于尿道前方、两侧叶之间，临床上无重要意义；中叶称为前列腺峡，呈楔形，位于尿道后方，即两射精管及尿道之间的腺体组织；后叶位于射精管、中叶和两侧叶的后方；两侧叶紧贴尿道侧壁，位于后叶侧部前方，前叶和中叶的两侧。

目前，以上分叶、分区方法均在使用。

3. 前列腺有何生理功能

前列腺可分泌一种略偏酸或略偏碱性的液体，称为前列腺液。成年男子每日分泌0.5~2.0毫升前列腺液，大多随尿排出。神经或化学的刺激可以使正常成年男子前列腺液的分泌大量增加。前列腺液中常含有精子，间歇性地排入尿中，因此成年男子尿液中含有精子并不罕见。每日从尿液中排出少量前列腺液是正常

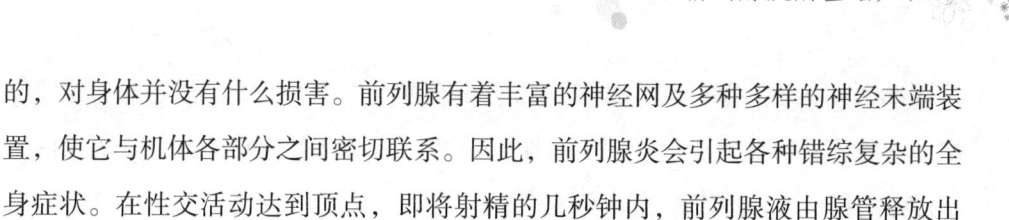

的，对身体并没有什么损害。前列腺有着丰富的神经网及多种多样的神经末端装置，使它与机体各部分之间密切联系。因此，前列腺炎会引起各种错综复杂的全身症状。在性交活动达到顶点，即将射精的几秒钟内，前列腺液由腺管释放出来，与精液混合，共同排出体外。前列腺液占精液的30%。前列腺的生理功能就是前列腺液中所含的各种成分发挥作用。

一般认为，前列腺的生理功能主要有以下几方面。

（1）外分泌功能：前列腺是男性最大的附属性腺，亦属人体外分泌腺之一。它可分泌前列腺液，是精液的重要组成成分，对精子的正常功能具有重要作用，对生育非常重要。前列腺液的分泌受雄性激素的调控。前列腺液内含有一些很强的蛋白质分解酶和纤维蛋白分解酶，特别是其中含有大量的透明质酸酶，有助于精子穿过子宫颈的黏液栓及卵子的透明带，这样就能促进精子和卵子的结合，主要来源于前列腺的胰凝乳蛋白酶，对精液液化有重要作用。前列腺液中的另一种物质能使精液中的营养成分容易进入精子，并转化为能量，从而增强精子的活力。前列腺液偏碱性，能缓冲阴道酸性分泌物，有助于精子在女性生殖道内的生存。

（2）内分泌功能：近年来发现前列腺还具有分泌功能，甚至可以认为它也是一个内分泌器官。前列腺内含有丰富的5α-还原酶，可将睾酮转化为更有生理活性的双氢睾酮。双氢睾酮在良性前列腺增生的发病过程中起重要作用。通过阻断5α-还原酶，可减少双氢睾酮的产生，从而使增生的前列腺组织萎缩。

（3）控制排尿功能：前列腺包绕尿道，与膀胱颈贴近，构成了近端尿道壁，其环状平滑肌纤维围绕尿道前列腺部，参与构成尿道内括约肌。发生排尿冲动时，伴随着逼尿肌的收缩，内括约肌则松弛，使排尿得以顺利进行。

（4）运输功能：前列腺实质内有尿道和两条射精管穿过，射精时，前列腺和精囊腺的肌肉收缩，可将输精管和精囊腺中的内容物经射精管压入后尿道，进而排出体外。

（5）性敏感部位：对前列腺进行适当刺激时，可以引起性兴奋。女性的膀胱颈部也存在着胚胎时与男性前列腺同源的腺体和纤维组织，称为前列腺样组织。它的位置恰在阴道前壁的中、外1/3交界处。有人认为这一部位是阴道内性感最强的部位，又称G点。

4. 前列腺液包括哪些成分

前列腺液是前列腺的分泌物。正常情况下较为稀薄，呈无色或淡乳白色液体，有蛋白光泽，呈弱酸性，pH为6～7。前列腺液的分泌受雄性激素的控制，每日分泌量为0.5～2毫升。它是精液的重要组成成分，占射出精液量的1/10～1/3。

前列腺液中蛋白质的含量很少，主要含有高浓度的锌离子、酸性磷酸酶、蛋白水解酶、纤维蛋白酶等。其中蛋白水解酶和纤维蛋白酶有促进精液液化的作用。而检测酸性磷酸酶和柠檬酸，可帮助判断前列腺功能及有无癌变。

前列腺液的外观呈乳白色有特殊气味，微酸性，除水分之外主要包括以下几种成分。①枸橼酸：在人体各种组织中前列腺液枸橼酸的浓度最高，其次为精液和乳腺。②磷酸：前列腺中的磷酸酶可由血清中的含量反映出来，临床上将酸性磷酸酶的增高作为前列腺癌和前列腺癌转移的参考指标。③锌：锌是前列腺中的重要成分之一，其与白蛋白的结合物有保护精子、使精子进行正常代谢的作用；锌的化合物可构成前列腺抗菌因子，有对抗病原微生物感染的功效。研究表明，雄激素治疗时前列腺中锌浓度增高，睾丸切除或雌激素治疗后锌浓度降低。④其他酶：如凝集酶和纤维素溶解酶，在精液的凝固和液化方面起重要的生理作用。⑤钠、钾、钙、氧等小分子物质，以及脂质、蛋白质等。

在显微镜下观察，可看到前列腺液中有如下成分。①卵磷脂小体：在前列腺液中分布均匀，为圆球形小体，大小不一，折光性强，数目较多。②血细胞：包括白细胞和红细胞。正常情况下白细胞每高倍视野不超过10个，且分散，不成堆成串。红细胞偶见。③前列腺液中可偶见上皮细胞、精子及淀粉颗粒等。

前列腺液和精液不同，但二者关系密切。前列腺液是精液的组成部分，主要由前列腺分泌，而精液则包含了多种腺体的分泌物。

精液是精子和精浆的混合物。精子是在睾丸曲细精管中产生的活细胞，数目很多。精浆则是由睾丸液、附睾液、输精管壶腹液、附性腺分泌液和尿道腺液等共同组成，其中包括前列腺液。前列腺液约占精浆的20%～30%，但最多的是精囊腺分泌液，占精浆的60%～70%，其余成分仅占10%。精浆是输送精子必需的介质，同时还含有维持精子生命必需的物质，并能激发精子的活动力。

精液中含有多种物质，如高浓度的有机物质、无机离子和各种酶。其中，许多与精液凝固或液化有关的酶，都来自前列腺液，如氨基肽酶、纤维蛋白溶酶、精氨酸酯水解酶等。另外，柠檬酸全部由前列腺分泌而来，它的作用是维持精液渗透压和精子透明质酸酶的活性。

5. 什么是前列腺炎

前列腺炎是成年男性的常见病之一。虽然它不是一种直接威胁生命的疾病，但严重影响患者的生活质量。前列腺炎患者占泌尿外科门诊患者的8%～25%，约有50%的男性在一生中的某个时期会受到前列腺炎的影响。前列腺炎可以影响各个年龄段的成年男性，50岁以下的成年男性患病率较高。前列腺炎发病也可能与季节、饮食、性活动、泌尿生殖器官炎症、良性前列腺增生或下泌尿系综合征、职业、社会经济状况及精神心理因素等有关。

前列腺炎是指前列腺特异性和非特异感染所致的急、慢性炎症，从而引起的全身或局部症状。前列腺炎可分为非特异性细菌性前列腺炎、特发性细菌性前列腺炎（又称前列腺病）、特异性前列腺炎（由淋球菌、结核菌、真菌、寄生虫等引起）、非特异性肉芽肿性前列腺炎、其他病原体（如病毒、支原体、衣原体等）引起的前列腺炎、前列腺充血和前列腺痛。

由于精囊和前列腺在解剖上是邻居，精囊的排泄管和输精管的末端汇合成射精管，射精管穿过前列腺进入尿道，故前列腺炎常常合并有精囊炎。按照病程，可分为急性前列腺炎和慢性前列腺炎。其中急性前列腺炎是由细菌感染而引起的急性前列腺炎症。

急性前列腺炎可有恶寒、发热、乏力等全身症状；局部症状是会阴或耻骨上区域有重压感，久坐或排便时加重，且向腰部、下腹、背部及大腿等处放射，若有小脓肿形成，疼痛加剧而不能排便；尿道症状为排尿时有烧灼感、尿急、尿频，可伴有排尿终末血尿或尿道脓性分泌物；直肠症状为直肠胀满、便急和排便感，大便时尿道口可流出白色分泌物。

慢性前列腺炎分为细菌性前列腺炎和前列腺病。慢性细菌性前列腺炎常由急性前列腺炎转变而来；前列腺病常由病毒感染、泌尿系结石、前列腺慢性充血等引起。性交中断、性生活频繁、慢性便秘均是前列腺充血的原因。

6. 前列腺炎是如何分类的

传统分类方法可以将前列腺炎分为不同的类型：①根据患者的发病过程和临床表现，可将前列腺炎分为急性前列腺炎与慢性前列腺炎；②根据病原学不同，则可分为细菌性前列腺炎、非细菌性前列腺炎、淋菌性前列腺炎、真菌性前列腺炎和滴虫性前列腺炎等；③根据前列腺的病理变化，可分为特异性前列腺炎与非特异性前列腺炎；④以"四杯法"检查为基础的分类：以往的20多年来，临床上大多采用细菌培养的"四杯法"为基础的传统分类方法，即将前列腺炎划分为急性细菌性前列腺炎、慢性细菌性前列腺炎、慢性非细菌性前列腺炎和前列腺痛四个类型。

上述的分类方法尽管已经沿用了多年，但由于不够精确而影响了对该病的诊断、治疗和疗效评估。许多医生坚信多数前列腺炎患者的临床症状与前列腺根本没有任何关系，医生和患者都为这种分类方法所困扰，尤其是对于前列腺痛的诊断。

现代医学提出了前列腺炎综合征的概念，是指细菌性前列腺炎、非细菌性前列腺炎、前列腺痛及多种非前列腺疾病，如膀胱颈部病变、间质性膀胱炎、精囊疾病、尿道疾病等引起的一组常见的临床疾病，由于它们具有与前列腺异常相关的症状和临床表现而将其归为一类疾病。这一概念的出现拓宽了该病的研究范围，使许多学者开始重新考虑对前列腺炎的认识。1995年，美国国立卫生研究院根据当时对前列腺炎的基础和临床研究情况，制定了一种新的前列腺炎分类方法。

Ⅰ型：相当于传统分类方法中的急性细菌性前列腺炎。

Ⅱ型：相当于传统分类方法中的慢性细菌性前列腺炎，占慢性前列腺炎的5%~8%。

Ⅲ型：慢性前列腺炎/慢性骨盆疼痛综合征，相当于传统分类方法中的慢性非细菌性前列腺炎和前列腺痛，是前列腺炎中最常见的类型，约占慢性前列腺炎的90%以上。

根据前列腺按摩液/精液/前列腺按摩后尿液的常规显微镜检结果，该型又可再分为ⅢA（炎症性）和ⅢB（非炎症性）两种亚型：ⅢA型患者的前列腺按摩液/精液/前列腺按摩后尿液中白细胞数量升高；ⅢB型患者的前列腺按摩液/精液/前列腺按摩后尿液中白细胞在正常范围。ⅢA和ⅢB各占50%左右。

Ⅳ型：无症状性前列腺炎。无主观症状，仅在做有关前列腺方面的检查（如前列腺按摩液、精液、前列腺组织活检及前列腺切除标本的病理检查等）时发现炎症证据。

7. 前列腺炎的发病机制是什么

病原体感染为Ⅰ型前列腺炎的主要致病因素。由于机体抵抗力低下，毒力较强的细菌或其他病原体感染前列腺并迅速大量生长繁殖而引起，多为血行感染、经尿道逆行感染。病原体主要为大肠埃希菌，其次为金黄色葡萄球菌、肺炎克雷白菌、变形杆菌、假单胞菌属等，绝大多数为单一病原菌感染。

Ⅱ型前列腺炎的致病因素主要是病原体感染，但机体抵抗力较强和（或）病原体毒力较弱，以逆行感染为主，病原体主要为葡萄球菌属，其次为大肠埃希菌、棒状杆菌属及肠球菌属等。前列腺结石和尿液反流可能是病原体持续存在和感染复发的重要原因。

Ⅲ型前列腺炎的发病机制未明，病因学十分复杂，存在广泛争议：可能是由一个始动因素引起的，也可能一开始便是多因素的，其中一种或几种起关键作用并相互影响；也可能是许多难以鉴别的不同疾病，但具有相同或相似的临床表现；甚至这些疾病已经治愈，而它所造成的损害与病理改变仍然持续独立起作用。多数学者认为其主要病因可能是病原体感染、炎症和异常的盆底神经肌肉活动和免疫异常等共同作用的结果。

（1）病原体感染：本型患者虽然常规细菌检查未能分离出病原体，但可能仍然与某些特殊病原体，如厌氧菌、L型变形菌、纳米细菌或沙眼衣原体、支原体等感染有关。Ⅲ型前列腺炎患者局部原核生物DNA检出率可高达77%；临床某些以慢性炎症为主、反复发作或加重的"无菌性"前列腺炎，可能与这些病原体有关。其他病原体如寄生虫、真菌、病毒、滴虫、结核分枝杆菌等也可能是该型的重要致病因素，但缺乏可靠证据，尚无统一意见。

（2）排尿功能障碍：某些因素引起尿道括约肌过度收缩，导致膀胱出口梗阻与残余尿形成，造成尿液反流入前列腺，不仅可将病原体带入前列腺，也可直接刺激前列腺，诱发无菌的"化学性前列腺炎"，引起排尿异常和骨盆区域疼痛等。许多前列腺炎患者存在多种尿动力学改变，如尿流率降低、功能性泌尿系梗阻、逼尿肌-尿道括约肌协同失调等。这些功能异常也许只是一种临床现象，其本质可能与潜在的各种致病因素有关。

（3）精神心理因素：久治不愈的前列腺炎患者中50%以上存在明显的精神心理因素和人格特征改变。如焦虑、压抑、疑病症、癔症，甚至自杀倾向。这些精神、心理因素的变化可引起自主神经功能紊乱，造成后尿道神经肌肉功能失调，导致骨盆区域疼痛及排尿功能失调；也可以引起下丘脑-垂体-性腺轴功能变化而影响性功能，进一步加重症状。消除精神紧张可使症状缓解或痊愈。但目前还不清楚精神心理改变是其直接原因，还是继发表现。

（4）神经内分泌因素：前列腺痛患者往往容易发生心率和血压的波动，表明可能与自主神经反应有关。其疼痛具有内脏器官疼痛的特点，前列腺、尿道的局部病理刺激，通过前列腺的传入神经触发脊髓反射，激活腰、骶髓的星形胶质细胞，神经冲动通过生殖股神经和髂腹股沟神经传出冲动，交感神经末梢释放去甲肾上腺素、前列腺素、降钙素基因相关肽、P物质等，引起膀胱尿道功能紊乱，并导致会阴、盆底肌肉异常活动，在前列腺以外的相应区域出现持续的疼痛和牵扯痛。

（5）免疫反应异常：免疫因素在Ⅲ型前列腺炎的发生发展和病程演变中发挥着非常重要的作用，患者的前列腺液和（或）精浆和（或）组织和（或）血液中可出现某些细胞因子水平的变化，如IL-2、IL-6、IL-8、IL-10、TNF-α及MCP-1等，而且IL-10水平与Ⅲ型前列腺炎患者的疼痛症状呈正相关，应用免疫抑制剂治疗有一定效果。

（6）氧化应激学说：正常情况下，机体氧自由基的产生、利用、清除处于动态平衡状态。前列腺炎患者氧自由基的产生过多和（或）自由基的清除体系作用相对降低，从而使机体抗氧化应激作用的反应能力降低、氧化应激作用产物和（或）副产物增加，也可能为发病机制之一。

（7）盆腔相关疾病因素：部分前列腺炎患者常伴有前列腺外周带静脉丛扩张、痔、精索静脉曲张等，提示部分慢性前列腺炎患者的症状可能与盆腔静脉充血、血液淤滞相关，这也可能是造成前列腺炎久治不愈的原因之一。

Ⅳ型前列腺炎因无临床症状，常因其他相关疾病检查时被发现，所以缺乏发病机制的相关研究资料，可能与Ⅲ型前列腺炎的部分病因与发病机制相同。

❋ 8. 前列腺炎病原体的传播途径有哪些

（1）经尿道直接蔓延：前列腺内常发生尿液反流，因此尿液内的病原体可以进入前列腺内直接诱发感染，是前列腺感染的主要途径。

引起前列腺炎的病原体主要来自于患者的尿道及其生殖系统的其他器官，是由泌尿系逆行感染或后尿道排空时感染尿液，再反流进入前列腺腺管中引起，而不洁性生活、过度频繁的手淫及包皮过长等是男性尿道内病原性细菌生长繁殖的重要因素，是产生细菌性前列腺炎的第一步。泌尿系感染性疾病，如急性肾盂肾炎、急性膀胱炎、尿道炎等使存在于患者尿道内的病原体沿着尿道逆行，经开口于后尿道精阜前列腺开口处逆行进入并感染前列腺，是引起前列腺炎病原体的主要来源。良性前列腺增生或结石压迫阻塞尿道也是一个重要的因素。性病患者应用较多的抗生素，使得一些条件致病菌变成耐药的主要致病菌；部分性病患者由于治疗不及时、不彻底或病原菌转化为耐药菌型，也可迁延至前列腺而引发感染；较多的抗生素使用也可引起真菌性前列腺炎的发生；性病患者往往伴有多种病原体的感染，这也是造成性病后前列腺炎的主要原因之一。男性生殖系统其他器官的病原体感染常常可随着精液等生殖器官分泌物沿输精管道排出至尿道，当这些病原体经过位于后尿道的前列腺开口处时可以停留并感染前列腺。

（2）经肠道播散：直肠内的大肠埃希菌等细菌可以直接侵入或经过淋巴、小静脉或血行播散。

（3）前列腺周围组织：前列腺周围组织内的病原菌可以直接扩散或通过淋巴管蔓延侵入前列腺内。

（4）全身各处的感染灶：感染也可来自于机体其他部位病灶内的病原体进入血流后经血液循环扩散感染前列腺。寄居在人体上呼吸道、口腔黏膜、肠道等处的正常菌群或感染人体其他组织器官的某些病原性微生物进入血流形成菌血症、败血症或脓毒血症时，微生物都可能随着血流扩散到前列腺而引起前列腺的感染。

（5）经尿道的器械检查：在进行尿道器械检查时，细菌也可以随之带入到前列腺部尿道，引起前列腺的感染。

（6）性伴侣：细菌性前列腺炎还可能是由于性关系引起的尿道逆行感染的结果。一些研究已经证明了细菌性前列腺炎患者前列腺液内的病原体与他们的女性性伴侣阴道分泌物培养的致病菌结果相同。

（7）肛交：没有任何保护的肛门直肠性交可以引起大肠埃希菌性尿道炎、泌尿系感染和急性附睾炎，也是前列腺感染的重要来源。

9. 感染前列腺的常见细菌有哪些

性前列腺炎致病菌的类型及发病率与泌尿系感染的致病菌相似，主要是大肠埃希菌。而由变形杆菌属、克雷白杆菌属、肠杆菌属、假单胞菌属、沙门菌属和其他少见的革兰阴性杆菌属感染则少见。以往认为，专性厌氧菌很少引起前列腺感染，但近年来的研究证明这些细菌引起的感染也不少见。绝大多数前列腺炎是由一种病原菌引起，偶尔也有两种以上细菌引起的混合感染。在临床工作中发现，急、慢性细菌性前列腺炎的病原菌来源和病原学检查结果可以有所不同，主要表现在急性细菌性前列腺炎患者细菌感染的主要途径是血行感染和通过尿道的上行感染，前列腺液标本中常常可以检出革兰阴性杆菌，包括大肠埃希菌、变形杆菌、假单胞菌属等，既往是以淋球菌为主，青霉素问世后此类细菌感染逐渐下降；而慢性细菌性前列腺炎患者感染主要来源于尿路的逆行感染和对急性细菌性前列腺炎治疗不充分迁延形成的，前列腺液标本中主要以葡萄球菌属、棒状杆菌属及肠球菌属的菌种引起的感染最为常见，大肠埃希菌、克雷白菌及假单胞菌属等也可成为慢性细菌性前列腺炎的致病菌。

革兰阳性细菌是前列腺液细菌培养中较常发现的微生物，并有报道其作为明显致病菌的病例，尤其是对部分培养仅为革兰阳性菌（不包括肠球菌）的患者进一步研究表明可重复发作慢性细菌性前列腺炎，且这些病原菌能够引起泌尿系感染，这是革兰阳性细菌引起慢性前列腺炎的一个显著特点。但革兰阳性细菌是否可以引起前列腺炎还存在争议，多数学者认为类肠球菌可以引起慢性前列腺炎，并与复发性肠球菌尿有关，而其他革兰阳性细菌在前列腺炎中的病因作用，如凝固酶阴性的葡萄球菌、链球菌、细球菌、类白喉杆菌尚不确定。

这种革兰阳性细菌普遍存在于正常的皮肤黏膜，主要存在于正常男性前尿道，一般认为它们是共生细菌，而非致病菌。

10. 诱发前列腺炎的不良生活习惯有哪些

生活方式与人们的身心健康密切相关，许多不良的生活习惯都可能成为疾病的诱因，甚至直接导致疾病的发生。在前列腺炎的发生原因中，许多因素就与不良的生活习惯有关。

（1）久坐：坐位可使血液循环变慢，尤其是会阴部的血液循环变慢，直接导致会阴及前列腺部慢性充血瘀血。但一般时间的坐位不会对身体有任何影响。如果因工作及一些原因，长期地较长时间保持坐位，则会对前列腺造成一定影响。这是因为会阴部、前列腺的充血，可使局部的代谢产物堆积，前列腺腺管阻塞，腺液排泄不畅，导致慢性前列腺炎的发生。也有学者通过调查发现，慢性前列腺炎患者中，汽车司机占较大比例，并且不易治愈，就可以说明这个问题。因此从事这方面工作的人，要认识这一现象，在工作中不要长时间地久坐不动，在工作之余要适当休息，并及时变换体位，可改善前列腺局部充血，减少或避免前列腺炎的发生。

（2）骑车：骑车与久坐的道理一样，可造成会阴及前列腺局部的充血，血液循环障碍，长此以往则导致前列腺炎。并且骑车较坐位更直接压迫会阴前列腺部，尤其是长途骑车更是如此，可出现会阴部麻木不适，会阴疼痛，排尿时尿道痛，排尿困难，腰部酸痛等症状，这也是我国男性慢性前列腺炎高发的主要因素之一。因此在生活工作中要考虑到这一问题，尤其是慢性前列腺炎患者，更应引起注意。一般持续骑车时间应在30分钟以内，若路途较长，应在骑车途中适当下车活动一下，休息后再走。并且可适当调整车座的角度，前部不要太高，可加上海绵垫，使车座柔软舒适，这样对减少前列腺充血、避免慢性前列腺炎的发生或症状的加重也有帮助。

（3）饮酒：酒进入人体内能加快血液循环，扩张血管，尤以扩张内脏血管最为显著。患前列腺炎，特别是急性前列腺炎时，应绝对禁酒，以免使炎症扩散，引起其他的连锁反应。对原有慢性前列腺炎和前列腺肥大的患者来说，大量饮酒是非常有害的，因大量饮酒能损害人体的防御功能，如使人体维生素缺乏，降低呼吸道的防御功能，损害肝脏及肾脏，引起贫血等，使细菌、病毒及其他微生物容易入侵，促使感染和旧病复发的机会大大增加。因此慢性前列腺疾病患者应谨慎饮酒。

（4）吸烟：烟草是一种茄科植物，也是含生物碱最多的植物之一。吸烟所产生的烟雾中有大量有害成分，主要有尼古丁、焦油、氢氰酸、一氧化碳等，会使机体自身识别、消灭和清除抗原异物的生理功能降低。长期吸烟的人，机体的免疫力降低，容易受到有害微生物的侵害，前列腺便可能是其中的受害器官之一。另外，由于慢性前列腺炎病程长，容易复发，治疗起来比较困难，对不吸烟者来说，在正常情况下某些细菌不会引起旧病复发，而对吸烟者来说，由于自身的免疫力已受到了破坏，就比较容易引起慢性炎症的急性发作。

11. 什么是急性前列腺炎

因血行感染或者直接蔓延，前列腺被细菌等病原微生物侵入而迅速充血、水肿、渗出，形成脓肿，甚至局限性较大脓肿是为急性前列腺炎。血行感染者起病急骤，经泌尿系感染者则有显著的泌尿系刺激症状。

急性前列腺炎是男性泌尿系常见的感染性疾病，致病菌以大肠埃希菌为主，约占80％，细菌感染途径为血行感染或直接蔓延。其中经尿道直接蔓延较多见，主要病因有：①淋菌性尿道炎时，细菌经前列腺管进入前列腺体引起炎症。②前列腺增生和结石使前列腺部尿道变形、弯曲、充血，失去对非致病菌的免疫力而发生前列腺炎。③尿道器械应用时带入细菌或上泌尿系炎症细菌下行，致前列腺感染。其次为血行感染，常继发于皮肤、扁桃体、龋齿、肠道或呼吸道急性感染，细菌通过血液到达前列腺部引起感染。

12. 慢性前列腺炎的病因有哪些

至今，关于慢性前列腺炎的原因还没有彻底弄清，众说不一，看法很不一致。因此，迄今为止，慢性前列腺炎的病因不能用单一理论解释。分析起来与下面因素有关。

（1）前列腺充血：前列腺由于各种不同原因引起充血，特别是被动充血，是重要的致病因素。非感染性、非微生物性长时间充血，能形成非特异性炎症性反应。此外充血常见于下列几种情况：①性生活不正常。性生活过频，性交被迫中断，或过多的手淫等，都可使前列腺不正常充血。但性生活过度节制，也会产生长时间的自动兴奋，而造成被动充血。②直接压迫会阴部。骑自行车、骑马、长时间久坐等都可使前列腺充血，尤其以骑自行车为著。③饮酒。饮酒能使生殖器官充血及引起性兴奋。④按摩过重。前列腺按摩时手法过重或过于频繁等均可使前列腺充血，这是医源性充血。⑤感冒受凉。前列腺有丰富的α-肾上腺能受体，受凉后，能引起交感神经活动，导致尿道内压增加，妨碍排泄，前列腺管也因收缩而妨碍排泄，产生淤积性充血。

（2）微生物感染：各种微生物，如细菌、原虫、真菌、病毒等都可成为感染病原，但以细菌为最常见。细菌的侵入途径包括以下几种：①血行感染。细菌性前列腺炎90%以上可找到感染灶。②淋巴感染。下泌尿系器官和结肠、直肠炎症可通过淋巴而感染前列腺。③直接蔓延。尿道内的细菌可直接导致前列腺感染。

（3）自体免疫性因素：慢性前列腺炎与自体免疫因素有一定关系，这是因为在关节炎患者身上曾发现"抗前列腺抗体"的存在；还有人在血清检查中发现过至少1个阳性抗原-抗体系统。

（4）对某种病毒的过敏反应：亦可导致炎症。

（5）心身医学方面的因素：有人说这个因素高达50%。

总之，慢性前列腺炎的病因是多方面的，不能片面强调某一因素，对具体患者应视不同情况加以分析。

13. 与慢性前列腺炎有关的其他因素有哪些

除了病原微生物的入侵、前列腺的反复充血、紧张和焦虑等致病因素以外，免疫因素也与慢性前列腺炎有关。慢性前列腺炎患者前列腺液中IgA、IgG、IgM升高，特别是IgA升高明显。而且，免疫球蛋白的数值随治疗效果而改变，治愈者可降至正常，无效者则保持高水平不变。

锌是人体内的微量元素之一。近年来研究发现慢性前列腺炎患者的前列腺液和精浆中锌元素的含量低下。现在已知人体前列腺中含有抗菌物质，称为前列腺抗菌因子，是一种锌的化合物。但是，究竟是锌缺乏引起慢性前列腺炎，还是患慢性前列腺炎导致低锌尚未能被证实。为了增加前列腺中的锌元素，有些医生尝试通过口服硫酸锌或者葡萄糖酸锌等锌制剂以治疗前列腺炎，但遗憾的是，口服锌制剂的疗效并不肯定。有的研究显示，一些前列腺感染好转、前列腺液无菌1年以上，但前列腺中锌含量持续偏低，不能回升的患者常常会再次发生慢性前列腺炎。说明锌含量低下的前列腺防御功能下降，容易发生感染或者感染愈后复发。

另外，由于前列腺是男性的附属性腺，其神经激素的复杂调节机制可能也在慢性前列腺炎的发病中产生相当大的影响。

✽14. 衣原体感染会引起慢性前列腺炎吗

衣原体感染可以引起非淋菌性尿道炎，它是性传播疾病的一种。它的发病率目前在我国有不断上升的趋势。从疾病的定义角度而言，所谓"性病"就是指以性接触为主要传播方式的疾病，但它并不是指所有"性病"都由性接触或"性乱"所引起。就衣原体等引起的非淋菌性尿道炎而言，一般认为其中大约70%的感染者是具有与感染者的接触史的，另外的30%则可能是通过一般污染的原因引起的，其主要传染方式包括通过毛巾、内衣、游泳裤、浴盆、便具等媒介传染，也包括由自身的手、眼、生殖器之间的自体部位的互相传染。此外，也可以发生母婴之间的传播。感染衣原体后，若不及时治疗或采用不正规的方式治疗，延误病情可引起前列腺炎。在治疗方面，首选四环素类的药物，每次用0.5g，每日4次，共服14~21天；也可以用多西环素（强力霉素）或米诺环素（美满霉素）。因为，非淋菌性尿道炎容易复发和重复感染，所以治疗时，药物使用要足量正规，另外还要注意耐药性、交叉感染等问题。必要时应进行病原菌培养，同时在性生活中使用避孕套，以及注意用具、衣物，特别是内衣的彻底消毒。

15. 慢性前列腺炎会给男性带来哪些烦恼和痛苦

前列腺炎患者比较典型的症状是排尿异常和局部的疼痛不适。但是，由于疾病的久治不愈，疾病的可以引起患者食欲改变、失眠多梦等症状，患者还可以出现自主神经功能紊乱症状，甚至相当多数的患者可出现精神症状。所以，慢性前列腺炎患者出现全身各个系统和组织器官的烦恼和痛苦都是可以理解的，而且慢性前列腺炎患者的临床症状往往没有特异性，也就是说出现任何临床症状都不可以一定诊断为慢性前列腺炎。

依据临床症状的相对特异性和出现频度，慢性前列腺炎患者的主要临床症状依次表现为以下几方面。

（1）排尿异常：排尿异常是慢性前列腺炎最常见的症状之一，主要表现为时轻时重或反复发作的尿道灼热或疼痛、排尿不适、尿频、尿急、尿痛、尿等待、尿不尽、尿滴沥、大小便后出现"滴白"现象，多喝水尿量增多时症状减轻等尿道感染或膀胱感染症状，严重感染或合并良性前列腺增生者还可有夜尿、排尿困难、尿细无力甚至尿潴留等症状。

（2）下腹会阴部与腰骶部隐痛或不适：疼痛是慢性前列腺炎的主要症状。患者常常觉得会阴部或前列腺区域（如肛周、耻骨上下区、下腹部、腰骶部、腹股沟区、大腿内侧、阴囊、睾丸及阴茎头）有坠胀痛、酸胀痛或剧痛，并因此产生严重的焦虑情绪，甚至会觉得"生不如死"而具有自杀倾向。

（3）发热及寒战：发热及寒战症状比较少见，可见于革兰阴性细菌感染所致的慢性细菌性前列腺炎患者，尤其是年老体衰者。表现为不明原因的长期不规则发热或低热症状，其体温可不规则地波动在37.5～39℃范围内。

（4）神经精神系统功能紊乱：前列腺炎患者可能存在精神心理负担和人格特性的改变，患者可有失眠、多梦、头晕、记忆力减退、注意力不集中、疲乏无力、男性性征减弱、焦虑、精神抑郁、情绪波动，甚至有自杀倾向等神经精神系统功能紊乱的症状，尤其是久治不愈的患者。

（5）一些患者可以有肛周坠胀、大便改变等消化道症状，可以表现为大便稀频、干燥或干稀交替。根据我们的临床观察，慢性前列腺炎患者30％左右可以出现这种大便的改变，个别患者可能以肠道改变为唯一症状而就诊于综合医院的消化内科，久治不愈后偶尔检查前列腺液才得以确诊。

（6）其他：某些患者可有会阴部多汗或潮湿、阴囊或会阴部皮肤瘙痒或炎症。由于"滴白"等原因造成尿道口红肿。个别患者可以出现继发性过敏反应的症状，例如虹膜炎、关节炎、神经炎等。

16. 慢性前列腺炎影响性功能吗

慢性前列腺炎是否会影响性功能的问题不能一概而论，从理论上来说，由于前列腺炎症的刺激，局部充血、水肿等，会干扰性活动，事实上不少患者也正是如此。但是，也确有许多患慢性前列腺炎多年的患者性功能丝毫未受影响。因此，该病患者不应在精神心理上有任何压力。

慢性前列腺炎患者由于平时有尿急、尿频、尿道灼痛、睾丸、阴囊坠痛，小腹及会阴部不适等症状，会影响患者的性兴趣；在性兴奋前列腺充血时可引起局部疼痛，最剧烈的疼痛常与性欲高潮同时发生或者射精后即刻发生，前列腺痉挛性、疼痛性收缩并导致直肠、睾丸和阴茎头处的疼痛，还易发生早泄。

慢性前列腺炎患者一般并不出现阳痿。我们知道，阴茎的勃起有赖于正常的解剖结构、神经传导和反射、动脉的正常灌注；海绵体血窦的开放和充血，静脉回流的相对减少，以及内分泌的调节作用。显然，慢性前列腺炎不会引起生殖器官解剖结构、神经、血管和内分泌的病变，因此，也不致导致阳痿。但是，由于慢性前列腺炎患者病情迁延，性医学知识匮乏，加之对男子汉形象的自我否定，容易忧心忡忡，产生焦虑的情绪；有些人对射精痛"想"而生畏，害怕炎症精液危害女方，或者接受必须禁欲的错误指导，使得性生活次数减少，性欲下降。久而久之，可能发生继发性阳痿。

患者因患慢性前列腺炎而长期中止性生活是很可惜的。统计表明，中老年人保持适当的性生活不但有益健康，而且可以长寿。一般的规律是，性生活持续的时间越长，人的寿命也越长。因此，慢性前列腺炎患者，对疾病应采取积极求治的态度，尽管该病缺乏特效疗法，但只要采取综合措施，持之以恒，大多能够得到缓解和治愈。至于害怕传染给女方的顾虑，可以通过戴避孕套解决；患前列腺炎须禁欲的观点不妥，因为前列腺长期淤积不利于炎症消退，而应每周有1次排精以达到"流水不腐"的目的，也有益于消除性紧张，减少前列腺充血。

总而言之，慢性前列腺炎可以对性功能产生一定的不利影响，但临床上确实发现有许多慢性前列腺炎相当严重者，性功能却丝毫未受影响，而且，慢性前列腺炎也是可以治愈的。因此，患有慢性前列腺炎的人，应解除不必要的思想顾虑，学习有关的性医学知识，必要时接受心理治疗是非常有益的，有时甚至有决定性意义。

17. 慢性前列腺炎会影响生育吗

慢性前列腺炎是否影响生育的问题不能一概而论。从理论上看，前列腺是人体的附属性腺，其分泌物前列腺液是精液的一部分，炎性病变必然影响精液的组成成分，并干扰精子的活动和功能，从而影响男性的生育能力。事实上科学家在慢性前列腺炎患者的精液中，确实发现了理化性质的改变。由于细菌和细菌毒素的影响，可消耗精浆的营养成分，改变精液的pH，干扰一些酶的活性，使精浆的黏稠度增加，影响精子的运动，刺激机体产生抗精子抗体等，都可能影响男性的生育能力。临床上也确实发现不少患慢性前列腺炎多年，前列腺液内脓细胞经常在显微镜下的满视野的男子，其生育能力并没有受到影响。

精浆中应该含有一定量的营养成分，以供养精子并帮助精子运动。慢性前列腺炎时，精浆中可能会掺杂一些细菌、炎症细胞，乳酸物质也会增加，细菌的毒素及代谢产物也排泄在精浆中，细菌的生存和炎症细胞也将大量消耗精浆中的营养物质和氧气，使得精子的生存环境极其恶劣，因此而不能充分发挥其生育能力。

正常精液的酸碱度为pH7.2~8.0，精子在这样的酸碱度下生存良好、活动自如。慢性前列腺炎时，精浆中的酸性物质会增加，使得酸碱度下降，精浆偏酸性，当酸碱度降低到精子生存最低要求的pH6~6.5时，精子便会夭折，不利于生殖过程的正常进行；由于前列腺液内出现的大量白细胞，也会使前列腺液的pH明显提高，并因此改变糖浆的酸碱度，也不利于精子的生存。

射出体外的精液应逐步液化成稀薄水样液体，便于精子的自由泳动。前列腺具有慢性炎症时，前列腺液中大量液化酶的活性下降或分泌量减少，凝固因子相对增多，以及精浆中可能含有细菌、大量白细胞，甚至可能夹杂大量脓液，使得精液不容易液化，精液的黏稠度也会明显增加，不利于精子的正常活动。

由于前列腺液中存在的大量炎症细胞及病原微生物，它们的生存会代谢出很多有害物质，这也是不利于精子生长的。前列腺组织的炎症会导致前列腺分泌前列腺液的功能减退，精液量也随之减少，精子生存的区域变小，这时精子无法好好生存，也会导致精子量的减少甚至无精子。

健康男性每次射精量在2~6毫升，因精子所占体积微乎其微，所以精液量基本上等于精浆的量。前列腺出现炎症时，精浆的分泌量大部分是减少的，这就不利于精子的生存和活动；精浆的量有时也会增加，使精子密度减少，精子稀释，也会影响生育功能。

慢性前列腺炎时，前列腺液中常有大量的细菌、细菌毒素和炎性分泌物。这些有害物质能够消耗精液中的营养成分和氧气，从而影响精子的存活，造成男性不育。慢性前列腺炎与生育能力的关系，尚未完全阐明。但是必须指出，多数患有慢性前列腺炎的男子尽管炎症较重，但生育能力还是良好的，性功能也可以正常，而且，慢性前列腺炎是有希望治愈的，患慢性前列腺炎的青年不要过分担心。

目前我国提倡优生、优育，故一般多主张在慢性前列腺炎治愈后再生育，以利于提高我国人口素质。

18. 慢性前列腺炎会影响射精时的快感吗

前列腺的长期炎症刺激与充血、腺体萎缩等可以持续性地刺激射精管，导致局部对性冲动和性刺激特别敏感，容易产生性反应而出现早泄或射精过快。久而久之导致射精管和射精的神经反射系统的疲劳与不敏感，患者的性冲动、射精阈值均可能降低；前列腺的炎症对内部神经组织过度刺激，使前列腺兴奋性降低；前列腺长时间的充血水肿可以影响射精能力和射精时间；自主神经功能紊乱及性心理异常等，性快感因此而大打折扣或完全消失。此外，长期慢性的炎症刺激，使得高级中枢得不到适当的休息与功能调整、失眠多梦、体质虚弱、体力衰竭等也是患者性快感缺失的重要原因。

由于炎症的作用，致使性兴奋阈值的改变，有时也会导致射精延缓、不射精。

在治疗前列腺炎的同时应耐心进行性心理疏导，多数患者性功能异常症状有所改善，经医生仔细解释，多数患者可以自行恢复性欲和射精时的快感。

理论上讲，对前列腺炎的有效治疗可以使多数前列腺炎患者局部疼痛不适、排尿异常、自主神经功能紊乱、异常性心理等不良因素获得明显改善，因而建立起良好的局部生理反射机制，并可逐渐恢复正常的性生活和性感受。临床实践也证明，多数患者随着前列腺炎的治愈，各种形式的性功能障碍也会有不同程度的改善，包括性感受。少数患者尽管无性心理异常因素而存在性欲减退和性快感降低，随前列腺炎症状改善，其性欲与性快感也有所恢复，但还不能完全恢复到前列腺炎发生以前的正常功能状态。

慢性前列腺炎造成的性功能障碍尽管在原发疾病治愈后，部分患者仍然不能完全恢复性功能，或者性功能根本没有任何改善，因此还应该按照性功能障碍的治疗方法全面分析诊治。由于各种性功能障碍往往单靠一种治疗方法难以取得满意效果，因此常采用多种方法联合应用的综合治疗措施。在治疗过程中妻子的作用是不可忽视的，最好争取到妻子的配合治疗，可能会使治疗获得更加满意的效果。

19. 什么是无菌性前列腺炎

许多患慢性前列腺炎的青壮年人曾在多家医院看过病，抗菌的中、西药物用过一大堆，但病情却仍然时轻时重，迁延不愈。这是为什么呢？

原来，慢性前列腺炎并非都是因细菌入侵引起的，有相当一部分患者的病灶中没有致病菌，因此，抗菌药物当然就没有用武之地了。

临床医生将症状像慢性前列腺炎、前列腺液中有白细胞增多，但涂片及培养都没有细菌，尿液检查也没有细菌的这类病例命名为无菌性前列腺炎。不过，由于慢性前列腺炎的致病原因还有滴虫、真菌、衣原体、支原体等多种病原微生物，以及过敏等特殊因素，因此，通常也将以上原因和因素除外后才认为是无菌性前列腺炎。

无菌性前列腺炎又称慢性前列腺充血或前列腺溢液，其病因迄今未完全明确。一般认为，能使前列腺经常反复地充血的各种因素，比如，已婚并习惯于规律性生活的男子，因妻子怀孕或生病不能进行性生活，男方的性欲又十分旺盛；有些男子因担心女方受孕而在射精前中断性交；未婚男青年经常的性冲动和过度的手淫；饮酒和常吃辣椒等刺激性食物等都是诱发本病的原因。

无菌性前列腺炎的症状与细菌性前列腺炎相似，除前列腺疼痛，会阴、阴囊、腹股沟区及下腰部胀痛不适外，大便时或者排尿后尿道口排出白色分泌物，即前列腺溢浊比较显著。有些患者还有不同程度的尿频、尿急和尿道灼热，部分患者可出现性功能障碍和神经衰弱。有上述症状，经直肠指检发现前列腺稍胀大、饱满、质软，按摩后甚至排出前列腺液，液体较稀薄而量多，多次尿液及前列腺液常规和培养均无细菌及其他病原微生物，但前列腺内有较多白细胞者可诊为本病。

无菌性前列腺炎的治疗比较困难，可采用综合疗法。患者首先应消除不必要的思想顾虑，增强战胜疾病的信心。前列腺溢液者大多有神经衰弱症状，精神比较紧张，帮助这类患者弄清尿道口流白为排出的前列腺液，不是漏精，对纠正他们的神经衰弱非常重要。患者应该建立起健康而有规律的生活秩序，防止过分的性欲思虑、过频的性生活及不正常的性行为。积极参加体育锻炼，禁烟酒，忌辛辣。无菌性前列腺炎用抗生素治疗无效，不过，若不能排除支原体和衣原体感染，试用四环素、红霉素或氧氟沙星治疗有时能取得意想不到的治疗效果。前列腺按摩是治疗无菌性前列腺炎的重要手段，尤其对未婚或已婚两地分居的患者，定期按摩前列腺以疏导淤积的前列腺液，对消除局部炎症，减轻症状非常有利，可每周1次，连续治疗4～8周。另外，亦可口服解痉药物如普鲁苯辛15mg，每日3次。疼痛明显者可加用保泰松或者激素短期治疗，但必须在医生指导下用药。中药、理疗等方法也可使用。只要树立信心，坚持治疗，大多数患者都能明显减轻或痊愈。

20. 什么是真菌性前列腺炎

随着前列腺炎应用抗生素的日益广泛，泌尿生殖系真菌感染有增加的趋势，这种感染多为医源性二重感染。虽有人认为真菌感染是非细菌性前列腺炎的病因之一，但极罕见真菌感染所致前列腺炎的报道，更未见慢性前列腺炎治疗中继发前列腺真菌感染的报道。

真菌性前列腺炎患者的临床表现常常与慢性非细菌性前列腺炎患者的症状相似，表现为会阴部不适，排尿是尿色浑浊，可以有无菌性脓尿，尿后滴沥疼痛，排尿或射精是尿道疼痛或血精，可伴有直肠下坠等症状。但真菌性前列腺炎患者一般没有发热等全身症状，并常常具有长期使用抗菌药物史及不规则使用或滥用抗菌药物史，患者的妻子或性伴侣也可具有反复发生的真菌性阴道炎症状或病史，通常需要依靠病原学诊断进行鉴别。

真菌性前列腺炎的病因是真菌感染，真菌俗称霉菌，常潜伏于人体的口腔、肠道、手足皮肤和阴道内，作为寄生菌并不引起症状，而当寄生菌与宿主之间内环境的稳定性失调，特别是在抗生素的干扰或宿主的免疫功能减低时，寄生菌可转化为致病微生物。

目前尚无前列腺真菌感染的确诊标准，人们在诊断尿路真菌感染时，一般以尿液培养真菌菌落大于每毫升10 000个为诊断标准，有慢性前列腺炎症状、球孢菌皮肤试验阳性、血清补体结合试验阳性也可供参考。因此，对于那些使用抗生素治疗时间长、治疗效果差的慢性前列腺炎患者，要考虑有前列腺真菌感染，尤其是继发真菌感染的可能。

真菌性前列腺炎的治疗对这些患者，除了行前列腺液常规检查及普通细菌培养外，还应特别注意观察前列腺液有无真菌假菌丝等，必要时做前列腺液真菌培养，一旦诊断成立，应立即停用广谱抗生素、穿刺插管等治疗，给予有效、足量的抗真菌药物治疗。真菌性前列腺炎的治疗可用免疫疗法，如转移因子；也可用抗真菌治疗如二性霉素B静脉滴注，对大部分病例有效。

21. 什么是滴虫性前列腺炎

滴虫是一种人体寄生虫，它寄生在前列腺中引起的前列腺炎，称为滴虫性前列腺炎。也有学者将这种情况叫做前列腺滴虫症。滴虫性前列腺炎在临床上并不少见，但容易被忽视。究其原因，一方面是因为滴虫性前列腺炎的病因诊断（找到滴虫）比较困难；另一方面是由于临床医生多惯于将前列腺炎归因于较多见的细菌感染。

众所周知，滴虫阴道炎是妇女的常见病，当男子与患有滴虫阴道炎的妇女同房后，就可能被传染。

滴虫性前列腺炎的临床症状与细菌性前列腺炎大致相同，可以表现出排尿终末时疼痛、会阴部钝痛、直肠坠胀等不适。急性发作时，还可以出现尿频、尿急、尿痛等泌尿系刺激症状，甚至发热等全身症状。

滴虫性前列腺炎患者在门诊查出滴虫一般比较困难，即使取新鲜尿液标本或者前列腺标本进行显微镜检，也常常需要反复多次才能发现滴虫。加上门诊工作繁忙，医生又惯于以细菌性病因看待前列腺炎患者，而前列腺按摩取液时患者又有一定的痛苦，难以反复取样，因此，诊断相对困难。不过，若发现这类既有前列腺炎的临床症状，抗生素治疗效果又不佳的患者，询问一下配偶有无阴道滴虫病史对诊断非常有益。由于男性的滴虫几乎无例外地来自女方的传染，而妇女进行阴道滴虫检查则既方便又准确，为此，应该动员她们接受这项检查。另外，对配偶曾患滴虫"已愈"的男性来说，仍有患滴虫性前列腺炎的可能，因为夫妻双方通过性生活可以互相传染，使滴虫感染迁延不愈。因此，无论是男方直接查出滴虫，还是女方患有滴虫阴道炎，夫妻双方都应该共同口服甲硝唑进行治疗，最好在医生的指导下用药，多能收到明显的疗效。

最后还要提及的是，滴虫性前列腺炎患者也可以合并细菌感染，在诊治过程中不应忽视这一因素，如果做前列腺液细菌培养可以发现有无细菌生长，有细菌病因者做药物敏感试验以选用抗生素同时治疗，则疗效将更为显著。

❋22. 什么是病毒性前列腺炎

1966年，国外学者注意到许多前列腺炎患者在发病前有呼吸道感染或其他病毒感染史，于是提出病毒性前列腺炎存在的可能，此后又有学者分离出疱疹复合病毒和流感病毒。近年来许多研究证明病毒与慢性非细菌性前列腺炎有关，目前病毒性前列腺炎的概念已被多数人所接受。国内学者利用多聚酶链反应检测出前列腺液中的单纯疱疹病毒，这些病毒均发生在非细菌性前列腺炎患者中，表明约有1/6的慢性非细菌性前列腺炎是由病毒引起的，提示部分慢性非细菌性前列腺疗效不满意的原因可能与病毒感染有关。由于进行病毒分离比较困难，临床做该项检查和研究受到一定的限制，因此目前对病毒性前列腺炎的病理、症状、诊断都缺乏经验和资料，因此尚有待做进一步的临床研究。

病毒性前列腺炎的感染途径有：①经尿道直接蔓延，如泌尿系感染尿液反流至前列腺，以及前尿道感染上行性感染至前列腺。②血行感染，继发于皮肤、扁桃体、牙齿、肠道或呼吸道急性感染，通过急性传染性菌血症引起前列腺感染。③淋巴感染，由邻近器官的炎症如直肠结肠下尿路病变，通过淋巴管引起前列腺炎。

病毒性前列腺炎的主要表现除了会阴部疼痛不适应状外，还伴有程度不同的尿道刺痒，以及尿急、尿痛和排尿困难，少数患者有尿频，晨起尿道外口可有少量稀薄的黏性分泌物，病情严重者或治疗不及时可合并急性附睾炎。

病毒性前列腺炎属于性传播疾病的一种，因此必须同时治疗性伴侣，治疗期间应禁止性生活。

23. 检查前列腺的方法有哪些

最简便的方法是经肛门指诊检查前列腺，可以检查前列腺的大小、外形、有无压痛，从而对前列腺疾病进行初步诊断和筛检。同时可行前列腺按摩，检查前列腺液的性状和成分变化。

B超是检查前列腺的常用方法，有经直肠探测法和经耻骨上腹部探测法等方式，可对前列腺做出准确测量，其误差不超过5%。对于各种前列腺疾病均有重要的诊断意义，具有简便、无创、无损伤、快速等优点。

X线检查在前列腺疾病的诊断中有重要价值。如平片可检测前列腺有无钙化或结石影。造影可帮助检查有无前列腺增生或前列腺癌。CT检查对前列腺疾病的鉴别诊断更具有重要意义。

前列腺穿刺活组织检查对于明确前列腺肿块的性质十分有用，对明确前列腺肿瘤的组织分型和细胞学特征帮助极大。可以经直肠针吸活检，也可以经会阴穿刺活检，有一定的痛苦和创伤，但十分必要。

另外，下泌尿系尿流动力学检查对诊断前列腺增生症有很大帮助，膀胱镜检查可直接观察后尿道、精阜及前列腺中叶及侧叶增生情况，对诊断前列腺疾病也十分重要。

24. 如何读懂前列腺液检查单

（1）pH：正常前列腺液呈酸性pH为6.2～6.5。前列腺炎时pH可增高。

（2）外观：正常前列腺液外观呈稀薄的淡乳白色，有炎症时分泌物浓厚，色黄或淡红色，浑浊。

（3）卵磷脂小体：正常前列腺液中卵磷脂小体几乎布满视野，检查单上标为+++～++++。发生前列腺炎时卵磷脂小体减少，只有+～++，并有聚集成堆的倾向。

（4）红细胞：正常前列腺液中无或很少有红细胞，即每高倍视野内不超过10个。前列腺炎时每高倍视野内可超过10～15个。

（5）白细胞：正常前列腺液内每高倍视野内白细胞不超过10个。发生前列腺炎时白细胞可大大超过10个，检查单上显示为+～+++（每1个+代表10个白细胞）。

（6）精子：若按摩前列腺时压迫到精囊腺，可在前列腺液中检出精子。

（7）滴虫与真菌：正常情况下前列腺液内无滴虫和真菌。当有滴虫和真菌感染时可在前列腺液内检出。

✱ 25. 为什么要定期测定慢性前列腺炎患者前列腺液的pH值

pH值又称为酸碱度，正常成年男子的前列腺每日可分泌0.5～2.0毫升的液体（前列腺液），这种液体的pH值为6.3～6.5，偏酸性。当前列腺发生炎症性病变时，前列腺液的pH值也会发生相应的变化，医生可以通过测定患者前列腺液的pH值来帮助诊断。有些临床学者经过观察和研究发现，慢性前列腺炎时，前列腺液的pH值会增高，而由原来的酸性变成碱性，这种pH值的变化经过治疗后相当长时间才会恢复正常，而且前列腺炎治愈的程度和其前列腺液pH值恢复正常的程度成正比，因而他们将测定前列腺液的pH值作为一种诊断和判定疗效的参考指标。除此之外，测定前列腺液的pH值还可以指导治疗，当慢性前列腺炎治疗一个阶段后，如仍然无效或效果不明显时，可根据所测定的前列腺液pH值而调整所用药物。测定前列腺液的pH值还可以帮助我们估计慢性前列腺炎的预后，有些患者经过治疗后虽然临床症状明显减轻，但前列腺液的pH值却变化不大，仍偏碱性，在这种情况下就须考虑慢性前列腺炎有复发或迁延不愈的可能了。由此可见，测定前列腺液的pH值作用还真不小呢，它既可帮助诊断、指导治疗，又能估计预后。

26. 前列腺炎患者送检标本有何学问

前列腺炎病原学诊断应当采集前列腺液进行常规检查和细菌培养等，以指导临床治疗。正确的标本采集是确保能查出引起前列腺炎真正病原体的前提。但是，在临床上，经常遇到一些患者，由于某些人为的原因造成检查结果出现假阳性或假阴性现象。这些假象可误导治疗，因此送标本时一定要注意有关问题。

（1）标本采集前宜停用抗生素：因为，抗生素进入体内后，可在较短的时间内到达人体各个组织与器官内，以致抑制标本中的细菌等微生物在培养基内的生长繁殖，造成假阴性结果，使某些病原体漏诊。因此患者就诊时，如果正在接受抗生素的治疗，则不论其是针对前列腺炎的治疗，还是针对其他器官感染的治疗，一般都应当停药3天后，再进行尿液、前列腺液等标本的采集，以及病原体的常规检查、分离培养。当然，在某些特殊情况下，例如急性前列腺炎或由于其他某些特殊原因不能等待时，也可不必顾及这一点。

（2）包皮过长可致假阳性：由于在正常男性尿道或前列腺炎患者的尿道口、尿道黏膜及阴茎皮肤上，常常存在有多种细菌或其他微生物，因此采集的前列腺液等标本，常常可受到这些存在于外生殖器表面的微生物污染。这些污染标本的微生物，可使本来无菌的前列腺液等标本造成有菌的假阳性结果，使人误以为患者的前列腺或生殖系统的其他器官存在感染甚至严重感染。因此，采集标本前一定要注意清洗外阴，检查包皮是否过长，是否存在感染。

（3）标本要及时送检：慢性前列腺炎的常规检查，如尿液、前列腺液检查，在采集标本后，应尽快送到实验室。因为标本在体外停留的时间过长，极有可能由于某些细菌等微生物死亡或生长繁殖，造成标本中的病原体数量相对增多或减少，导致假阴性结果或结果的分析与现有病情不符。例如尿液标本在室温下长时间放置后，由于尿本身的酸性或由于某些细菌代谢而产酸，造成尿液的pH

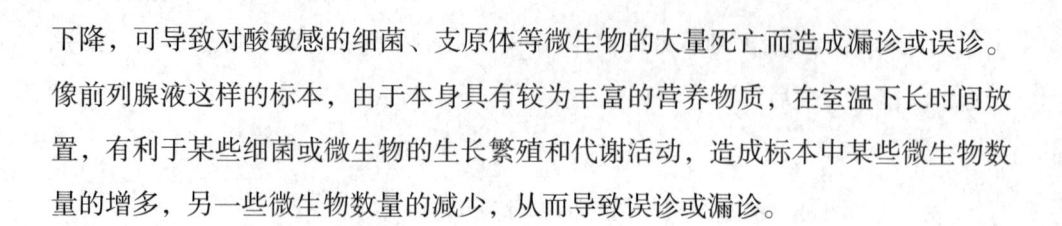

下降，可导致对酸敏感的细菌、支原体等微生物的大量死亡而造成漏诊或误诊。像前列腺液这样的标本，由于本身具有较为丰富的营养物质，在室温下长时间放置，有利于某些细菌或微生物的生长繁殖和代谢活动，造成标本中某些微生物数量的增多，另一些微生物数量的减少，从而导致误诊或漏诊。

27. 怎样才能早期发现自己患有前列腺炎

前列腺位于人体的盆腔内部，患病后早期的临床表现并不突出也不典型，因此很容易被患者和医生所忽视，或者被误诊为其他疾病。要想早期发现前列腺炎，就应该对其有一个较为全面的了解和认识，并在日常生活中加以注意。实际上没有人会比自己更会发现发生在自己身体上的变化，只要仔细留意，还是会发现前列腺炎存在的许多"蛛丝马迹"的。

前列腺炎，尤其是慢性前列腺炎的临床表现复杂多变，患者往往不容易掌握。但由于前列腺所处的特定部位，患病后多数患者会出现排尿异常症状，常表现为尿频、尿急、尿痛、尿等待、尿不尽、尿滴沥、尿末滴白、排尿困难、夜尿等；下腹、会阴、腰骶部及阴囊的隐痛、坠痛、胀痛与反射痛也十分常见；相当部分患者可以出现性功能障碍，表现为性欲减退、勃起功能障碍、射精痛。

不射精、早泄等，有的前列腺炎患者仅仅因为早泄而作为求医的唯一症状；部分患者可能合并神经精神症状及自主神经功能紊乱症状。了解了以上前列腺炎的常见临床表现，以及思想上的重视，早期发现前列腺炎就不再是一件十分困难的事情了。当然，要明确是否真的患有前列腺炎，还需要接受专科医生的详细检查。

28. 如何诊断前列腺炎

（1）病史采集。

（2）体格检查：直肠指检对前列腺炎的诊断非常重要，且有助于鉴别会阴、直肠、神经病变或前列腺其他疾病。①Ⅰ型：体检时可发现耻骨上压痛、不适感，有尿潴留者可触及耻骨上膨隆的膀胱。直肠指检可发现前列腺肿大、触痛、局部温度升高和外形不规则等。禁忌进行前列腺按摩。②Ⅱ型和Ⅲ型：直肠指检可了解前列腺大小、质地，有无结节，有无压痛及其范围与程度，盆底肌肉的紧张度，盆壁有无压痛，按摩前列腺获得前列腺液。

（3）实验室检查：①前列腺按摩液常规检查。正常的前列腺按摩液中白细胞＜10个/HP，卵磷脂小体均匀分布于整个视野，pH6.3～6.5，红细胞和上皮细胞不存在或偶见。当白细胞＞10个/HP，卵磷脂小体数量减少，有诊断意义。②尿常规分析及尿沉渣检查：尿常规分析及尿沉渣检查是排除泌尿系感染、诊断前列腺炎的辅助方法。③细菌学检查：Ⅰ型应进行中段尿的染色镜检、细菌培养与药敏试验，以及血培养与药敏试验。慢性前列腺炎（Ⅱ型和Ⅲ型）：推荐"两杯法"或"四杯法"病原体定位试验。④其他病原体检查：包括沙眼衣原体和支原体检查。

（4）B超：尽管前列腺炎患者B超检查可以发现前列腺回声不均、前列腺结石或钙化、前列腺周围静脉丛扩张等表现，但目前仍然缺乏B超诊断前列腺炎的特异性表现，也无法利用B超对前列腺炎进行分型。

（5）CT检查和磁共振检查：对鉴别精囊、射精管等盆腔器官病变有潜在应用价值，但对于前列腺炎本身的诊断价值仍不清楚。

（6）尿动力学检查：①尿流率检查可以大致了解患者排尿状况，有助于前列腺炎与排尿障碍相关疾病进行鉴别；②尿动力学检查可以发现膀胱尿道功能障碍。

✱29. 如何分型诊断前列腺炎

Ⅰ型（急性细菌性前列腺炎）：诊断主要依靠病史、体格检查和血、尿的细菌培养结果。对患者进行直肠指检是必须的，但禁忌进行前列腺按摩。在应用抗生素治疗前，应进行中段尿培养或血培养。

Ⅱ型和Ⅲ型（慢性前列腺炎）：须详细询问病史、全面体格检查（包括直肠指检）、尿液和前列腺按摩液常规检查。推荐应用美国国立卫生研究院慢性前列腺炎症状指数进行症状评分。推荐"两杯法"或"四杯法"进行病原体定位试验。

为明确诊断及鉴别诊断，可选择的检查有精液分析或细菌培养、前列腺特异性抗原、尿细胞学、经腹或经直肠B超（包括残余尿测定）、尿流率、尿动力学、CT检查、磁共振检查、尿道膀胱镜检查和前列腺穿刺活检等。

Ⅲ型前列腺炎缺乏客观的、特异性的诊断依据，临床诊断时应与可能导致骨盆区域疼痛和排尿异常的疾病进行鉴别诊断，以排尿异常为主的患者应明确有无膀胱出口梗阻和膀胱功能异常。需要鉴别的疾病有良性前列腺增生、睾丸附睾和精索疾病、膀胱过度活动症、神经源性膀胱、间质性膀胱炎、腺性膀胱炎、性传播疾病、膀胱肿瘤、前列腺癌、肛门直肠疾病、腰椎疾病、中枢和外周神经病变等。

Ⅲ型前列腺炎患者经治疗后症状无缓解，应根据具体情况，选择进一步的检查，除了上述疾病。

Ⅳ型（无症状性前列腺炎）：无症状，在前列腺按摩液、精液、前列腺按摩后尿液、前列腺组织活检及前列腺切除标本的病理检查时被发现。

30. 急性前列腺炎有何症状

急性前列腺炎发病后患者可出现乏力、厌食、恶心、呕吐、寒战、发热等全身症状；会阴或小腹部胀痛，并向腰部、下腹、背部及大腿等处放射；排尿时可出现尿频、尿急、尿痛、尿滴沥、排尿不畅或中断；直肠胀痛、下坠感，小便时尿道流白，以及性交痛和血精等。若上述症状延续1周以上，体温高而不降，血象升高，则应怀疑前列腺脓肿形成。

有上述症状，直肠指检发现前列腺稍增大，有张力、局部不规则，有硬结、压痛明显，或者有局部柔软区（脓肿）时，诊断即可成立。急性前列腺炎患者按摩腺体可导致细菌进入血液而发生菌血症，因此不宜做前列腺按摩取液检查。

但是，如果在指检过程中已有前列腺液溢出，显微镜下检查发现大量白细胞或者脓细胞，则有诊断价值。另外，急性前列腺炎的尿常规化验可有炎症发现，尿液多呈碱性，但血行感染者可正常。尿三杯试验可见：第一杯有碎屑和脓尿；第二杯较清晰；第三杯浑浊。

急性前列腺炎的治疗在于早期诊断并投以有效的抗生素，辅以休息、坐浴、理疗等措施，症状控制后宜继续用药3～4周，以防止疾病转为慢性。由于近年来诊断水平的提高和有效抗生素的普遍应用，前列腺脓肿已经比较少见，若发现脓肿形成，则应及早排除脓液。如果急性前列腺炎未能得到彻底治疗，部分可转变为慢性前列腺炎。

31. 急性前列腺炎的主要并发症有哪些

急性前列腺炎容易引起的并发症主要有以下方面。

（1）急性尿潴留：急性前列腺炎引起局部充血、肿胀，压迫尿道，以致排尿困难，或造成急性尿潴留。

（2）急性精囊炎或附睾炎及输精管炎：前列腺的急性炎症很容易扩散至精囊，引起急性精囊炎。同时细菌可逆行经淋巴管进入输精管的壁层及外鞘导致附睾炎。

（3）精索淋巴结肿大或有触痛：前列腺与精索淋巴在骨盆中有交通支，前列腺急性炎症时波及精索，引起精索淋巴结肿大且伴有触痛。

（4）性功能障碍：急性炎症期，前列腺充血、水肿或有小脓肿形成，可有射精痛、疼痛性勃起、性欲减退、性交痛、阳痿、血精等。

（5）其他：急性前列腺炎严重时可伴有腹股沟牵涉痛、严重者可有肾绞痛。

32. 如何诊断急性前列腺炎

急性前列腺炎的诊断一般不困难，主要是根据病史、症状、直肠指诊及血尿常规检查。诊断要点如下。

（1）病史：发病前是否患过全身他处感染病灶，如有无皮肤化脓性感染，或上呼吸道感染等，或急性尿道炎病史，以及有否尿道器械操作病史。

（2）症状：起病急骤，全身症状有高热、寒战、厌食、乏力等，局部症状有尿频、尿急、尿痛及直肠刺激症状。

（3）实验室检查：血白细胞一般在1.5万~2万/立方毫米，明显核左移。尿镜检可见大量白细胞及脓细胞，尿pH＞7。尿三杯试验：第一杯有碎屑及脓尿；第二杯常较清晰；第三杯浑浊，有碎屑及上皮细胞。尿道分泌物检查及细菌培养可以发现致病菌，前列腺液检查涂片染色常可找到大量白细胞和细菌。

（4）直肠指诊：①卡他性炎症。前列腺可正常或稍大，有张力，一叶或二叶局部不规则。②滤泡性炎症。前列腺有小硬结，或整个腺体肿大，质软有弹性，压痛阳性。③实质性炎症。前列腺明显增大、质硬、张力大、压痛明显，局部也可摸到柔软区，轻压时有脓液排出。

33. 慢性前列腺炎有哪些症状

慢性前列腺炎的症状多样，轻重亦千差万别，有些可全无症状，有些则浑身不适。常见的症状大致有以下几个方面。

（1）排尿不适：可出现膀胱刺激征，如尿频，排尿时尿道灼热、疼痛并放射到阴茎头。清晨尿道口可有黏液等分泌物，还可出现排尿困难的感觉。

（2）局部症状：后尿道、会阴和肛门处坠胀不适感，下蹲、大便及长时间坐在椅凳上胀痛加重。

（3）放射性疼痛：慢性前列腺炎的疼痛并不止局限在尿道和会阴，还会向其附近放射，以下腰痛最为多见。另外，阴茎、精索、睾丸阴囊、小腹、腹股沟区（大腿根部）、大腿、直肠等处均可受牵连。需要指出的是，慢性前列腺炎引起的腰痛在下腰部，与骨科原因导致的腰痛如肌筋膜炎、腰肌劳损等虽易混淆，但后者多在系皮带处附近，较前列腺炎引起的腰痛位置偏高，可以鉴别。

（4）性功能障碍：慢性前列腺炎可引起性欲减退和射精痛、射精过早症，并影响精液质量，在排尿后或大便时还可以出现尿道口流白，合并精囊炎时可出现血精。

（5）其他：慢性前列腺炎可合并神经衰弱症，表现出乏力、头晕、失眠等；长期持久的前列腺炎症甚至可引起身体的变态反应，出现结膜炎、关节炎等病变。

34. 慢性前列腺炎引起的并发症有哪些

慢性前列腺炎分为细菌性及非细菌性，是前列腺炎中最为常见的临床类型，而且由于病情复杂，容易反复，还易引发多种并发症。

（1）慢性精囊炎：是慢性前列腺炎最多见的并发症。在慢性病程中，二者常同时存在，互相影响。久之，可明显导致男性性功能障碍。

（2）阳痿：但凡慢性前列腺炎患者，大多伴有神经衰弱，会影响到夫妻性生活，常造成抑郁不乐，这也是造成阳痿的神经性因素，而且慢性细菌性前列腺炎的致病菌直接刺激前列腺的神经组织，使兴奋性下降，甚至一蹶不振，使一系列的传导信号失灵，有关活动的组织也失掉了指挥，造成阳痿，这也是前列腺炎导致阳痿的常见原因。

（3）不育症：慢性前列腺炎时，由于前列腺部的炎症，导致前列腺液中炎症细胞及脓性细胞增多，黏稠度增加，且由于炎症细胞及致病菌的代谢物及排泄物等有毒物质，都不利于精子的活动和生存，致使精子成活率降低，精子密度降低，导致不育。

（4）后尿道炎：慢性前列腺炎多会合并后尿道炎，这是由于尿道会通过前列腺部，当前列腺炎时，也会侵及前列腺部尿道，致使尿道炎，尤其是泌尿系感染导致的前列腺炎，在临床上多以泌尿系刺激征为慢性前列腺炎的首要症状。

（5）附睾炎：前列腺炎的致病菌会感染到前列腺的邻近器官，通过输精管的逆行感染或淋巴管蔓延，就会导致附睾炎。

（6）各种类型的膀胱炎：前列腺的炎症可扩散到膀胱，继而导致各种类型的膀胱炎，前列腺炎时出现明显的泌尿系刺激征多为膀胱炎所致。

（7）膀胱颈部硬化症：此类并发症比较少见。

（8）变态反应性疾病：慢性前列腺炎病程比较长，且病情反复，久治不愈，致使慢性病灶长期潜伏于体内，变成了体内的致敏原，引起各种类型的变态反应性疾病，如关节炎、肌炎、虹膜炎、神经炎等。

35. 慢性前列腺炎的诊断依据是什么

临床上诊断慢性前列腺炎主要依据病史、症状和体检，辅以实验室检查。对反复发作者需做膀胱尿道造影、静脉肾盂造影、内镜检查、膀胱测压等，以进一步了解其他部位存在的病变。

（1）既往史：有尿道炎、尿道梗阻、泌尿系感染及前列腺炎病史。

（2）症状：凡有泌尿系刺激症状、睾丸及腹股沟、腰骶、会阴疼痛酸胀不适，以及检查身体无其他发现者，均应考虑到慢性前列腺炎的诊断。

（3）肛诊：慢性前列腺炎患者的前列腺多有轻度增大，表面软硬不均，有轻压痛。有的患者前列腺表面可触及硬节样凸起，但并不坚硬，这是纤维化的一种表现，中央沟存在。

（4）实验室检查：包括前列腺液常规检查、尿液和前列腺液的分段定位培养，前列腺液pH及锌含量测定、前列腺组织活检及培养、血清抗体滴度，后三者在临床上较少使用，但有科研意义。

（5）必要时可行尿道镜检查：尿道呈慢性炎性改变，精阜隆起，前列腺管流脓。也可行尿流率测定及膀胱尿道造影，都有一定的筛选意义。

36. 慢性前列腺炎的诊断要注意什么

慢性前列腺炎的症状五花八门，有些症状如腰痛容易与骨科疾病相混淆；另一些症状如直肠坠胀容易与肛肠疾病相混淆；而腹股沟、睾丸不适又容易与阴囊内的病变相混淆。那么，如何诊断慢性前列腺炎，将慢性前列腺炎与其他易混淆的疾病区别开来呢？

首先应该了解病史，多数患者在慢性前列腺炎的诊断之前都会有过泌尿系感染的病史，出现过尿频、尿痛等尿道炎的症状。有些人曾有过慢性前列腺炎的一些症状，只是误诊为骨科或者肛肠科疾病而没有得到诊断。

其次要询问症状，虽然有一部分慢性前列腺炎患者仅仅有单一症状甚至全无症状，但是大多数患者多有两个，甚至两个以上的症状，可称之为慢性前列腺炎症候群。出现前列腺炎症候群的患者，应注意认真给予检查，即使1次或某项检查阴性，也不能轻易排除该病。然后要进行直肠指检。医生用手指伸进患者的肛门内检查，发现前列腺表面不平，质硬，有局限性压痛提示前列腺炎症；医生同时做前列腺按摩，按出的前列腺液中白细胞数目超过每高倍视野15个有诊断价值。在这里有两点需要特别强调指出。

（1）非专科医生因种种原因往往不做肛检，仅凭患者的主观症状就轻率诊断慢性前列腺炎，这是非常有害的，不但使不少并非本病的患者长期服药，造成很大的麻烦和浪费，而且还使他们承受药物不良反应的伤害和精神上的痛苦。

（2）一次前列腺镜检阴性并不能排除慢性前列腺炎，这是因为慢性前列腺炎本来就可以时重时轻，而且在检查时流出的一两滴前列腺液也可能恰好不是炎症病灶处的分泌液。因此，患者出现慢性前列腺炎症候群时，最好到泌尿外科专科看病，若1次前列腺液检查阴性，不妨过一段时间再复查一至两次，选择症状较重的时候复查可能更有利于诊断。

另外，做前列腺液细菌培养，最好做尿液和前列腺液分段定位培养，发现致病细菌生长有诊断意义。同时做药物敏感试验有利于选择抗生素。必要时，还可进行泌尿系造影、尿道镜检查、B超检查、锌元素含量测定、血清抗体检查等，以帮助诊断慢性前列腺炎，并发现梗阻、结石等慢性前列腺炎的诱发因素。

总之，如果患者没有泌尿系感染和全身症状、具有慢性前列腺炎的症状、前

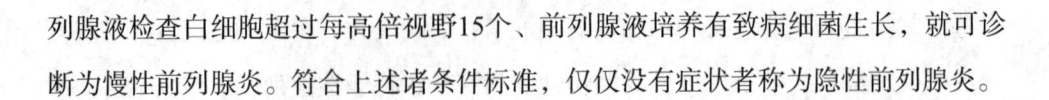

列腺液检查白细胞超过每高倍视野15个、前列腺液培养有致病细菌生长，就可诊断为慢性前列腺炎。符合上述诸条件标准，仅仅没有症状者称为隐性前列腺炎。

37. 精囊炎与慢性前列腺炎有何区别

前列腺和精囊腺均是男性生殖系统的附属性腺，其分泌物构成精浆的主要部分，精囊和前列腺紧邻，戴上指套将示指插入肛门5~6厘米，在前列腺的外上方摸到的囊状物就是精囊。与精囊连接的射精管穿过前列腺进入尿道，性交时精液就是从此管射出的。

从解剖生理功能看，精囊与前列腺关系密切，两者的炎症不仅在感染途径和病因方面相同，而且临床表现也大体一样，由于前列腺与精囊均开口于后尿道，两者紧邻，故精囊炎常与前列腺炎同时发生。前列腺炎通过排出的炎性前列腺液可逆流进入精囊，导致精囊炎。而精囊的炎症也容易侵袭至前列腺，并影响前列腺液排出。有研究报告说明前列腺感染的患者中有80%合并精囊炎。

慢性前列腺炎和精囊炎的感染途径多由尿道逆行或直接蔓延而引起，其次是淋巴或血行感染，致病菌多为大肠埃希菌、葡萄球菌、粪链球菌。

由于前列腺和精囊的解剖生理功能关系密切，炎症期的感染途径及临床症状也大体相同，因此临床治疗原则也基本一致。

38. 前列腺炎与前列腺增生、前列腺癌的相互关系是什么

前列腺炎、前列腺增生和前列腺癌的相互关系一直是前列腺炎患者普遍关心的问题，他们常常会担心前列腺炎的久治不愈将来会转变成前列腺增生和前列腺癌。

尽管这三个疾病都是成年男人的常见病，且都发生在前列腺上，但是近年来对前列腺增生和前列腺癌的研究十分广泛，对前列腺炎的研究却相对较少，而对前列腺炎与另外两种前列腺疾病的相互关系研究就更加贫乏。前列腺炎常见于青壮年

男性，而前列腺增生和前列腺癌常发生于50岁以上的老年男性，一个常常被患者问到的问题是：是否年轻时患有前列腺炎可以在晚年导致前列腺增生和前列腺癌？根据研究报道显示，前列腺增生手术切除的前列腺中98%～100%存在前列腺炎的组织学改变证据；前列腺癌患者前列腺组织活检标本中50%存在前列腺炎的组织学改变证据。理论上讲，前列腺增生导致下尿路梗阻、尿道黏膜抵抗力降低、尿液反流、并发泌尿系统结石等都使前列腺增生容易并发前列腺炎，但是国内外的相关研究报道很少。目前对这三种疾病的相互关系还没有肯定结论，表面上看彼此之间没有直接和必然的联系，绝对不会因为患有前列腺炎就一定会转变成前列腺增生或前列腺癌。但只有在进行深入全面的研究后才能更好地回答这个问题。

39. 精索静脉曲张、痔与前列腺炎有什么关系

通常认为，慢性前列腺炎绝大多数与局部因素有关，主要是由于尿道内病原体逆行感染引起的炎症，或尿液逆行进入前列腺引起的无菌性前列腺炎。但病理解剖研究证实，绝大多数（89.4%）的慢性前列腺炎患者有前列腺静脉丛扩张，而且其病理改变一般局限于前列腺的外周带，前列腺炎患者即使在没有病原微生物存在时也常常会出现精液和超声检查异常，与上述的观点相互矛盾，并引发了一些学者对慢性前列腺炎发病机制的探讨和重新认识，认为慢性前列腺炎的发生与前列腺周围的组织器官有关，可能是周围组织器官感染波及所致。

研究发现，直肠下段的痔静脉丛与泌尿生殖静脉丛之间有2～6条小的痔生殖静脉相交通，这些交通支将直肠回流的静脉血液单向输送到前列腺周围的泌尿生殖静脉丛。这一发现表明，直肠肛门周围的感染病原体也可以通过静脉及淋巴或直接播散的形式感染前列腺。许多学者的研究结果都证明，慢性前列腺炎患者患有精索静脉曲张的机会往往较高，有报道达到50%左右，表明两者具有较高的机会同时存在。

因此，在结合以往的相关研究的基础上提出，部分前列腺炎的发生，尤其是没有明确病因存在时，可能与盆腔的静脉性疾病相关，可能存在盆腔静脉的一

致性病理改变，例如精索静脉曲张、痔、前列腺静脉丛扩张，甚至阴茎海绵体的静脉漏等，而且它们彼此之间还会有一定的影响。我们认为可以用"盆腔静脉性疾病一体化"的名词来概括这个新观点，并建议对同时存在精索静脉曲张和痔的慢性前列腺炎患者，最好同时给予有效的治疗，可能会对慢性前列腺炎的治疗有益。但还需要直接明确的证据来进一步证明这个理论的正确性。

40. 慢性前列腺炎需与哪些疾病鉴别

慢性前列腺炎根据病史、症状、直肠指诊、前列腺液检查等一般诊断并不困难，但对症状复杂、体征不典型者应与下列疾病相鉴别。

（1）前列腺痛：这些患者表现为持续的尿频、尿痛、排尿困难，会阴、下腹、腰骶等部位疼痛不适，久坐、骑车后加重。直肠指诊检查两侧肛提肌压痛明显，前列腺触诊正常而无压痛。以往此症被称为梨状肌肛提肌症候群，前列腺液镜检正常，细菌培养无生长。

（2）前列腺脓肿：大多数为急性细菌性前列腺炎的并发症，多发生在50～60岁，半数患者有急性尿潴留、尿频、排尿困难、直肠不适、尿道流脓，有的伴有附睾炎。直肠指诊前列腺病侧增大，触之软，有波动感。偶尔前列腺脓肿可自然向尿道破溃，也可向直肠破溃，被误认为直肠周围脓肿。

（3）前列腺结石：指发生在前列腺腺泡内和腺管内的结石。与前列腺慢性炎症、前列腺液潴留、腺管狭窄、代谢紊乱等因素有关。无机盐如草酸钙、磷酸钙、磷酸镁等沉积在前列腺腺泡内的淀粉样体，上皮细胞和炎性渗出物上形成结石，患者可表现有慢性前列腺炎的各类症状，但直肠指诊检查可扪及前列腺有结石摩擦感，骨盆X线在耻骨联合区一侧有阳性结石影，超声波检查可在前列腺结石部位出现强光带，并有声影。

（4）前列腺结核：症状与慢性前列腺炎相似，但常有泌尿系结核或其他部位结核病灶的病史，直肠指诊检查前列腺呈不规则结节状，附睾肿大变硬，输精管有串珠状硬结，前列腺液结核杆菌直接涂片或PCR检测有结核菌。

（5）前列腺癌：晚期可出现尿频、尿痛、排尿困难等症状，但患者常有消瘦、乏力、贫血、食欲缺乏等明显全身症状，直肠指诊前列腺有坚硬如石的肿块，表面高低不平，血清前列腺特异抗原及前列腺酸性磷酸酶增高。前列腺穿刺活检可发现癌细胞，超声波检查可见腺体增大，边界回声不整齐或有缺损，内部光点不均匀，癌肿部位有较亮光点或光团。CT检查可见前列腺形态不对称，若肿瘤向包膜外浸润，可见精囊和膀胱后壁的组织间隙消失。CT可确定前列腺癌的浸润程度。

（6）耻骨骨炎：临床上常表现为慢性前列腺炎的症状，但肛诊及前列腺液检查正常。主要特征是耻骨联合处有明显压痛，摄骨盆X线片示耻骨联合间隙增宽＞10mm，双侧耻骨上支水平相差＞2mm，耻骨联合边缘不规则，出现侵蚀和反应性骨硬化。

41. 前列腺炎为何迁延难愈

前列腺炎是男性常见病，在20～50岁的中青年中，发病率高达25%。该病的病因尚未阐明，且临床治愈率低，易反复发作。前列腺炎为何迁延难愈呢？

首先，从解剖因素谈起，前列腺如栗子大小，重约20g，占人体体重的三四千分之一，位于膀胱颈部，包绕尿道形成直角，前列腺液不断地向尿道排泄。当前列腺发生炎症时，不利于炎性液体引流，相反还利于尿道内细菌进入腺体。前列腺有一层脂质包膜，它具有类脂类屏障的生理作用，能阻止抗生素进入，患者服药后，进入腺体的药物太少，从而使药物难以发挥治疗作用，致使该病难以痊愈。并且，前列腺与邻近的精囊、膀胱、尿道、直肠感染互为因果，相互并存。

其次，从生理方面来讲，前列腺的主腺受雄性激素调控的影响，并参与性兴奋及性高潮平滑肌的强烈收缩。而青壮年容易出现性冲动、过度自慰，尤其是忍精不射、压迫尿道避孕法等，可使腺体反复充血。资料表明，若无性高潮，男性的性消退期为2～24小时，有高潮的性消退期为15～30分钟。患者若无良好的性生活规律，会加重炎症的程度。

第三，微量元素与前列腺的关系密切。前列腺液中具有抗菌活性的物质，它是一种含锌蛋白，其活性成分是锌。当腺体感染时，锌大量减少，降低了其抵御再感染能力。通过离子导入锌元素后，可提高该病的治愈率。

慢性前列腺炎的局部病理过程：腺体充血、水肿、炎症，腺管瘀阻，形成病灶及其周围纤维化、血液循环障碍，最后导致腺泡分泌紊乱、代谢失调。临床上用药若不结合它的病理，单纯追求"消炎"疗法，也仅能在该病急性发作时有效。

慢性前列腺炎的病原微生物随年代的改变而有所变化。在20世纪80年代，该病主要由大肠杆菌感染引起；而90年代后，葡萄球菌引起该病的比例偏高，且出现复杂化，L型细菌也不断出现。特别是性传播疾病的蔓延，致使淋球菌、衣原体、支原体、病毒、真菌等引起感染急剧上升。这些病毒可单纯感染，也可混合感染。因传染性病原菌感染该病的患者，应夫妻同治，否则只能事倍功半。

在该病的治疗上，多数学者主张应用喹诺酮类、磺胺类药物。前列腺液培养和药敏试验的结果，虽然提供了用药依据，但临床上往往造成患者的菌群失调。近几年普遍使用的直接向腺体内注射药物的方法，疗效并不是很好，且易出血、再感染及形成硬节。盲目服用强肾壮阳的"春药"，以及含性激素的"保健品"，导致前列腺过度或被迫兴奋，也是该病难治的原因之一。

慢性前列腺炎的症状有三点：一是排尿异常；二是身体疼痛不适，如小腹、腰骶、外生殖器等；三是神经衰弱，如乏力、失眠、遗精、早泄、勃起障碍等。有些患者经过正规治疗，化验指标基本正常，但还有这样或那样的症状，可能是心理、精神因素所致；同时也要注意该病与慢性尿道炎、前列腺痛、前列腺增生、肿瘤、结石等的区别。患者平时应建立良好的生活习惯，如忌烟、酒和辛辣、高脂食物等；骑车、开车时间不要过长；有规律地进行性生活等，以减少本病的复发。

慢性前列腺炎并非不治之症，关键在诊断、分类、分型上，然后制订相应的治疗方案。目前推荐的方案是温水坐浴、按摩、服用中药等。只要患者树立坚定的信心，坚持综合治疗，不盲目乱治、误治，患者康复是有希望的。

42. 如何走出反复治疗的误区

有些前列腺疾病患者认为前列腺是个小地方，得了病不要紧，以为熬一熬就会过去。其实不然，据统计，到目前为止，尚没有一例前列腺病是自然治愈的。因为前列腺抗菌功能的抗菌力十分活跃，一般病菌很难在其内存活，而一旦发病就足以说明前列腺内的抗菌功能被破坏，无法消灭进入前列腺体的病菌、病毒，不治疗，是无法治愈的。

很多患者在发现尿频、尿急、晨起时尿道口由白色分泌物时，或在性生活中阳痿，早泄，没有性欲时，总误认为是得了性病，加之滥用抗生素自我治疗，反而加重了病情的恶化，其实，男性同时有了上述症状必定是前列腺炎，只有对症治疗才能除根，否则只能延误病情，导致病症的极度恶化。

有人认为前列腺病是普通的炎症，只要清除了病菌就能治愈。有80%的前列腺病患者总认为前列腺病是普通的炎症，大量使用抗生素，虽然化验结果是病菌消失，但很快就会复发，总是在治疗复发—再治疗—再复发的境地中徘徊。关键是忽视了抗菌功能的破坏。抗菌功能不修复，炎症不断，反复作乱，疾病就不能完全治愈。

43. 为什么治疗前列腺炎要区别对待

急性细菌性前列腺炎因其特有的临床表现较易诊断，加之致病菌明确，故疗效较好。

慢性细菌性前列腺炎病因与急性者相似，主要为大肠埃希菌，多有泌尿系感染病史，因临床表现复杂多样，诊断较为困难，主要依靠细菌的定位培养技术。

治疗上磺胺药、喹诺酮类抗生素因其具有脂溶性及抗菌谱广的特点，故常作首选药，还可配合前列腺按摩、坐浴、射频等治疗，疗效可靠，本型发病率亦较低。

慢性非细菌性前列腺炎是前列腺炎各型中最多见的一种，病因可能与前列腺长期充血、沙眼衣原体、病毒感染有关。前列腺痛也非常常见，病因一般认为与尿液反流有关。

慢性非细菌性前列腺炎与前列腺痛临床表现相似，以疼痛及排尿异常为主，并多伴有不同程度的性心理障碍及严重焦虑。治疗上α-肾上腺受体阻滞药被认为是最重要的药物，宜少量长期服用。

44. 慢性前列腺炎不会传染吗

慢性前列腺炎患者常常因怕将炎症传染给妻子而在性生活问题上顾虑重重，有些妻子也因怕被传染而冷落了丈夫，影响了夫妻感情。那么，患慢性前列腺炎是否会传染给妻子呢？在患病期间要不要停止性生活呢？

这是一个很难用"是"或"非"简单回答的问题。从理论上来说，除了因充血等原因引起的非细菌性，严格来讲，应该是非病原微生物性前列腺炎，其他各种慢性前列腺炎都是有传染性的。因此，听任炎性前列腺液随射精排入女方阴道，对女方的健康是有可能造成危害的。而且，即使临床上诊断为无菌性前列腺炎，由于前列腺液中细菌培养的阳性率并不很高，其他病原微生物，如支原体、衣原体等培养对技术、设备的要求较高，普遍开展有相当大的困难，故患者也难以确保自己前列腺液无菌的可靠性，从这个意义上看问题，初次诊断明确的慢性前列腺炎患者应该避免与妻子过性生活。明智的态度是在专科医生指导下，积极治疗炎症，一般2～3周可将病原微生物杀灭，然后再恢复性生活。

在实际生活中，慢性前列腺炎患者夫妻常常会表现出两种比较极端的情况：一种为毫不在乎，夫妻恩爱，有难同当；另一种为过分介意，敬而远之，再不沾边。其实，这两种态度都不恰当。前一种情况应改为夫妻恩爱，积极治病，尤其若为支原体、衣原体、淋球菌、滴虫等感染，更应夫妻同治，共同健康。后一种情况应改为互相关心，督促丈夫治病，并在性生活上给予配合。禁欲对慢性前列腺炎的痊愈是有阻碍的。明智的妻子在此期间应配合丈夫采用避孕套隔开体液的直接接触，一般不会受染。万一有极少数细菌不慎进入，因女性阴道有良好的抑菌自洁作用，多半也不会出问题。倒是丈夫被诊断前夫妻生活受染的概率较高，必要时妻子也应去医院检查，以防后患。

45. 慢性前列腺炎一定由细菌引起吗

前列腺炎患者在接受前列腺液检查时，可以在前列腺液内发现大量的细菌和白细胞，是由于体内某一部位的感染病灶或聚集在外生殖器的细菌，在人体抵抗力较差的情况下侵犯前列腺所致，称为慢性细菌性前列腺炎，属于最新分类的Ⅱ型前列腺炎。但绝大多数的慢性前列腺炎与前列腺经常反复充血有关，并不存在明显的感染因素，属于非细菌性前列腺炎，最新分类为ⅢA型前列腺炎（炎症型非细菌性前列腺炎）。事实上，细菌性前列腺炎仅占前列腺炎患者的5％左右，而90％以上的慢性前列腺炎患者没有明确的细菌感染证据。所以，临床上对多数慢性前列腺炎患者采用抗生素治疗无效；即使是细菌性前列腺炎，单纯应用抗生素治疗的效果也并不满意。

由此可见，慢性前列腺炎不都是由细菌引起的，而且绝大多数是由非细菌性因素所致。但细菌感染作为前列腺炎的诱发因素也不能忽视，因为一些学者认为即或是非细菌性前列腺炎患者，在疾病的早期或起始阶段也可能存在某种感染因素，而且引起细菌性或非细菌性前列腺炎的病因，彼此还可互为因果。前列腺因细菌侵犯时，炎症反应可以加重前列腺的充血程度；反之，前列腺有过度充血时，在局部十分不利的情况下，则更有利于细菌的侵犯和生长繁殖。

46. 节欲能减少前列腺病吗

慢性前列腺炎发生的原因之一，确实是中青年人性欲放纵，此乃事实。然而节欲同样是引起慢性前列腺增生的另一原因。男性精液的成分，有来自睾丸的精子与精囊的分泌液，但更多的是来自前列腺所分泌的前列腺液，亦贮于精囊。当性高潮时，反射性地引起精囊收缩，精液便射出体外。而当一个男性节欲时，时间一长精囊便会持续地处于一种满盈的高涨状态。一个性发育正常的男子，不可避免会因某些刺激而常发生性冲动，这是正常生理现象。当反复性冲动而又未得到宣泄时，虽然人们理智上安静下来，但器官内部的相应变化则无法随意控制，这些反复再三未得宣泄的冲动所产生的分泌增加、局部充血，会对前列腺体产生不利影响。久而久之，就可能促进前列腺的增生肥大，导致前列腺病。因此，节欲不但不能减少前列腺病的发生，相反还是引起慢性前列腺增生的重要原因。适度宣泄性冲动，不失为预防前列腺病的好方法。

✽ 47. 前列腺炎复发原因有哪些

前列腺炎尤其是慢性前列腺炎由于疾病病情复杂，易反复，患者在治疗过程中常会发生久治不愈的情况，前列腺炎复发的原因主要与前列腺自身的结构及患者自身因素等有关，这是很多患者都不太了解的，因此治疗时有些患者就会出现不太配合的情况。

前列腺所处位置比较特殊，它处于男性盆腔内，属于人体内所处位置较低的器官，由于前列腺导管扭曲、变性、阻塞导致前列腺液引流不畅，炎症不易消除，同时前列腺炎常与膀胱炎、尿道炎、精囊炎等生殖系统炎症同时存在，互相感染，前列腺表面存在一层脂质包膜，大多数抗菌药物难以透过包膜进入腺体内，达不到有效的杀菌作用。前列腺内腺体数量比较多，这也是前列腺炎易复发的原因之一，一个腺体感染可传染给其他各组腺体。

有些患者在疾病初始没有加以重视，到不正规的诊所诊治，从而造成不少患者被误诊或漏诊，长期得不到有效治疗，不仅病情加重，还会给患者造成疾病无法治愈的心理负担。有的患者在病情好转后，就不再服药或恢复自身不好的生活习惯，从而加重病情，造成病情反复。

应根据患者病情变化选择适当的治疗方法，不应"一方治百病"，也不应单纯抗生素治疗，医生选择的治疗方法不当也会造成病情的反复。

48. 什么是前列腺增生

男人也有难言之隐。在男性膀胱前面长着男性最大的附属腺体前列腺。虽然它只有板栗大小，却给中老年男性添了不少麻烦。不少人都曾受到过前列腺疾病的困扰。男性前列腺具有外分泌和内分泌功能，以及控制排尿功能和运输等功能，在人体内发挥了重要作用。作为男性的主要附属性腺，在不同发育时期前列腺会发生不同的疾病。在儿童时期，前列腺发育缓慢，很少发病，但也可发生急、慢性前列腺炎等病变，发病率很低。从青壮年时期开始，直至老年期，前列腺疾患的发病率迅速增加，不过随各阶段的不同，发生疾病的种类也有所不同。老年时期，睾丸功能退化，激素水平降低，前列腺炎发病率降低，而前列腺良性增生的发病率上升。据国外报道，50岁的男性有40%的人患有前列腺增生，而80岁则有90%的老年人患有前列腺增生。在美国，每年约有170万前列腺增生患者就诊，约30万人进行前列腺手术，每年因前列腺增生病患约需20亿美元的医药费。国内的调查表明，前列腺增生已成为我国泌尿外科的常见疾病，41岁以上男性的前列腺增生的发生率为30.5%，其中41～50岁为13.2%，51～60岁为20.3%，61～70岁为50.0%，71～80岁为57.1%，81～90岁为83.3%，同西方国家发病率相似。

前列腺增生是男性老年人的常见疾病。事实上，几乎所有年过40岁的男性都有某种程度的前列腺增生。既然是良性增生，就说明前列腺增生不是一个恶性病变，它只是前列腺组织细胞数目的增加。如果前列腺增生不引起临床症状，一般来说对人体是无害的，而且增生的前列腺不会恶变，也不会有恶性细胞的转移，这有别于癌症。实际上，前列腺增生都是因为上了年纪，不过只有75%的老年人表现出症状。前列腺在男性45岁左右开始出现两种趋势：一部分趋向于萎缩；另一部分人则趋向于增生，腺体体积渐渐增大，形成了前列腺增生。几乎所有的男

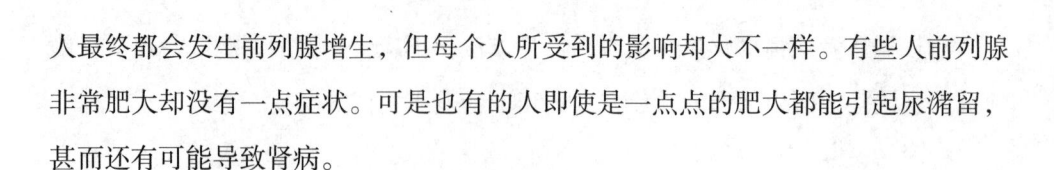

人最终都会发生前列腺增生，但每个人所受到的影响却大不一样。有些人前列腺非常肥大却没有一点症状。可是也有的人即使是一点点的肥大都能引起尿潴留，甚而还有可能导致肾病。

49. 前列腺为什么会增生

人出生后前列腺生长很慢，进入青春期后生长加快，至中年体积保持恒定，大约4厘米×3厘米×2厘米大小。以后表现出两种趋向：一部分人趋于萎缩，腺体逐渐减小；另一部分人趋于增生，腺体逐渐增大。当增生的前列腺达到一定程度，压迫了尿道，引起排尿困难等一系列症状时，在医学上就称为前列腺增生，多发生于50岁以上的中老年人。据欧美等国统计，在老年男性中其发病率高达80%以上；国内报道较低，但也达50%以上。由于前列腺恰好位于膀胱出口处，围绕着尿道的特殊位置，一旦发生增生，便会从四面八方压迫尿道，使膀胱内的尿液排出受阻，引起泌尿系统的一系列病变。

临近前列腺的膀胱首当其冲，由于尿液排出受阻，膀胱必须用更大的力量才能将尿液通过变窄的尿道排出，因此，膀胱壁的逼尿肌代偿性增厚，这时，虽然尿液尚能完全排出，但患者开始出现尿频、尿急，尤其夜尿增多的症状。随着前列腺继续增生，尿道更加狭窄，膀胱壁的力量已不能将尿完全排出体外，不但膀胱内会残存尿液，而且膀胱壁薄弱的地方还会凸出，形成憩室病变。增生更加发展，膀胱壁更加扩张、变薄、无力，此时患者则会出现遗尿现象，即充盈性尿失禁。

接着受累的是上泌尿系，由于膀胱经常充盈不能有效地排出尿液，肾脏产生的尿液也就不能及时经输尿管运送至膀胱内，结果势必导致肾盂（肾脏内的空腔部分）积水，并且压迫肾实质组织，损害肾脏功能。整个泌尿道的阻塞发生后，感染和结石的合并症接踵而至。这正像通畅的排水管道清洁流畅，而阻塞的管道泥沙横溢一样，泌尿道的梗阻使得细菌容易繁殖，结石逐渐形成。

医学上将良性前列腺增生分为组织学上前列腺增生和临床前列腺增生。前者是通过尸检，发现有明显的前列腺体积的增大，但临床上可以有症状，也可以没有症状。后者则可以通过以下三条进行确定：①前列腺症状。尿频、夜尿、尿滴沥不尽、排尿费力等。②前列腺体积增大。前列腺体积大于20毫升。③膀胱出口梗阻的指征。最大尿流率每分钟少于15毫升。

对于组织学上前列腺增生，世界各国家的发病情况大致相同，均与年龄增加有着明显的关系。国外有尸检报告显示，40岁以后前列腺增生发生率逐年增加，51～60岁有50%的男性出现病理上的前列腺增生，80岁以上有90%的男性伴有前列腺增生。前列腺增生的发病率随年龄增长而递增，但临床症状以61～70岁最明显。此外，工业化程度高、生活水平高、动物蛋白摄入多的国家或地区的发病率亦高，因而，前列腺增生的发生与环境和饮食等因素有关。以职业来看，脑力劳动者的发病率亦明显高于体力劳动者。我国的尸检研究表明，前列腺增生的发病率与国外大致相仿。

对于临床前列腺增生，各地区差异较大。原因可能是与人们目前尚缺乏对前列腺增生的统一认识、环境的不同及不同的人群对前列腺症状反应不同等有关。尿流量是一个比较客观的检查，通过对40岁以上男性的调查显示：以最大尿流量每分钟少于15毫升为标准，平均为26%，其中41～50岁约为27%，51～60岁约为26%，61～70岁为42%，71岁以上约为67%。就总的临床前列腺增生的发病率而言，城市居民的前列腺增生明显高于乡村。

50. 前列腺增生是如何形成的

从组织学上看，前列腺是由纤维肌肉基质和腺体两部分组成。纤维肌肉基质集中在前列腺的正前部，包括膀胱颈、前侧纤维肌肉组织、前列腺前括约肌和远侧的横纹外括约肌。腺体主要位于前列腺后方的外侧，分为四部分：中央区、外周区、移行区和尿道周围区。中央区和外周区约占腺组织的90%～95%，移行区约占5%，尿道周围区约占1%。后两者虽然所占很小，但在前列腺的增生中起了重要作用。整个前列腺的外面还有两层被膜。

前列腺增生是腺体的增生，即形成所谓前列腺结节。参与前列腺结节形成的腺组织均来自移行区和尿道周围区，两侧叶增生起自移行区，中叶增生起自尿道周围区。

前列腺增生的发展分为两个阶段：①男性在40岁左右，前列腺移行区和尿道周围区分别出现小的腺体结节和基质结节。结节的数目随年龄的增长而增加，但每个结节生长缓慢。②一般在男性70岁左右，新生的结节数目减少，而结节的体积显著增加。由于人的前列腺存在包膜，可以将前列腺组织扩张后的压力传到尿道，使尿道阻力增加，从而产生排尿受阻的症状。

51. 前列腺增生有何病理变化

正常的前列腺分为内、外两层：内层为围绕尿道的尿道黏膜腺及黏膜下腺又称移行带；外层为周边带，两层之间有纤维膜分隔。前列腺发生增生改变时，首先在前列腺段尿道黏膜下腺体区域内出现多个中心的纤维肌肉结节，即基质增生，进而才有腺上皮增生。病理可分为腺型结节和基质结节两种：这种结节若出现在无腺体区，则只形成基质结节；然后刺激其邻近的上皮细胞增殖并侵入增生的结节内，形成基质腺瘤。增生组织将真正的前列腺组织向外周压迫，被挤压的组织发生退行性变，转变为纤维组织，形成灰白色坚硬假膜——外科包膜。

（1）病理分型：有人将增生的不同组织成分分为五型：纤维肌肉增生、肌肉增生、纤维腺瘤样增生、纤维肌肉腺瘤样增生和基质增生。其中基质增生是前列腺增生的重要特征。

（2）结构组成变化：前列腺增生时，间质所占比例（约60%）较正常前列腺（约45%）明显增加的同时，间质的结构成分也发生变化，平滑肌占间质的面积百分比明显高于正常前列腺，而上皮增生以基底细胞的增生肥大为特点，基底细胞由正常扁平变为立方状或矮柱状。平滑肌细胞粗大、密集，弥漫地分布于间质中，核形态未有明显异常变化，但腺上皮细胞脱氧核糖核酸及核糖核酸的活力均增加，而老年前列腺增生组织的主要特征则呈现出血管成分的下降。

（3）与症状相关的病理变化：前列腺增生的症状与以下三方面的变化有关。①逼尿肌的病变：动物实验证明，梗阻发生以后，膀胱逼尿肌发生显著变化，逼尿肌内的神经末梢减少，膀胱体积增大，但肌肉的收缩强度相对减弱，乙酰胆碱酯酶的活性显著降低；②前列腺动力因素：人类的前列腺含有较多的$α_1$-A受体，98%均存在于腺基质内，人类前列腺肌细胞可通过这种受体刺激平滑肌收缩，张力增加，引起膀胱出口部梗阻；③前列腺静力因素：即前列腺体积的逐渐增大对膀胱颈造成压迫而出现梗阻症状。

52. 前列腺增生对膀胱有何损害

正常的膀胱贮尿过程就像一个蓄水的过程，膀胱周围的逼尿肌可看作是由平滑肌纤维"编织"成的肌性网袋。在储尿时，随着尿量的增加，逼尿肌借助其弹性，不断扩大贮尿容量，当贮尿量达到一定程度，膀胱内压力升高，产生尿意。若有排尿要求，在神经系统控制下，逼尿肌主动收缩，启动排尿过程。当前列腺增生引起下泌尿系梗阻时，膀胱为克服排尿阻力，逼尿肌需加强收缩并且借助腹压才能排空尿液，结果逼尿肌发生肥厚，出现膀胱小梁、小室，这些变化会影响膀胱的正常排尿功能。由于前列腺增生的进展，梗阻加重，使膀胱壁在周围支持力最小的地方外突形成憩室，易于发生感染。逼尿肌到一定程度不能克服肥大前列腺引起的梗阻，尿液不能排空，出现残余尿。随着病情发展，残余尿量逐渐增多，最终可产生尿潴留。尿潴留又易并发感染及结石，进一步损害膀胱的排尿功能。当膀胱的贮尿、排尿功能减弱到一定程度，影响输尿管尿液的排出时，即对输尿管及肾功能产生损害。

53. 前列腺增生对输尿管有何损害

前列腺增生造成泌尿系梗阻，一般对双侧上泌尿系均可产生损害。在膀胱的损害达到一定程度后，输尿管即可受累。首先被损害的是输尿管斜行穿过膀胱

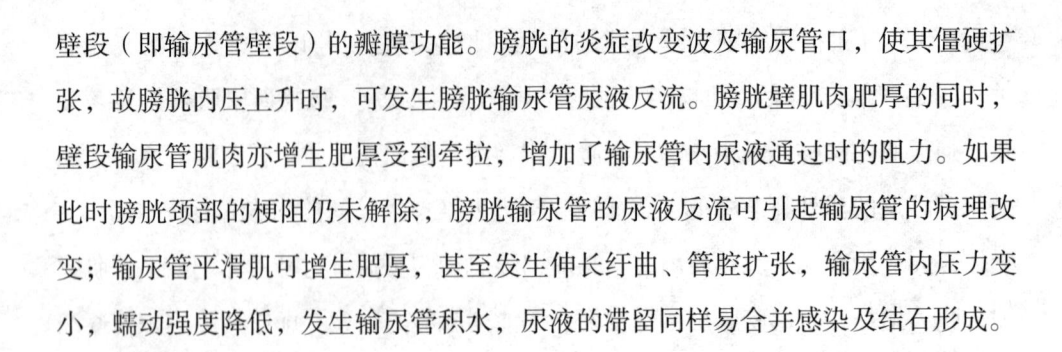

壁段（即输尿管壁段）的瓣膜功能。膀胱的炎症改变波及输尿管口，使其僵硬扩张，故膀胱内压上升时，可发生膀胱输尿管尿液反流。膀胱壁肌肉肥厚的同时，壁段输尿管肌肉亦增生肥厚受到牵拉，增加了输尿管内尿液通过时的阻力。如果此时膀胱颈部的梗阻仍未解除，膀胱输尿管的尿液反流可引起输尿管的病理改变；输尿管平滑肌可增生肥厚，甚至发生伸长纤曲、管腔扩张，输尿管内压力变小，蠕动强度降低，发生输尿管积水，尿液的滞留同样易合并感染及结石形成。

54. 前列腺增生对肾脏有何损害

前列腺增生使膀胱颈部梗阻后，因有膀胱、输尿管起缓冲作用，故对肾脏的损害较迟，一旦肾脏受累，则多为双侧。同一患者，输尿管壁段功能并非等同，故双肾受损程度可不一致。梗阻对肾脏的损害大致可分为三个过程。①初期损伤阶段：梗阻初期，尤其是急性梗阻时，肾盂内尿液增多，尿内含有血红蛋白，血的来源是肾实质充血，沿肾小管有放散状出血区，以后肾实质逐渐适应肾盂和肾内压的增加，并开始部分吸收血性渗出物，上皮亦得以恢复。②肌肉增生阶段：为克服梗阻造成的尿液排泄障碍，肾盂及肾盏壁肌肉代偿性增生，以增加蠕动力；部分梗阻时，肌肉增生远较完全梗阻时明显。③扩张和实质毁损阶段：当梗阻部位近端肌肉增生仍不能克服梗阻，梗阻上方即开始扩张，出现了肾盂、肾盏积水。因肾脏泌尿功能仍在继续，肾盂内压必然上升，这样，肾盂、肾盏的积水逐渐加重，积水压迫肾实质，使肾实质发生萎缩，造成肾功能的损害甚至完全丧失。

55. 前列腺增生如何分类

前列腺增生虽然并不累及真正的前列腺组织，但仍有按叶分布的趋向。有人将前列腺增生分为8种解剖类型。

（1）侧叶增生：产生前列腺尿道段受压、变形、弯曲。此型占14.41%。

（2）后联合或中叶增生：突出至膀胱，使膀胱三角区底部抬起。此型占13.96％。

（3）侧叶、中叶增生：突向膀胱及尿道。此型占17.12％。

（4）颈下叶增生：突向膀胱，呈悬垂状。此型占30.14％。

（5）侧叶及颈下叶增生型：占21.62％。

（6）侧叶、中叶及颈下叶增生。

（7）前联合增生即前叶型。

（8）三角区下叶增生。

发病最早的是中叶及颈下叶，约50岁即可发生；侧叶、双侧叶及颈下叶增生的发病平均年龄约晚10年；双侧叶、中叶同时增生常发生于70岁以后。

56. 前列腺增生如何分度

根据前列腺体增大的程度，根据肛门指检，可将前列腺增生分为三度。Ⅰ度增生系指前列腺较正常增大1.5～2倍，中央沟变浅；Ⅱ度增生系指腺体大于正常的2～3倍，中央沟消失甚至略突出；Ⅲ度增生系指增生严重。中央沟突出明显，检查时手指难以触及前列腺上缘。也有人做了形象化的描述：正常前列腺如栗子大，Ⅰ度增生的前列腺如鸡蛋大，Ⅱ度增生的前列腺如鸭蛋大，Ⅲ度增生的前列腺如鹅蛋大。

57. 前列腺增生如何分期

（1）Ⅰ期（刺激期）：尿频，以夜尿频数为主，轻度排尿困难及尿道、会阴部不适等泌尿系刺激症状，残余尿很少（50毫升以下），最大尿流率降低不明显。适合非手术治疗。

（2）Ⅱ期（残余尿发生期）：排尿困难进行加重，残余尿量增加（50～150毫升），排尿费力，最大尿流率明显降低，排尿时间显著延长，尿流图型呈多波型曲线。在这个时期，很多诱因（如劳累、遇寒凉、憋尿、饮酒、性交等）均可引起尿潴留的发生。由于残余尿的增加，诱发泌尿系感染的机会增多，故还常可伴有排尿痛，使尿频加重。早期患者可试用非手术治疗，非手术治疗效果不佳或病情继续进展的患者可考虑手术治疗。

（3）Ⅲ期（膀胱扩张伴尿闭期）：残余尿量可达150毫升以上，甚至数百毫升，膀胱扩张，膀胱功能处于失代偿状态，排尿困难更为严重常可发生充溢性尿失禁、输尿管反流、肾功能受损、排尿踌躇、细弱无力，有时需外力辅助排尿。严重的尿频可使患者失眠，生活质量下降。泌尿系感染还可进一步加重，并加快肾功能损害，甚至出现尿毒症而危及生命。此期的尿流图形大都为低平曲线。此期患者应考虑手术治疗。

58. 前列腺增生形成的原因有哪些

人自出生后到青春期前，前列腺的发育、生长缓慢；青春期后，生长速度加快，至24岁左右发育至顶峰，30～45岁间其体积较恒定，以后一部分人趋向于萎缩，腺体体积变小，另一部分人则可趋向于增生，腺体体积逐渐增大，若明显压迫前列腺部尿道可造成膀胱出口部梗阻而出现排尿困难的相关症状，即前列腺增生。由于此种增生属良性病变，故其全称为良性前列腺增生。前列腺增生是老年男性的常见疾病，一般在40岁后开始发生增生的病理改变，50岁后出现相关症状。有关前列腺增生的病因学说颇多，如新生物学说、动脉硬化学说、炎症学说、内分泌学说及体形、种族、社会因素、代谢营养因素等，但大多数均未被普遍承认，因此前列腺增生的病因至今尚无定论。

前列腺增生形成的原因目前公认的有两个因素：年老及正常的睾丸功能。两个因素缺一不可。随着年龄的增长，男性的前列腺也随之增长、增大。青春期以后（21～31岁）增长较快，为1.6克/年，而30～70岁生长缓慢，约为0.4克/年。在21岁时前列腺即可出现增生的病理变化，到36岁时则更加明显，但到出现临床前列腺增生则需要一个比较长的时间。临床上前列腺增生发病多在50岁以后，80

岁以上有70%～80%受此病困扰。对于前列腺增生的原因，医学界推测很多，有"动脉硬化"说，有前列腺炎症说等，目前被认为较有说服力的有以下三种。①激素失调：前列腺机能受控于由睾丸分泌的雄激素，随着机体老化，男性激素减退时，相对的雌激素增加，由于性激素平衡失调，促进了内腺组织的增殖，从而导致前列腺增生。②饮食因素：饮食与前列腺增生关系密切，饮食中的脂肪和动物性食品，尤其是植物性脂肪摄入过多会增加男子前列腺增生的风险。肉类中含有的锌的摄入量增加，也会使男子前列腺增生。③与酶有关：前列腺增生与一种称为5α-还原酶的物质有关，这种物质促进睾酮变成双氢睾酮，而双氢睾酮会使前列腺组织增生，体积增大等。

目前多数学者倾向于激素失调观点，其理由是：①青春期前切除睾丸者不发生前列腺增生；②已经增生的前列腺于切除睾丸后可发生退行性变；③前列腺增生患者生化测定常伴雄激素双氢睾酮的异常积聚；④可用内分泌形成前列腺增生的动物模型。

早在1960年，我国科学家对26名清代遗留下来的太监进行调查，证明前列腺增生与睾丸激素水平有密切的关系。他们平均年龄79岁，在16～17岁时摘除了睾丸。调查结果是，21个人的前列腺完全摸不到，3个人只有1.5～2厘米，另2个人只有黄豆大小。这说明在青春期切除双侧睾丸后，前列腺就保持在不发育状态。人到50岁以后，男性进入更年期，睾丸开始变化，男性激素的水平随着睾丸的变化而忽高忽低，失去平衡，前列腺也不断地受到刺激，随之出现增生肥大，甚至达到正常的15～20倍之多，这就是前列腺增生的原因。

前列腺的内分泌功能为整个内分泌的一部分，或是内分泌的效应器。前列腺的发育和生理状态的维持依赖于体内有足够的雄激素，尤其是雄激素和雌激素的平衡。由此可见，前列腺增生的发病原因既与雄激素有关，又与雌激素的作用有关。在老年时期，体内雄激素和雌激素的平衡失调，可能是前列腺增生的发病原因。

1972年，有人用放射免疫法测得增生的前列腺腺体内的双氢睾酮含量比正常腺体高2~3倍，在同一腺体内最先增生的尿道周围腺体双氢睾酮含量比其他区域高，并据此提出了双氢睾酮学说，认为前列腺增生的发生与双氢睾酮在腺体内的积聚有关，功能性睾丸的存在为前列腺增生发生的必要条件，其发病率随年龄增长而增加。睾酮进入前列腺细胞以后，并不能直接发挥作用，而是被微粒体中的5α-还原酶转化为5α-双氢睾酮，后者的活性比睾酮强2~3倍，它可与特殊受体结合形成复合物进入细胞，再与核受体连接并与染色质结合进而影响核糖核酸及脱氧核糖核酸的合成。也有人认为，前列腺增生组织中雌激素与雄激素在结合状态下可刺激细胞合成和分泌细胞外基质蛋白，在细胞周围形成一层致密的纤维结缔组织而参与前列腺增生的发生发展，即前列腺增生发生发展变化中存在着雌、雄激素的相互协同作用，雌、雄激素的平衡改变是前列腺增生发生的原因。

研究发现，前列腺增生最初的病理改变即增生结节的形成只发生于占前列腺腺体5%~10%的区域内，即接近前列腺括约肌的移行区和位于此括约肌内侧的尿道周围区，前列腺增生结节的最初改变是腺组织的增生，即以原有腺管形成新的分支，长入附近间质内，经过复杂的再分支后形成新的构架结构（即结节）。有科学家根据胚胎发育的基本特征就是形成新的结构提出了前列腺增生的胚胎再唤醒学说，认为前列腺增生结节的形成是某个前列腺间质细胞在生长过程中自发地转为胚胎发育状态的结果。

有人认为，前列腺结构存在着严格的等级方式：干细胞→放大细胞→过渡细胞，其中干细胞处于基底细胞层，是前列腺细胞正常生长的稳定因素，干细胞中一部分可发育成放大细胞，对前列腺细胞的生长有着正性作用，若其数目过多可致前列腺细胞整体数量的增加，但要通过其中一部分细胞在雄激素的作用下衍化成过渡细胞来实现，即雄激素刺激了所有过渡细胞的克隆增生才导致了前列腺增生的形成。

✽ 59. 前列腺增生与体内激素有何关系

雄激素是前列腺增生不可缺少的形成条件，但睾丸间质细胞所分泌的睾酮并不能直接发挥作用,正常情况下睾酮进入前列腺细胞以后,有两种代谢途径:首先在5α-还原酶的作用下,不可逆转地转变为5α-双氢睾酮(DHT),再形成3α-雄烷二醇;其次是通过芳香化酶的作用变为1β-雌二醇。其中5α-双氢睾酮的活性较睾酮强2～3倍,为最主要的雄激素,可与特殊受体结合形成复合物进入细胞核,再与核受体连接并与染色质结合而影响核糖核酸及脱氧核糖核酸的合成,对前列腺增生的形成具有正性促进作用,因而太监和去势犬不发生前列腺增生。存在于前列腺细胞浆微粒体中的5α-还原酶可分为Ⅰ型和Ⅱ型两个同工酶,有5α-还原酶缺陷者,则不会发生前列腺增生。

随着年龄增长,男性的雌激素浓度较稳定或稍有增加,与青年男性相比,老年雌雄激素比例升高,有学者认为,这种雌雄激素平衡的改变可能是前列腺基质诱导活性而致前列腺增生发生的原因。有研究显示,前列腺增生组织中结合状态的雌激素能够激活细胞合成和分泌细胞外基质蛋白,在细胞周围形成一层致密的纤维结缔组织,进而参与前列腺增生的发生、发展。在最初的间质增生中,雌激素的作用是主要的;在前列腺增生的过程中,雌雄激素具有协同作用,因而有人称雌激素是前列腺基质生长的刺激剂。由于雌激素刺激垂体释放催乳素,催乳素又可刺激前列腺细胞吸收及利用雄激素。有研究发现,前列腺增生时血浆催乳素水平与前列腺细胞中雄激素受体含量成正相关,故可推测此二者在前列腺增生过程中亦可有协同作用。但用抑制催乳素的药物却未能使其增生的前列腺缩小,故其机制尚有待于进一步研究。

多肽类生长因子为一类调节细胞分化、生长的多肽类物质。有研究表明,多肽类生长因子可直接调节前列腺细胞的生长,而性激素只起间接的作用。目前发现在前列腺增生发生过程中起重要作用的多肽类生长因子,主要包括表皮生长因子(EGF)、转化生长因子外、成纤维细胞生长因子(FGF)和胰岛素样生长因子Ⅰ等,其中碱性成纤维细胞生长因子(bFGF)被证实具有促人类前列腺匀浆中几乎所有细胞的有丝分裂作用,因而日益受到重视。

60. 诱发前列腺增生的危险因素有哪些

（1）全身因素：长期患有某种慢性疾病，尤其是内分泌或新陈代谢方面疾病；长期过度劳累或缺乏营养等，其结果都会造成身体各脏器功能的衰退，内分泌功能衰退及性激素代谢紊乱也在其列，都有诱发前列腺增生的可能。另外，凡是容易造成前列腺组织持久与广泛瘀血，以及引起前列腺局部血液循环障碍或造成前列腺内动脉血管硬化者，对于诱发前列腺增生关系更为密切，这些情况包括：①经常酗酒或长期饮酒；②嗜好吃辛、辣、酸、凉等刺激性较强的食物；③有经常或严重受寒、受凉、受湿情况；④欲念放纵、性欲旺盛和性交过频；⑤过分肥胖；⑥高血压及缺乏运动锻炼等。

（2）局部因素：主要涉及睾丸与前列腺的问题。睾丸如果有病变，例如严重睾丸炎、睾丸外伤、睾丸肿瘤等，都可造成睾丸功能衰退，结果严重干扰性激素代谢，诱发前列腺增生。倘若前列腺本身有病变，例如长期顽固性慢性前列腺炎、重度前列腺结石症等，容易引起前列腺纤维化而发生组织增生。

（3）遗传因素：上一代或祖辈患有前列腺增生，其后代或下辈是否也会患此病呢？尽管这个问题至今未完全阐明，统计学研究的结果也很难确定是否遗传因素在作怪，但遗传因素对前列腺增生的影响值得重视。实验表明，在对小鼠的实验中发现，前列腺的大小受到含有同质调控基因的影响。也就是说，这种遗传基因可以控制实验小鼠前列腺大小的变化。这就强烈提示，作为遗传基因的确有可能在发生前列腺增生上发挥一定的作用。某些具有遗传性的先天性疾病可以影响前列腺的大小。

61. 哪些人易患前列腺增生

男性老年人随着年龄的增长，其总睾酮及游离睾酮均减少，雄激素的分泌量低于生理量。通过反馈机制，促性腺激素分泌增多，使前列腺组织中双氢睾酮的生成与受体的亲和力增加，其后果是前列腺不断受到刺激，导致了前列腺增生。

可见，本病多发于老年男性的主要原因是由于人体进入老年期后，睾丸萎缩，双氢睾酮含量增加，体内性激素代谢紊乱的缘故。性活动过频、细菌性后尿道炎治疗不彻底、睾丸功能异常、尿道梗阻等因素在人的一生中长期存在，这些因素可诱发前列腺增生，因此，老年男性常常会发生前列腺增生。也有人认为，前列腺增生与种族、社会因素、炎症刺激、内分泌障碍和营养代谢等因素有关。尤其是老年人动脉硬化发生率高，可连累前列腺，造成前列腺增生。

从组织病理学来，正常与自然情况下，前列腺大小本身就随着年龄增长而增大，但并非都一定会发生前列腺增生。临床上前列腺增生好发于50岁以上的男子，其大致的发病率为：50～59岁为20%～50%；60～69岁为35%～71%；70～79岁为40%～80%。另据我国北京市城乡居民40岁以上者，城市419人，乡村413人，则各年龄段诊断为前列腺增生者城乡分别为：40～49岁为10.2%、2.3%；50～59岁为17.8%、10.5%；60～69岁为30.5%、10.3%；70岁以上为50%、26.8%。显而易见，城市居民前列腺增生的发病率明显高于乡村居民。从统计数字看，前列腺增生不一定都发生于老年男子，50岁以下，40～50岁阶段发病者也有一定比例。这与各人的性激素代谢情况、家族性遗传倾向、不同的生活习惯、前列腺的不同状态等因素可能相关。因此，应该改变过去认为只有老年男子才患此病的观念，应该从中年开始注意预防前列腺增生。

❋62. 前列腺增生有何临床表现

前列腺增生在中老年男性中的发病率可高达80%以上。前列腺位于阴茎根部深处的膀胱颈部，包绕在后尿道周围，形状很像一粒板栗，底向上，尖向下。人到45岁以后，大部分人的前列腺呈病理性增生。一旦发生增生，它便会从四面八方压迫尿道，使膀胱内的尿液排出受阻，引起泌尿系统的一系列病变。前列腺增生的症状可分为两类，一类是因增生前列腺阻塞泌尿系产生的梗阻性症状；另一类是因泌尿系梗阻引起的并发症。

组织学上的前列腺增生很早就可以出现，但不一定有临床症状。部分组织学

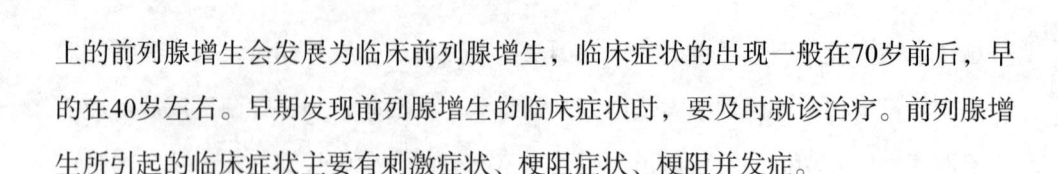

上的前列腺增生会发展为临床前列腺增生,临床症状的出现一般在70岁前后,早的在40岁左右。早期发现前列腺增生的临床症状时,要及时就诊治疗。前列腺增生所引起的临床症状主要有刺激症状、梗阻症状、梗阻并发症。

63. 不同时期的前列腺增生各有何症状

(1)早期:尿频,最明显的是夜尿次数增加;尿意不爽,排尿后,尿道内有隐痛或尿后淋漓、残尿滴出或下腹部不适;尿流变细,排尿能力减弱,尿线变细;排尿费力,尿道发生梗阻尿液排泄阻力增加;尿液改变,可见血尿、脓尿;后尿道不适和会阴部压迫感。

(2)中期:尿频加重;排尿困难明显;排尿时间延长,尿流细,同时出现尿线中断现象;出现残余尿,50～100毫升;排尿终末时易出现血尿,残余尿多而易感染,排尿痛症状明显,但一般状态尚好。

(3)晚期:尿频更加严重,排尿次数增多以夜尿最为明显;排尿困难呈进行性加重;排尿时间明显延长,尿不成线,射程极短,有时淋湿衣裤;膀胱功能已失代偿,残余尿在150毫升以上,可达400～500毫升,或慢性尿潴留;在长期泌尿系梗阻的基础上容易引起泌尿系感染,或发生肾积水、肾功能不全、肾性高血压等。

64. 前列腺增生患者的泌尿系刺激征有何表现

典型的泌尿系刺激征是尿频、尿急、尿痛、排尿时尿道有烧灼感。泌尿系刺激症状的出现一般说明泌尿系有感染,由于炎症导致尿道黏膜充血、水肿而引起上述症状,另外异物、结石、肿瘤等侵及尿道黏膜也会引起泌尿系刺激征。前列腺增生患者的泌尿系刺激征以尿频最为常见。表现为经常有尿意,开始时仅夜间尿意强烈,迫使患者必须醒来排尿,但每次排尿的尿量并不多。起初每夜起来1～2次,这种夜尿是早期膀胱梗阻的信号;当夜尿次数达3次以上时,表示膀胱的梗阻已经达到了一定程度。夜尿多的患者，每夜要起来10余次，严重影响睡眠和休息。随着病情的发展，出现早期夜尿的患者很快白天也会出现尿频，外出时总是要考虑所去的地方有没有厕所，社会活动受到很大限制。一些患者还会出现尿急，表现为一有尿意就必须马上排尿，甚至动作稍慢就"尿裤子"。

前列腺增生时，尽管病变不直接在膀胱，但也会出现频繁的排尿现象。原来，由于前列腺增生会压迫穿过前列腺的尿道，从而阻塞尿流，造成排尿不畅与排尿困难，每次排尿都不能排尽膀胱里的尿液，不少仍留在膀胱里，称为残余尿，会占去相当一部分膀胱容积，等于减少了膀胱的容量，因此，稍增加些尿液便会有尿意，也就发生了尿频。如果一个人正常时每当膀胱里盛满400毫升尿液才有尿意，并排尿一次，而患上前列腺增生后，每次排尿就不能将这400毫升尿液全部排干净，如果留有150毫升尿液，这样等于缩小了150毫升的膀胱容量，那么，只要再积聚上250毫升尿液就又变成400毫升，即产生尿意，这样就由原来积上400毫升尿液才排尿一次，变成仅积上250毫升就需要排尿一次，排尿次数也就增加了。

前列腺增生还会引起一些膀胱的病变，例如膀胱憩室、膀胱结石等，尤其由于存在残余尿，这给细菌生长繁殖创造了条件，所以很容易引起膀胱的发炎。这些问题都会直接刺激膀胱壁，造成膀胱肌肉与神经调节功能失调，结果也会引起排尿次数增多现象。

✱65. 前列腺增生出现梗阻时会有尿频吗

泌尿系梗阻症状是前列腺增生患者的主要症状。最常见的是排尿困难，早期时尿液会出现分叉、尿线变细、射程变短、尿终末滴沥不尽，常被误认为是老年人的自然现象而不被重视；有时不管尿意多么强烈，尿流却点点滴滴。以后发展为排尿时须屏住呼吸，用膈肌与腹肌收缩增加腹压来帮助排尿，当换一口气时，腹压降低，出现排尿中断，即间歇性排尿。发展到后期，尿液点滴而出，不能完全排净尿液，甚至完全不能排尿。造成梗阻症状主要是由于：①前列腺增生使尿道受压、变窄、弯曲及延长；②膀胱颈、前列腺及前列腺包膜内平滑肌张力增加，也就是尿道周围肌肉紧张，尿道闭合压力升高。

排尿次数增多是前列腺增生的信号，白天与夜晚都很明显，但是相比之下，夜尿次数增加的现象更加显著一些，多数患者夜间起床排尿次数可达3~4次，更有甚者达7~8次。白天人要参加工作和各项活动，不能安静下来，外界的干扰也多，主观感觉上对尿意刺激容易分散。相反，夜晚人安静下来，外界各方面的干扰与刺激已很少或不存在，主观感觉上容易集中到对尿意的体验上，也就是说，对尿意的敏感度比白天提高不少。管理人体内脏功能的神经叫自主神经系统，主要是交感神经与副交感神经。交感神经在白天容易兴奋，它会使心跳加快、支气管扩张、胃肠道和膀胱肌肉放松。相反，副交感神经在夜晚容易兴奋，它会使心跳减慢、支气管收缩、胃肠道和膀胱肌肉收缩。由此可见夜晚由于副交感神经的兴奋性提高，膀胱壁里边的平滑肌收缩功能加强，会促使排尿次数增加。夜晚平卧后，膀胱里积聚的尿液，由于体位变化的缘故，对膀胱里感觉最敏感的膀胱三角区黏膜刺激作用加强，也会诱发排尿次数增多。白天站立时，这种刺激会缓解些，相对诱发尿频机会少些。总之，不管白天或晚上，排尿次数增多是前列腺增生的重要报警信号，应该加以注意。

66. 前列腺增生出现梗阻时会有排尿无力、尿线变细和尿滴沥吗

由于增生的前列腺的阻塞，患者排尿要使用更大的力量克服阻力，以至排尿费力；增生是前列腺将尿道压瘪致尿线变细，排尿后滴沥不尽等症状。排尿困难的具体表现为：①排尿踌躇。指站在便池上或蹲便池或坐马桶，久久不能排出尿液，要集中精力，踌躇与努力好一会儿，尿液才能姗姗来迟地排出。②尿流变细。正常尿道有一定的口径，男子平均直径为8mm左右，排出的尿流粗细直径也约为8mm左右。前列腺增生后尿道受压、口径缩小，尿流也会变细。③排尿无力。正常排尿有一股冲力，能射排出一定的距离，如果用手挡着尿液，也能体会

到这个冲击力。前列腺增生后，排尿显得有气无力，有时尿流简直不能成一柱线状，而仅能一滴滴地滴沥而出。④射程缩短。正常排尿，尿流呈抛物线状，使劲后可射到1～2m之外的距离，这就是尿流的射程。由于前列腺增生排尿无力，尿流的射程距离就很近，甚至就沿着尿道口像直线状垂直滴流而下，即使用力使劲也无济于事。⑤急性尿潴留。膀胱里积存大量尿液不能排出，来势较急，使人会感到剧烈的尿胀难受，坐立不安，十分痛苦，非得立即设法解决不可。

67. 前列腺增生出现梗阻时会有血尿吗

血尿也是前列腺增生的常见症状，有15%～20%的前列腺增生患者会发生血尿，排出的尿液颜色鲜红或暗红，甚至还夹杂有不少血块，患者会感到惶恐不安。年龄超过50岁的男性，前列腺增生引起的肉眼血尿并不少见。前列腺增生后，覆盖前列腺的黏膜毛细血管充血，小血管曲张，前列腺尿道及膀胱颈黏膜下血管受到体积增大腺体的牵拉，当膀胱收缩时血管可以破裂。这种血尿常为间歇性，多数出现于排尿后。偶有大量出血时，需紧急处理。血尿的原因是多方面的：①突向膀胱或尿道的增生前列腺，严重时可以深入到黏膜与黏膜下层，尤其向尿道突出较明显，受尿液冲击厉害，每当排尿尿道部位强烈收缩时，突向尿道腔的增生前列腺很容易出血，血液逆流进膀胱混入尿液，便形成血尿；②前列腺邻近的膀胱颈部黏膜，由于前列腺增生的缘故，会发生明显的充血，甚至表面还会有不少弯曲怒张的浅表静脉，而且血管的脆性增加，每当排尿活动膀胱颈部收缩时，这些血管很容易破裂出血；③性生活高潮时，膀胱颈部要强烈收缩关闭，防止精液逆流进膀胱，而尿道部的肌肉也有节律性收缩，目的是将精液射出体外。在这个过程中难免会挤压与刺激增生的前列腺，造成血尿；④在前列腺增生基础上，膀胱会发生许多继发性病变，例如膀胱炎、膀胱结石、膀胱憩室等，这些病变都会引起血尿。

68. 前列腺增生出现梗阻时会有尿潴留吗

尿潴留是指膀胱内充满尿液而不能排出。它是前列腺增生的一个常见的并发症。前列腺增生长期使下泌尿系处于梗阻状态。当梗阻达到一定程度，造成膀胱逼尿肌失代偿，尿液不能完全排空，出现残余尿。进一步发展，残余尿愈来愈多，逐渐使膀胱失去收缩能力，膀胱过度充盈及膀胱内压高于尿道闭合压时，尿液就会自动从尿道口流出，称为充盈性尿失禁。有些老年人夜间熟睡后，盆底肌肉松弛，尿液自行流出，出现夜间遗尿。当无法排出的尿液愈来愈多，使腹部胀大，这就是慢性尿潴留。这时，每当咳嗽、打喷嚏或是用力时，就会从尿道挤出一些尿液来。有时在服用了某些药物、受凉、饮酒或憋尿等原因下，可以诱发急性尿潴留，这时尿液点滴不出，腹部胀痛难忍，这种情况并不多见，但十分危急，需要前往医院紧急处理。如果不能马上去医院，可采取一些简便易行的方法，如热毛巾、热水袋温敷小腹部，下腹部轻柔地按摩，同时可以用流水声进行诱导排尿（打开水龙头让自来水缓缓流出或由家属用盆盛水后慢慢倒水），一般会取得一定效果。但经过以上处理30分钟时至1小时仍不能排尿，就一定要到医院，以免延误治疗，产生严重后果。性生活容易使前列腺增生患者发生急性尿潴留，因为在性生活过程中，所有性器官都会发生广泛与显著的充血，并且可以持续较长时间不退，频繁与持久的充血现象，会加重前列腺增生的病情。另外，性生活十分容易引起前列腺发生急骤的充血与水肿，而且程度比较严重，越是激烈的性生活，发生的机会越多，程度也会越严重。再者，性生活时，膀胱颈部要强烈收缩，目的是防止精液在射精的瞬间倒流入膀胱，这种强烈收缩过程，会进一步加重前列腺增生。同样，在射精的时候，尿道也会收缩，阴茎勃起没有及时软缩，也会影响尿道的畅通，这都会阻碍排尿。其实，没有前列腺增生的青壮年男子，性生活后不久也未必很快能排出尿液，不要说是前列腺增生患者。如此种种因素交织影响之下，就十分容易发生急性尿潴留了。由此可见，要调整性交频率，避免激烈的性生活，性交后不妨及时热水坐浴一会儿，这些措施对防止前列腺增生患者发生急性尿潴留，有一定的帮助。

69. 前列腺增生出现梗阻时会有尿失禁吗

尿失禁是指尿液不受意识支配地随意流出。尿失禁的原因很多,有好几种分类。据1977年国际排尿控制研究协会推荐的分类为:①压力性尿失禁。指大笑、喷嚏、咳嗽、抬重物等使腹内压突然升高发生者。②急迫性尿失禁。有强烈尿意,无法忍尿而不自主发生者。③反射性尿失禁。没有尿意情况下,由于脊髓内异常反射活动引起的自发性漏尿。④充溢性尿失禁。膀胱过度充盈,膀胱内压升高,超过尿道最大压力时发生的漏尿。前列腺增生引起的尿失禁属于上述的充溢性尿失禁。原来,前列腺增生发展到中等重等程度时,不但每次排尿非常费力,而且残余尿量明显增加,甚至要接近尿潴留的程度,于是膀胱里会积聚不少的尿液,也就是经常处于膀胱过度充盈状态,膀胱内的压力会上升,上升到一定程度,超过尿道最大的压力,也即超过尿道的最大阻力时,即使没有排尿动作,膀胱丝毫也不收缩排尿,仅仅是由于膀胱内压力升高的缘故,尿液会自动地从高压区流向低压区,尿液也就会不由自主地溢流出尿道。尽管发生了漏尿,但此时去检查一下,发现患者的膀胱依然鼓鼓囊囊地十分饱满。足见,充溢性尿失禁往往是前列腺增生病情加重的"信号",应该加以重视。

70. 前列腺增生患者的梗阻并发症有哪些

(1)感染:残余尿是细菌繁殖的良好培养基,加之膀胱出现失代偿,黏膜防御功能受损,故易致泌尿系感染,可见尿急迫感、尿痛,甚至发生急迫性尿失禁。由于前列腺增生,造成下泌尿系梗阻,随即引起泌尿系统感染的概率甚高,其中最为多见的是膀胱炎。个别患者因病情严重,也有引起膀胱水平以上肾盂肾炎的机会。正常情况之下,膀胱内壁的黏膜上边的上皮细胞会分泌黏蛋白,它们具有黏附入侵细菌的作用。排尿时,黏附着细菌的黏蛋白能被排出,细菌也就无法在膀胱里逗留。有了残余尿,上述排泄作用无法发挥,在残余尿里的细菌会迅速生长繁殖。人体泌尿系统本身具有一定的免疫防御功能,尿内经常可以发现免疫球蛋白，例如IgG、IgA等，起着防卫功能。有了残余尿，这些免疫球蛋白数量显著减少，尤其是IgG的减少更为明显，泌尿系统的防卫能力会每况愈下。残余尿多，排尿又不畅，膀胱内压力上升，有时会造成尿液向上自输尿管逆流进肾脏，细菌也随之逆流而上，引起肾盂肾炎。泌尿系各部分正常的排尿活动也具有重要的防止感染作用，这种生理活动可将进入泌尿系统的细菌机械性地被"冲洗"出去，以减少感染机会。前列腺增生时正常排尿生理活动受到干扰，排尿无力，再加上含有不少细菌的残余尿，无法正常被"冲洗"掉，发生泌尿系感染也在所难免了。

（2）肾盂积水：前列腺增生较重和时间较长后，可导致输尿管和肾盂积水，积水严重时可在腹部摸到胀大的肾脏；膀胱充盈时，也可在下腹部摸到胀大的膀胱。

（3）尿毒症：由于肾盂积水造成肾脏实质受压，可引起尿毒症，结果出现食欲减退、贫血、血压升高、意识迟钝、嗜睡以至昏迷。由于此类症状起初相对隐蔽，缺乏特异性容易被忽视或误诊为消化道疾病而延误，直到出现头痛、迟钝、嗜睡，甚至昏迷才被发现，值得警惕。

（4）膀胱结石：泌尿系梗阻容易产生尿结石。在一般情况之下，尿液中不断会有细胞、晶体，甚至微结石出现，因为尿液中一些结石形成物质，特别是晶体成分，如草酸钙、磷酸钙、碳酸钙、磷酸铵镁、尿酸等，难免会发生过饱和状态，也就是当饮水少、出汗多等情况下，这些成分不能充分溶解在尿液里边，而成晶体沉淀出现于尿中，它们依附于细菌或尿中的另一些有机成分上，逐步形成微结石，不断发生这种情况，结石也就会不断增大或增多。如果膀胱排尿无梗阻情况下，即使形成了一些微结石，也都可以随尿液排出体外，结石不会增大或增多，成不了气候。相反，当发生前列腺增生等泌尿系梗阻性疾病，排尿不通畅，甚至还发生根本排不出尿液的困境，即使形成的微结石，也就无法顺利地随尿排出体外，越积越多，越聚越大，最终形成了膀胱结石。此外，前列腺增生会有残余尿，容易引起泌尿系感染，当遭受到一些能分解尿液中尿素成分的细菌感染，可使得尿液的酸碱度升高，这种尿液环境，越发促使磷酸钙、铵或镁盐的沉淀而形成膀胱结石。

（5）其他：一些前列腺增生可出现性欲变化，有的性欲亢性，有的性欲低下，少数可有血精。由于膀胱出口部梗阻，可出现膀胱盈满时的下腹部包块或肾积水引起的上腹部包块。长期在排尿时增加腹压终将引起痔、脱肛及腹外疝的形成。

❋ 71. 前列腺增生的实验室检查有哪些

（1）尿液：前列腺增生患者的尿常规检查可以正常，但出现泌尿系感染时可见红细胞、白细胞，蛋白尿、碱性尿，尿涂片镜检并做培养可找到细菌。在收集尿液时，必须在直肠指检前进行，以免前列腺液影响检查结果。

（2）血液：血常规及生化检查，对因梗阻引起的感染、尿毒症者十分重要，血红蛋白的降低与尿毒症的程度相一致。泌尿系感染时，血白细胞计数及分类对诊断及治疗均有参考价值。

（3）肾功能测定：前列腺增生患者可根据各自的具体情况选择下列项目进行检查：①血液尿素氮、肌酐测定；②酚红排泄试验；③靛胭脂排泄试验；④尿浓缩、稀释试验；⑤普通或大剂量静脉泌尿系造影。

（4）残余尿测定：前列腺增生患者每次排尿都不能排净尿液，膀胱里总要残留一些，称为残余尿。测定残余尿数量可估计前列腺增生的病情，残余尿越多，病情也愈严重。具体测量残余尿是重要的诊断步骤之一，可为决定是否选用手术治疗提供依据。①导尿测定法：这个方法比较可靠，请患者先排一次尿液，直到自觉已排完尿液为止，然后在无菌操作下，立即经尿道插置一根导尿管，调整好导尿管位置。如果导尿管里未见尿液流出，表示没有残余尿。假如有10毫升以下尿液流出，也不认为有病变。倘若有超过10毫升以上的残余尿流出，应该正确记录数量，提示有下泌尿系梗阻病变，对诊断前列腺增生十分有意义。②膀胱镜测定法：同样先让患者排干净尿液，在施行膀胱镜检查的同时，待插入膀胱

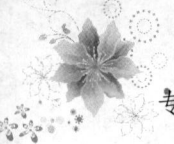

镜后，先收集由膀胱镜鞘内流出的残余尿，并记录具体的数量。③B超测定法：利用B型超声波检查前列腺增生的同时，也可以观察膀胱里的尿量。先让患者排尿，完毕后立即检查，看看排尿后膀胱里还残留多少尿液。

（5）尿流率检查：目的是观察整个排尿过程是否正常。具体方法是：患者预先饮些茶水，让膀胱里至少积聚上300～400毫升尿液，然后排尿到尿流率计的一个专门尿斗里，这个仪器会记录每秒钟接收的尿液量，根据每秒钟尿量的不同，便可描绘出一条尿流率曲线。因为排尿过程从开始到结束，不但有一个时间长短的问题，而且排尿过程中每秒钟排出的尿量不完全相同，所以整个排尿过程从时间到尿量有一个规律，这就是尿流率。正常尿流率曲线主要有如下一些参数：①排尿2秒钟时，排尿速率为每秒钟达20毫升以上；②排尿7～8秒时，排尿速率达到最大值，可在30毫升以上；③一次排尿总的时间17～21秒；④一次排尿总尿量要有300～400毫升；⑤17秒钟内排尿的平均速率为每秒钟25～30毫升。这是一个十分理想的尿流率结果。其实正常情况下，每个人尿流率并非千篇一律，只要不太偏离上述标准，排尿7～8秒时的最大尿流率达到每秒25毫升以上，都认为是不错的结果。前列腺增生时的尿流率曲线就不是这么事了，上述各项参数都会发生异常，例如最大尿流率和排尿总量有明显下降，排尿时间显著延长。严重患者7～8秒时的最大尿流率甚至还达不到10毫升，总的排尿时间可长达几十秒，甚至几分钟。

（6）锌测定：前列腺增生时，血浆锌含量明显增高。可作为诊断前列腺增生的指标之一。

72. 如何做前列腺液的常规检查

前列腺是男性的副性腺之一，它能够分泌较为黏稠白色半透明状的前列腺液，前列腺液是精液的组成成分之一，但并不担负生育功能。检查前列腺液的主要目的是了解前列腺是否有炎症、结石、肿瘤、前列腺增生等问题。采集前列腺液标本需使用前列腺按摩法，可由医生指导或帮助完成。正常前列腺液为乳白色半透明液体。患有轻度前列腺炎时外观无明显变化,但化脓性细菌导致的前列腺炎或精囊炎时,外观可呈脓性或脓血性,分泌物黏稠。患前列腺癌时其外观也会呈不同程度的血性改变。正常前列腺液中可含有少量细胞,一般情况每高倍视野下红细胞不超过5个,白细胞不超过10个,可有少量上皮细胞。患前列腺炎时,前列腺液中的白细胞增加,并可见白细胞成堆出现。红细胞增多常见于精囊炎、前列腺癌、前列腺化脓性炎症。如在采前列腺样本时按摩过于用力,会因出血而出现较多红细胞,应注意判断。正常前列腺液中含有大量的分布均匀、大小不等、圆形或卵圆形的卵磷脂小体。当患前列腺炎时,卵磷脂小体会减少,并有成堆现象。前列腺颗粒细胞是一种体积大,内含多量卵磷脂小体的细胞。前列腺颗粒在老年人前列腺液中较多见,在前列腺炎时多伴有脓细胞同时出现。淀粉样体是一种较大的圆形或卵圆形细胞样体,在老年人前列腺液中常见,但如与胆固醇结合即可形成前列腺结石。如在前列腺液中发现滴虫,可确定为滴虫性前列腺炎。如在前列腺细菌涂片中发现葡萄球菌或链球菌,多为前列腺炎;如发现结核杆菌,可确定为前列腺结核;如发现淋球菌,则可考虑淋病感染;找到癌细胞时可进一步确定患者有前列腺癌症。

前列腺按摩取液是某些前列腺疾病重要的检查和治疗手段。由于前列腺液只占精液中的较少部分,因此,精液检查不能准确反映出前列腺液和前列腺的病变。前列腺取液一般应在医院中进行,患者排尿后取站立弯腰位或床上的胸膝位。年老体衰者亦可采用侧卧位。检查者戴上手套或指套,涂布润滑剂后将食指插入肛门,在前列腺两侧自外向内挤压前列腺2~3次,然后再从中央沟处向下按压推挤,即有乳白色的前列腺液从尿道口滴出,因前列腺的病变不同及一些生理因素,前列腺液取得的难易及多少也不同,取液时患者不适感的大小亦不同。量少者仅一滴,甚至不能排出,量多者可流出;某些人仅稍有不适,另一些人则疼痛难忍。做前列腺按摩注意以下诸点:①患急性前列腺炎的患者禁忌前列腺按摩;②按摩前列腺应持续,均匀用力,切忌粗暴,以免引起患者疼痛或者前列腺的损伤。

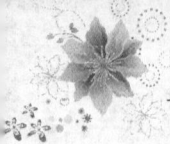

73. 前列腺增生患者如何做直肠指诊

肛门指诊为前列腺增生最简易和必须进行的检查方法，几乎每个以排尿困难为主诉的男性就诊患者，医生都会给他做肛门指检。检查时需注意前列腺的解剖界线、大小、质地及是否有硬结，前列腺增生时，其质地较硬，表面光滑，中央沟变浅或消失。按照前列腺增大的程度常把前列腺增生分成三度：Ⅰ度增生的前列腺较正常增大1.5～2倍，中央沟变浅，突入直肠距离约为1～2厘米，通常形容Ⅰ度增生的前列腺如鸡蛋大小；Ⅱ度增生的前列腺较正常增大2～3倍，中央沟消失或略突出，突入直肠2～3厘米，一般形容它如鸭蛋大小；Ⅲ度增生的前列腺腺体肿大严重，突入直肠超过3厘米，中间沟明显突出，检查时手指不能触及腺体上缘，往往形容它如鹅蛋大小。

74. 前列腺增生患者如何做X线和B超检查

X线检查可了解前列腺本身情况和判断前列腺梗阻对泌尿系造成的影响。

前列腺的B型超声波检查，超声的探头探测，通常有四个途径：即经腹壁、经直肠、经会阴和经尿道。通常用得较多是前两种途径。B超检查不但可测出增生的前列腺的形态、大小及性质，而且可以分析内部组织结构，为与他病的鉴别诊断提供依据，对患者无损伤，可反复进行检查。其中经直肠B超检查可更准确，并可显示出患者排尿时的尿道内的变形、移位，从而反映出膀胱出口梗阻的动态改变。经腹部B超检查有助于测定残余尿（残余尿量越多越准确），是否合并泌尿系结石及有无肾积水的存在。B超检查前，患者先要喝上一些茶水，让膀胱里能充盈100毫升左右的尿液，此时能清楚地对比膀胱与前列腺的情况。正常前列腺在经腹壁探测途径上，横切面图前列腺为栗子形，边界清晰，内部超声波的回声均匀，靠近中央尿道处的回声稍低些，而周围部的回声略高。当然，不同部位及不同的探测角度，会显示不同的图像，医生会综合起来加以判断。前列腺增生时，同样是经腹壁探测途径，横切面图像上，可见前列腺增大，形态饱满呈圆形，边界整齐，靠尿道附近的前列腺被压缩成为狭长的低回声带。与正常情况相比迥然不同。更重要的是，该项检查还可以帮助区分前列腺增生与前列腺癌。

75. 前列腺增生患者如何做CT检查

检查时，患者平卧于检查床上，CT机的X线球管垂直于人体，以180°范围内行横断面照射扫描，即可显示出一个人体横断面的图像，对比该横断面的正常与异常图像，便能发现该横断面所涉及器官的病变。这样按一定的距离，一般间隔0.5~1厘米距离，即能扫描出一个人体横断面的图像。将一系列图像连贯起来看，对整个脏器情况就会一目了然。前列腺增生当然可以作CT检查，其意义在于观察前列腺的大小、质地、边界，以及是否伴有膀胱结石、前列腺结石等病变。更重要的还在于可以与前列腺癌相鉴别，因为前列腺癌的CT图像与前列腺增生有所区别。一般前列腺CT检查连同膀胱检查一起包括在内，所以横断扫描的范围自膀胱上方开始向下，一直到尿道会阴部位。并且要让膀胱充满尿液，这样与邻近前列腺的对比度格外清晰。实际应用中，前列腺增生作CT检查者较少，一则是CT以外的其他检查方法已能十分清楚地诊断此病；再则，CT检查的结果也未必比肛指检查、超声检查、尿流率检查、残余尿检查或膀胱镜检查高明。

76. 前列腺增生患者如何做膀胱尿道镜检查

膀胱镜检查可确定诊断并观察中叶增生情况，以及了解下泌尿系的病理改变。为了正确判断前列腺增生的程度及部位，都应该进行一次膀胱镜检查。膀胱镜是一种检查膀胱病变的极好工具，通过它可以直接用眼睛观看前列腺及膀胱里边的许多疾病，这对于今后采用何种方法治疗有重要的参考价值。

膀胱镜检查观察前列腺增生，重点是观看膀胱颈部的情况，也就是膀胱"出口"的模样，因为前列腺正常位于膀胱颈部的下方，如果有增生改变必然会引起膀胱颈部形状的改变。其次是观看膀胱内部的情况，如果因前列腺增生而形成膀胱炎、膀胱憩室或膀胱结石等病变，膀胱镜下都能一目了然。

膀胱镜下看到正常的膀胱颈部应该是圆形，边缘光滑，没有隆起。膀胱镜下前列腺增生的主要表现有：①前列腺左叶增生。膀胱颈部的左缘隆起突出，使膀胱"出口"呈"残月"形。②前列腺左右叶增生。膀胱颈部左右两缘均隆起突出，使膀胱"出口"呈"人"形。③前列腺右叶增生：膀胱颈部的右缘隆起突出，使膀胱"出口"呈"新月"形。④前列腺左右及中叶增生。膀胱颈部左右两缘及下缘均隆起突出，使膀胱"出口"呈"三角"形。⑤前列腺中叶增生。膀胱颈部的下缘隆起抬高，仿佛膀胱"出口"长了一个"门槛"。特别值得提出的是，如果单纯是前列腺中叶肥大，那么，直肠指检的方法有时并不能觉察，膀胱镜下可以看得一清二楚。

77. 前列腺增生患者如何做泌尿系造影

前列腺增生后做泌尿系造影很有必要。其中有腹部平片、排泄性泌尿系造影及膀胱尿道造影、前列腺造影。

造影前准备：检查前2～3天禁服重金属药物，检查前一日进少渣饮食，检查前晚临睡前服轻泻药或清洁灌肠。

腹部平片可观察膀胱或前列腺区域有无结石，膀胱充盈状态及肾脏大小等。排泄性泌尿系造影可确定肾功能状况，有无肾盂输尿管扩张、积水及其程度，并可观察膀胱颈部充盈缺损大小，有无膀胱憩室、结石、肿瘤等的存在。

膀胱尿道的造影方法有两种，一是通过尿道内导管注入造影剂或空气后拍片，另一方法是拍摄最后一张排泄性泌尿系造影片后即摄膀胱片。摄片位置有膀胱尿道前后位、斜位、侧位尿道造影等。前列腺增生的膀胱造影X线表现为膀胱底部有抬高呈弧形的向上突出充盈缺损。有时可见到膀胱输尿管反流。膀胱充气造影能清楚显示前列腺向膀胱腔内突出。尿道造影可观察到前列腺压迫后尿道的改变，如前列腺段尿道扩张，有时造影剂可返流至腺管、射精管或精囊内。

78. 前列腺增生患者如何做同位素肾图检查

同位素肾图检查是将131-邻碘马尿酸注入静脉后，随血流进入肾脏，80%由肾小管上皮吸收，并分泌至肾小管管腔内，20%由肾小球滤过经尿液冲刷至肾盂，再随尿液排至膀胱，通过同位素探测仪在肾区可描记到肾脏的放射性曲线，从而了解同位素在肾脏的聚集和排出情况。曲线上升的高度和速度主要反映肾有效血浆流量和肾小管细胞的功能；曲线下降的速率主要反映尿流量的多少和包括肾小管在内的上泌尿系通畅情况。这一放射性升降曲线可以从左右两肾区分别获得，因此，是一种检查肾功能和上泌尿系通畅情况的简便方法。本法优点是操作迅速，15分钟即可得到结果，病人无痛苦；能分别显示两侧肾功能；可在短期内重复检查；放射性照射剂量小，一次照射量仅相当于X线静脉肾盂造影的5%，因此，毒性很小，目前国内广泛应用。其缺点是只能反映肾功能情况，而不能显示出肾脏结构的变化，不能帮助做病因诊断。前列腺增生患者做同位素肾图检查，可了解泌尿系梗阻情况和肾功能。

79. 前列腺增生患者如何做尿流动力学检查

尿动力学是依据流体力学原理和电生理学方法来研究贮尿及排尿的生理过程及其功能障碍的一门泌尿外科领域中的学科。简单地说，它能判断膀胱的功能。

前列腺增生是老年男性的常见病，其中一个主要症状就是排尿困难。排尿困难的原因有多种，如膀胱功能差、前列腺增生等。众所周知，自来水的水流大不大，取决于水压及水管子通不通，水压低或水管被堵，都可能造成水流变小。膀胱无力或前列腺增生都可能造成排尿困难。而且前列腺增生所致的排尿困难长期不治疗，可损伤膀胱，使膀胱功能受损。如果是膀胱功能差，则即使切除了前列腺，也不能改善排尿。尿动力学检查的出现，有助于鉴别排尿困难的病因，减少了误诊误治。尿动力学检查需要直接测量的有两个压力值，即膀胱压和腹压。膀胱压通过留置导尿管来测定，即经尿道插入导尿管至膀胱；腹压是通过测量直肠压力来确定的，即在直肠里放置一根带水囊的导管。通过上述这两个压力，可算出膀胱逼尿肌压力（排尿就是由逼尿肌收缩完成的）。检查过程中，经导尿管灌入生理盐水，模拟膀胱充盈（即从膀胱无感觉至憋尿的感觉），通过计算机测量而得出数据。

尿动力学检查可以判断下泌尿系梗阻是否存在及其程度，其中最大尿流率为最简便而比较可靠的参数，其正常值为男性大于每秒钟15毫升，当尿量在200～500毫升时，测得结果较准，若尿量少于200毫升，其可靠性降低，但用相对排尿阻力（RVR=T/MFR，其中T为排尿时间，MFR为最大尿流率）的计算可弥补此不足，其正常值为≤2.20。有条件者还可进一步作压力—尿流—肌电图测定，以取得逼尿肌压力、初感容量、膀胱容量及顺应性、最大尿道关闭压、功能性尿道长度及残余尿等参数。

80. 前列腺增生患者如何做前列腺穿刺活组织检查

对于明确前列腺肿块的性质十分有用，对明确前列腺肿瘤的组织分型和细胞学特征帮助极大。可以经直肠针吸活检，也可以经会阴穿刺活检，有一定的痛苦和创伤，但十分必要。

另外，下泌尿系尿流动力学检查对诊断前列腺增生有很大帮助，膀胱镜检查可直接观察后尿道、精阜及前列腺中叶及侧叶增生情况，对诊断前列腺疾病也十分重要。为排除是否存在下泌尿系梗阻引起肾盂输尿管扩张及估计肾功能，还可进行静脉泌尿系造影检查，若患者以肉眼血尿为主要症状，可做膀胱镜检查。其他还有前列腺造影、前列腺特异抗原（PSA）测试等。对前列腺增生的诊断，需重视患者全身状况（如有无心血管和肺部疾患），还应结合病史进行分析，从简单到复杂，尽量减少有损伤性的检查。

81. 前列腺增生与前列腺癌如何鉴别

前列腺增生和前列腺癌都是老年男性易患的疾病，并且这两种疾病都会发生前列腺体积增大，都会压迫尿道造成排尿困难。两者主要有如下一些区别。

（1）病程：前列腺增生发病缓慢，进展也慢；前列腺癌起病快，发展也迅速，出现症状后病程发展很快，不但排尿困难迅速加剧，还可能在短期内出现明显的消瘦、乏力、贫血等症状。

（2）转移：前列腺增生是一种良性疾病，不会转移；前列腺癌是一种恶性疾病，会发生肿瘤细胞的骨骼、淋巴结、肺等处的转移，多表现为腰椎、骨盆及股骨等处的疼痛，或者腹股沟区的淋巴结肿大。

（3）直肠指检：前列腺增生腺体可以很大，但表面光滑，质地较均匀，硬度适中，周围边界清楚。前列腺癌时，前列腺不均匀性增大，表面高低不平，质地坚硬如石，而且与周围粘连，边界不清。

（4）血清酸性磷酸酶：前列腺增生者不升高，前列腺癌患者，尤其已发生骨转移者显著升高。

（5）B型超声波。

（6）血清前列腺特异抗原（PSA）：前列腺增生时，前列腺特异抗原（PSA）一般不升高，即使有些升高，其中游离前列腺特异抗原（fPSA）的比例较高，而复合前列腺特异抗原（cPSA）的比例低；前列腺癌时，前列腺特异抗原普遍升高，其中游离部分比例低，复合部分比例高。

（7）活组织检查：通过穿刺取前列腺组织进行病理检查可以准确鉴别增生与癌症，但应注意取材位置的恰当和正确。

（8）同位素、X线检查：可以发现前列腺癌的转移灶。前列腺增生不会有转移。

（9）CT：可显示前列腺癌的肿块。

鉴别前列腺增生与前列腺癌最终要依靠病理细胞检查，可经直肠在触诊下针吸活检，或经尿道、会阴切除活检。重点观察癌细胞的恶性程度、间质、小血管及淋巴管内有无癌浸润等。

82. 前列腺增生到什么程度就应考虑治疗

前列腺增生从程度上分为轻度、中度、重度三种不同程度。

轻度增生没有症状，可以长期观察，不需要立即治疗。

中度增生会出现排尿困难，需要治疗，可以通过药物治疗包括：①非那雄胺（保列治），通常3个月以上就可以缩小前列腺体积、改善症状。②盐酸坦索罗辛（哈乐）等，作用机制是松弛尿道平滑肌，缺点是不能缩小前列腺体积。③植物型药物包括前列康等，这列药物可以缓解症状，但是作用机制缺乏研究。

重度前列腺增生患者，特别是有合并症的患者，考虑手术治疗。常用手术方法有两种：一种是经尿道的前列腺切除，就是把腔镜送入膀胱腔内，然后在直视下通过高频电把增生的前列腺切掉；另一种方法就是经腹开刀的手术。

83. 前列腺增生离尿中毒有多远

前列腺增生症晚期由于尿道梗阻严重，膀胱代偿功能不全，膀胱内的残余尿不断增加，超过200毫升时，在患者的小腹部可摸到包块，排尿不成线，呈点滴状。因膀胱内压增高，向上传递到肾脏，使两侧肾脏内压增高，引发双肾积水，损伤肾功能，从而导致慢性尿中毒。

尿中毒是一种十分严重的病变，甚至危及生命。因此患者一听到尿中毒，就格外紧张。不过，前列腺增生症后期所引起的尿中毒，与慢性肾炎所致的尿毒症不同，只要治疗及时，预后通常较好。因为这种尿中毒是由于尿道严重梗阻，间接影响肾脏引起的，肾脏本身并无器质性病变，只要及时解除了尿道梗阻，肾脏仍可恢复泌尿功能。肾炎所致尿毒症，则是肾脏本身因肾炎病变而严重丧失功能，这种病变是不可逆的，患者只能通过透析治疗或肾移植才能维持生命。

对前列腺增生症引起的尿中毒的防治，最简单的办法就是及早留置导尿，解除膀胱尿道梗阻，很快可恢复肾的功能。然而，有一些患前列腺增生症的老年患者，害怕导尿而延误治疗，是造成尿中毒的根本原因。严重的尿中毒，留置导尿常需数月，甚至长达一年之久，而长期留置导尿，既不舒服又易发生泌尿系和生殖器官感染，自然不是上策。最好的办法则是做膀胱造瘘，待肾功能恢复正常后，再行前列腺摘除术。如果患者年老体弱，同时伴有严重的心肺疾病，而无法耐受前列腺摘除术，也可做终身膀胱造瘘，照样能够过正常生活。

为了避免因前列腺增生而发生尿中毒，老年朋友应注意以下两点：一是当你患有前列腺增生症时，应重视尿频症状。这绝非是老年人的正常现象，而是病症的信号，应及时诊治，防止病情进一步发展。二是当你出现严重尿频、尿急、小便滴沥不尽时，可能已有大量残余和尿潴留，这时千万不要因害怕导尿而硬挺着不及时治疗，否则必然会发生尿中毒。

84. 前列腺增生与泌尿系感染有何关联

当增生的前列腺对膀胱出口产生进行性压迫，膀胱逼尿肌即使过度收缩也不能将尿液完全排空，则出现残余尿。此时膀胱已处于失代偿状态。临床上常以残余尿作为监测膀胱出口部梗阻过程及严重程度的重要指标。残余尿是细菌繁殖的良好培养基，加之膀胱黏膜防御机制受损，故极易导致泌尿系感染。常见的感染有前列腺炎、膀胱尿道炎、附睾炎和肾盂肾炎。感染来源可能由正常存在于健康人尿道的细菌引起，亦可来自淋巴道、肠道及血行扩散。

85. 前列腺增生与急性尿潴留有何关联

急性尿潴留患者留置导尿管引流尿液，用一般导尿管无法插入时，直接用黏膜麻醉剂低压注入尿道，然后插入涂以足够润滑剂的导尿管，常可顺利进入膀胱内。导尿应缓慢进行，并密切注意血压、脉搏及一般情况，以免迅速排空膀胱可能导致的低血压、心律失常和膀胱内大出血。若无法插入导尿管，而患者一般情况允许时，亦可急诊施行前列腺摘除术。但如合并心血管、呼吸系统疾病、糖尿病、肾功能减退等疾病，术前必须做好各项检查，严格手术适应证。

急性尿潴留对患者全身水、电解质平衡的干扰大，并且加重了前列腺局部的充血水肿，患者尿意窘迫非常痛苦。一旦并发泌尿系感染，情况更趋向严重。

❋ 86. 前列腺增生与血尿有何关联

血尿即尿中带血。正常人尿镜检每高倍视野可见0～2个红细胞，离心后每高倍视野红细胞如超过2个，即为不正常。血尿的程度取决于尿内血量的多少，1000毫升尿液中，含血1毫升时，尿液微浑，看不出血色；含2毫升时，呈轻微血色；含4毫升时，有明显的血色。

肉眼血尿，因血色明显，易引起患者的注意，镜下血尿，因尿色无明显改变，不易被发现，但无论是肉眼血尿还是镜下血尿，都提示有病变存在。临床上，根据血尿在排尿过程中出现的情况，分为：①尿道溢血。血自尿道外口溢出与排尿无关。②初期血尿。排尿开始时有血色，逐渐变清。③全程血尿。血与尿完全混合，从排尿开始到终了，血尿的外观无改变。④终末血尿。排尿终了时，尿道内有血，或血色加重。

血尿是泌尿系统疾病的常见临床表现，前列腺增生也可引起血尿。由于前列腺增生引起的血尿程度不会太严重，不用药物多半都能自然止住。如果医生发现因反复排尿用力引起出血，有时干脆插上一根导尿管避免排尿动作，血尿反而很快停止。偶尔，有个别前列腺增生血尿患者出血量可以很大，尿液颜色不但鲜红，而且还夹杂着大量的血块，这些血块会堵塞尿道，进一步加重了尿潴留的程度，甚至大量出血，那就要赶紧去医院处理了。

❋ 87. 前列腺增生与肾功能不全有何关联

前列腺增生造成排尿困难，随即又引起膀胱排尿功能的改变，这是影响肾功能的关键问题。原来，膀胱经常处于排尿十分费力的状态下，加上膀胱里尿液容易"囤积"，于是膀胱的压力会显著上升，当膀胱收缩排尿口时压力更为升高。

在这股压力的冲击下,也许排出了一些尿液,但是也可产生输尿管尿液反流,也就是因膀胱内压力太高,将尿液逆向冲向输尿管,造成输尿管及肾盂内的压力也上升,这种压力升高的现象,会妨碍肾内最基本的分泌尿液的肾单位的正常工作,使得尿液分泌减少,于是肾功能受到影响。另外,膀胱因排尿困难,费劲地收缩会造成一系列不良的病理改变,正如前述包括组织肥厚等,这些改变有时会造成输尿管连接膀胱处的完全性或不完全性梗阻,于是输尿管向膀胱里输送尿液受到阻碍,出现输尿管积水、肾积水,同样造成输尿管及肾盂内的压力升高,又会影响肾脏的制造尿液功能。再有泌尿系感染问题,无论因前列腺增生引起的膀胱炎或肾盂肾炎,细菌一旦涉及肾脏,都会给肾功能沉重的打击。最严重的并发症是肾积水和肾功能不全。这是因为膀胱内残余尿增多,压力增大,使肾脏内的尿液不能像正常时那样通过输尿管排到膀胱里去,反而可以由输尿管反流回肾脏,使得肾内压力也逐渐增高,压迫肾实质。其结果是肾组织的肾小管扩张,营养血管的血流供应受阻,肾小管缺血缺氧,引起整个肾脏组织的缺血性萎缩;肾实质也逐渐被一些纤维结缔组织所代替,变得很薄;肾脏也因充满了尿液而成为一个大大的囊性包块。当然,这些变化与病程的长短有关。梗阻时间越长,肾脏损害的程度越严重;有时,巨大肾积水产生的包块,在腹部就能摸到,这种肾积水往往是双侧性的,即意味着左、右两侧肾脏都受到了影响。这与一般肾或输尿管结石引起的肾积水不同,后者以单侧肾脏改变多见。原因是双侧肾都通过输尿管与膀胱相连,前列腺增生、膀胱压力增高所引起的上泌尿系梗阻,必然会影响双侧的输尿管和肾脏。所以,肾功能不全的程度也就往往是较严重的,甚至会发生尿毒症这种最严重的并发症。这时,一些原来应该由肾脏排出的有害物质潴留在血液中,引起全身性的"尿中毒"反应,患者可以出现食欲减退、恶心呕吐、贫血、头痛及高血压等症状。这些症状开始时常常比较隐蔽,不容易被患者和医生所觉察到,而被误认为是消化不良、胃炎等消化道疾病。直到治疗了一段时间,症状总是不好,反而更加严重,再做详细检查后,才知道已经发生了肾功能不全。

88. 前列腺增生与膀胱憩室有何关联

膀胱憩室是指膀胱上长出多余的囊腔,一般是圆形或卵圆形,大小不一,有一个小圆孔与膀胱相通,膀胱里的尿液可以进去,憩室里的尿液也可以流出。当膀胱排尿完毕后,积聚在较大憩室里的尿液又会流入膀胱,有时流入膀胱的尿量不少,这样又可使膀胱第二次重复排尿。膀胱憩室也十分容易引起泌尿系感染或形成膀胱结石。膀胱憩室由于膀胱内高压所致。前列腺增生合并膀胱憩室,应在前列腺手术同时,先作憩室切除。如果合并感染,术前应留置导尿管,用抗菌药物反复冲洗膀胱,并内服抗生素,待感染控制后才能手术。

89. 前列腺增生与腹外疝有何关联

腹外疝是指腹腔内脏器官通过腹壁某处薄弱部位向外突出形成肿块的病变。腹壁上常见的薄弱部位有腹股沟管、股管、脐孔等,因此腹外疝常又分为腹股沟疝、股疝、脐疝等。显然,引起腹外疝的原因之一,便是腹壁上有薄弱部位。其他原因就是腹压增加,例如咳嗽、使劲、排便、妊娠、便秘等,可以促使腹腔内脏向腹壁薄弱部位突出。由此可见,腹外疝是上述两种因素双管齐下形成的。前列腺增生诱发腹外疝是由于排尿困难造成的。每次排尿都十分费劲,单纯依靠膀胱本身的收缩力量不够,人体还会动用增加腹压的力量来帮助排尿,排尿时用力屏气,这就是在增加腹内压力。久而久之,腹壁上这些天生的薄弱部位,每次排尿都受到冲击,最终发生腹外疝就不足为奇了。前列腺增生合并腹股沟斜疝者可于前列腺切除术的同时,经腹膜外施行疝修补术。

90. 前列腺增生与脱肛有何关联

脱肛,是直肠脱垂的俗称,是指肛门、直肠,甚至直肠上方的乙状结肠下端向外翻出而脱垂在肛门外边。一般在排便时有肠壁自肛门脱出是最初症状,排便完毕后可以自己缩回到肛门内,以后逐渐不能自行复位,必须用手推回。如时日长久随着病情的发展，肛门部肌肉松弛，则不仅在排便时会脱出，在任何腹压增加情况下，如咳嗽、用力、奔跑、行走时，随时可有脱出，而且不容易回纳进肛门内，患者会感到十分不便与痛苦。实际上，前列腺增生造成脱肛的原因，与诱发腹外疝如出一辙。长期排尿不畅，甚至十分困难，腹压经常增高以帮助排尿，而同时也会促使直肠向外向下突出。另外，上了年纪的老年人，骨盆肌肉松弛，肛门部肌肉力量减弱，盆腔底部肌肉和直肠周围的筋膜、韧带等组织也松弛，又加速上述情况的发生。倘若还夹杂有老年人容易发生的慢性便秘、慢性支气管炎等疾病，发生脱肛的机会更会明显增加。

91. 前列腺增生会癌变吗

前列腺增生与前列腺癌之间的关系是一个长期有争议的问题。两者共存于一个腺体，有相似的内分泌发生学，且常有伴发。有人曾收集世界各国的报道，统计分析后发现前列腺癌伴有增生者占83.3%，前列腺增生术后长期随访发现前列腺癌患者占2.1%（132/6352）。而在前列腺增生中，当今国内外均发现有5%~30%的前列腺癌伴发率。国内一组95例前列腺癌中，有63例合并不同程度的前列腺增生，占66.3%。前列腺增生术后偶发癌的发生率在欧美为10%，我国为4.9%~9.25%不等，说明两者存在着伴发关系。但是否就说明了前列腺增生与前列腺癌的发生有关呢？长期以来存在着两种观点：一种观点认为前列腺增生中部分腺瘤癌变及有部分腺体处于癌前非典型增生的状态，有的可见到由癌前病变发展为癌，故主张前列腺增生与前列腺癌发生有关；另一种观点则认为两者可以共存于一个腺体，但是两个不同的实体，其发生发展规律各不相同，两者在发生上无关。根据流行病学观点，前列腺增生与前列腺癌均高发于冰岛和欧美国家，亚洲国家发病率均较低。两者在我国的发病率均有增加趋势，41岁以上的男性前列腺增生的发病率从1936年的6.6%上升到1992年的30.5%，组织学上的前列腺增生发病率与西方国家相近，但临床的发病率仍比西方国家低，尤其是农村。但北京地区的统计资料显示前列腺癌的发病率却比美国低20多倍。目前的报道表明，前列腺增生发病率高的国家似乎前列腺癌的发病率也较高。而从解剖学角度看，前列腺增生发生于移行区，前列腺癌则多发生于外周区的包膜下腺体，两者尽管共存于一个腺体，但处于不同的部位。病因上，两者存在着明显的不同。另外，超微结构的研究也支持前列腺增生与前列腺癌无关。前列腺增生中的偶发癌与前列腺增生均处于前列腺的移行区，前列腺增生中的癌前病变特别是重度非典型增生与偶发癌的关系似乎关系密切，但其直接的关系迄今还未找到，两者在解剖位置、生物学行为、发病率及临床治疗措施等方面存在明显差异。总之，前列腺增生和前列腺癌均是老年男性常见病，两者可共存于一个腺体，在相似的内分泌、发生学或环境的影响下发展，但发生于前列腺的不同部位，尽管常同时发生，但可互不关联。因此，前列腺增生恶性变的论点尚没有得到证实。

二、防治前列腺疾病从起居养生做起

92. 哪些不良生活习惯会损伤前列腺

前列腺是个非常娇弱的器官。会诱发慢性前列腺炎的因素有很多，分内、外两种。一般而言，IT人士、白领、银行职员等久坐族，都是慢性前列腺炎的高发人群。尤其是下列坏习惯，最让前列腺"受伤"。

（1）精神紧张：20～30岁的年轻人抗压能力较弱，极易出现焦虑、紧张、抑郁等，都可能诱发这种疾病，也增加了治疗难度。

（2）憋尿：男性尿道的下段通常寄生有细菌。排尿时，这些细菌会被冲刷掉。经常憋尿，会削弱尿液的冲刷作用，使得细菌繁殖增加，逆行到后尿道，可能引发前列腺炎。

（3）性生活不规律：性生活频繁会使前列腺过度充血；过度压抑性欲，经常出现无高潮性冲动，会使前列腺液淤积。射精前中断性交、体外排精，也对前列腺不利。

（4）空调温度过低：夏季天气炎热，很多人喜欢把空调温度调得很低，在过低的温度中，前列腺局部的血液循环会变慢，免疫力会因此下降，炎症就会趁虚而入。另外，低温还会影响前列腺的排泄功能。

（5）久坐不动：上班族和其他司机是久坐不动的主要人群，当男性坐下时，身体的重心都会转移到前列腺上，久而久之，前列腺就会承受较大的压力，会使血流不畅，增加患前列腺炎的风险。

（6）吸烟过多：吸烟者患前列腺炎的概率是不吸烟者的2~3倍，烟草中所含的尼古丁等物质对人体有害，吸烟越多前列腺受到的危害也就越大。

（7）吃过多辛辣的食物：辛辣食物会使前列腺充血水肿，降低前列腺的抵抗能力。辛辣食物虽然不会直接引发前列腺疾病，但会刺激尿道及前列腺，对会阴部造成不利的影响。

（8）酗酒：酒精会促进毛细血管扩张，使前列腺组织充血水肿，引起不适。酗酒还会影响睾酮分泌，从而影响前列腺液的分泌和排泄。

（9）颠倒时差：经常倒换睡觉习惯的男性患前列腺炎的概率是正常人的3倍。所以生物钟与前列腺炎也有很大的关联，如果条件允许，尽可能不要倒时差。

93. 冬季赖床为什么会憋出前列腺炎

冬季是前列腺炎的高发季节，这是因为低温会刺激前列腺组织，使前列腺交感神经兴奋性增强，前列腺体收缩，造成慢性充血，导致尿道内压力增加，引起前列腺炎。所以男性在冬季更应注意保养前列腺，有些男性在冬季喜欢赖床，不愿动弹，这些都会让前列腺炎找上门来。

如果在上床前不排尿或宁可憋尿也不下床，就会导致尿液在人体内长时间滞留，其中的有害物质会侵害人体健康，而且憋尿又会让膀胱过度充盈，压迫前列腺，加重前列腺液的淤积，导致前列腺炎的发作，使患者出现尿急、夜尿多、尿痛、会阴及睾丸疼痛的症状。前列腺组织在人体中扮演着重要的角色，它护卫着人体生殖系，又可参与免疫，分泌抗菌物质，保护自身和泌尿系，但由于前列腺处于泌尿系、生殖系统和直肠之间的十字路口，所以生长环境恶劣，很容易感染细菌及其他病原微生物，又因为前列腺组织血液供应较为丰富但血液回流却不发达，所以其他组织的病菌很容易通过血液或淋巴组织感染到前列腺。

可见前列腺是何等的"娇贵"，所以男性在冬季应注意保护前列腺，使其免受疾病侵蚀，避免憋尿赖床等不好的生活习惯。

94. 手淫真的是引起前列腺炎的罪魁祸首吗

手淫现象在未婚男性中普遍存在，在已婚男性中由于夫妻短期分居、出差、离异、丧偶等原因也常通过手淫来宣泄旺盛的性能量。

很多男性在享受手淫带给他们身心愉悦的同时，又会产生一定的心理负担，担心手淫会对自身的健康造成一定的伤害，有些人的心理负担可能很严重；很多慢性前列腺炎患者也怀疑自己的疾病与手淫有关，并将手淫看作是患有慢性前列腺炎的"罪魁祸首"，这在一定程度上与我们以往过分强调手淫有害有一定关系。因此，很多慢性前列腺炎患者严格节制手淫，或者戒除手淫，而随之而来的遗精，又给他们本来已经十分痛苦的生活再添新的烦恼，对其疾病的康复也不见得有任何益处。

那么，手淫究竟能否导致慢性前列腺炎的发生呢？这要区别看待。前列腺的血液循环特点是动脉血液供应比较丰富，而静脉血液回流相对阻力较大，如果存在一些促使前列腺长期反复充血的因素，就将加重静脉的回流障碍，使局部血液淤滞，局部的免疫抵抗能力下降，细菌在局部停留的时间延长，增加了感染的机会。频繁手淫是造成前列腺过度充血的原因之一。少部分患者由于长期形成的过度频繁的不良手淫习惯，使前列腺长期充血瘀血，前列腺的正常分泌、排泄功能受到严重的影响，可能成为诱发前列腺炎的原因。但是一定要认识到，既或存在长期频繁手淫习惯的患者也不一定都将最终导致慢性前列腺炎的发生，手淫是否过频的界定及个体的抗病能力存在明显的个体差异，况且多数未婚男性的手淫频度并没有他们自己想象的那样"频繁"。所以，绝大多数成年男性只要把握一定的手淫频度，是不必担心手淫诱发前列腺炎的，而且适度的手淫还可以帮助清除前列腺液、缓解前列腺的血液淤积，对保护或恢复前列腺功能具有一定的积极意义。

95. 如何保护前列腺

（1）多排尿：无论男女，都是不变的道理，同时也是肾脏保健的好方法。

（2）多喝水：多喝水就会多排尿，浓度高的尿液会对前列腺产生较多的刺激，所以多喝水，以稀释尿液的浓度。

（3）多放松：生活压力可能会增加前列腺肿大的机会，临床显示，当生活压力减缓，通常前列腺症状多会舒缓。

（4）规律的性生活：临床显示，每周3次或更多的规律性生活可以缓解前列腺疾病，而让前列腺排空的最佳方法莫过于规律的性生活，许多中年夫妻通常会慢慢失去性生活，这对于前列腺保健十分不利。

（5）洗温水澡：洗温水澡可以舒解肌肉与前列腺的紧张，因此可以减缓症状。

（6）远离咖啡因、辛辣刺激性食物与酒精：以上三种刺激性食物对于男性的影响虽然是因人而异，但是为了健康最好远离。

96. 为什么前列腺炎患者不宜经常熬夜

偶尔熬夜后，一般前列腺炎患者不会感到有何不适，所以放松了警惕，这是因为人体具有很强的自我修复能力。但是，如果长期睡眠不足，就会加重前列腺炎的症状。因为经常熬夜会给人体带来直接的损害，造成食欲减退、消化不良、免疫功能下降，引发或加重很多疾病，前列腺炎也会在此时加重。所以，长期睡眠不足已不单是缺乏睡眠的事，而是会加重包括前列腺炎在内的多种疾病的重要问题。熬夜对于前列腺炎患者的危害主要体现在以下几方面。

（1）持续熬夜造成免疫功能下降，潜伏在人体内的病菌开始大量繁殖，诱发前列腺疾病。这也是最主要的原因。

（2）一些人在熬夜时喝的浓茶、咖啡等饮料都是危害前列腺的重要因素。

（3）大多数人熬夜时难免长时间保持坐姿，血液流通不畅，会阴部前列腺充血，局部代谢物堆积，前列腺腺管阻塞，腺液排泄不畅，导致前列腺炎的复发。

（4）一些人熬夜时经常不自觉地憋尿，使膀胱充盈胀大，压迫前列腺，引起局部压力增大和血流不畅，加重前列腺疾病的症状。

良好的睡眠对于一个人的健康来说至关重要，前列腺炎患者尤其如此，所以各位患者不能掉以轻心。

❋97. 不正确的骑车姿势会引发前列腺炎吗

前列腺炎是常见的男科疾病之一，不良的外界刺激均可导致疾病发作，不正确的骑车姿势就是常见的诱因之一。

前列腺是男性重要的独特附属腺体，它位于膀胱后下方的盆腔底部，恰与会阴部位相邻。骑车时姿势不正确最直接损害会阴部，一旦会阴部位受到外界的刺激，可使前列腺造成充血，引起疾病发作。

骑车时，身体上下左右摇摆、重心靠后等不正确的骑车姿势是引发前列腺炎的常见诱因，主要原因是不当的骑车姿势使会阴部反复受到车座的摩擦，进而引发局部的充血、肿胀和损伤，最终引发前列腺炎。

为了预防前列腺炎，骑车时要根据自身的身高和体重比例调整车座的高度，使车座的高度在骑车时适宜、舒服，防止身体不协调的上下左右摇摆姿势给会阴部造成的充血。骑车时车座的前部高度应略低于后部的高度，这样可防止前部车座过高导致身体重心向后，进而加重前列腺局部充血。车座最好选用较为柔软的材质，如海绵车座等。

❋98. 驾驶员如何保护好前列腺

驾驶员易患前列腺炎。这是因为驾驶员开车时长时间固定于座位，注意力高度集中，无法进行放松活动，这一姿势除了引起颈部、腰部肌肉酸痛之外，对泌尿系统也会造成长时间的压迫，影响其血液循环。出车在外受环境因素影响大，发生感冒、受寒及胃肠道炎症机会增多，会导致泌尿系感染并反复发作。饮水少、经常憋尿等，对泌尿系是一种直接的刺激，也容易使前列腺炎的症状加重。如果喜食辛辣食物、好饮酒、吸烟多，加之工作随意性大，不能按时作息，也是诱发本病的原因之一。由于前列腺腺泡上皮有一层类脂质膜，可起到屏障作用，使药物不能透入腺泡内，所以治疗效果不是很理想，即使服用药物治疗，也要注意采取辅助措施，如保持充足睡眠、戒除烟酒、不吃辛辣食物等。治疗期间，每日用温热水坐浴30分钟左右，或采用热敷的方法，有助于病情好转。

99. 治疗前列腺炎要注意什么

因为本病常易复发，所以在日常生活中学会科学地自我调理是防治慢性前列腺炎的关键措施。

（1）长期坚持治疗，同时治疗其他泌尿生殖系炎症，可预防前列腺炎的复发。

（2）生活规律，起居有常，坚持适当的体育锻炼，能改善血液循环，促进前列腺液分泌增多，同时还能帮助药物吸收，增强抵抗能力。

（3）平时多饮水，多排尿，通过尿液经常冲洗尿道，帮助前列腺分泌物排出，以利预防感染。

（4）戒手淫、节房事能达到减轻前列腺充血水肿的目的，有利于前列腺的健康。保持外生殖器、会阴部的清洁，以防止感染。

（5）忌食辛辣刺激性食物，戒烟酒，保持大便通畅，减少诱发前列腺炎的因素。

（6）坚持每晚热水坐浴的习惯，少穿或不穿紧身内裤，对预防前列腺炎的复发及治疗都是有益处的。

100. 前列腺炎治愈后不舒服症状可以完全消失吗

有相当部分前列腺炎患者在经过抗菌药物及多种综合方法的有效治疗后，虽然其前列腺内的病原体已经完全消失，尿液、精液及前列腺按摩液的常规检查也都恢复正常，但仍然可以出现间歇性会阴部或前列腺区域不适或疼痛的症状。这种症状通常与炎症所致的组织或神经损伤、前列腺组织的纤维化和瘢痕形成、前列腺结石等因素有关，而绝非是由于仍然存在病原体所致。

对于那些合并良性前列腺增生的前列腺炎患者，有效的治疗虽然能够使其尿频、尿急、排尿困难、夜尿等排尿不适及下腹坠涨不适、疼痛等症状显著缓解，但常常不能完全消除其全部症状，如夜尿等。

对于这些"无菌性前列腺炎"患者，需要进行耐心地精神疏导和生活习惯的改善，尽量避免或防止一切有害前列腺功能或造成前列腺充血的因素，同时配合适当的调整自主神经功能紊乱、扩张前列腺血管、缓解平滑肌痉挛的药物治疗，而不是继续抗感染治疗。

如果患者在用药期间症状加重或缓解不明显，则应该重新进行前列腺液的常规和病原学检查或其他相关检查，以排除前列腺是否发生再次感染或合并其他疾病。

应对方式在慢性前列腺炎患者的预后中也具有重要的影响作用。以消极应对为主的患者身心症状明显重于以积极应对为主的患者，且以消极应对为主的患者在性格上更倾向于内向、神经质和不稳定性。因此在治疗此类患者时，诱导更正其应对方式是治疗取得成功的关键之一。

✱ 101. 网恋会加重前列腺炎吗

前列腺是男性泌尿生殖系统中最大的副性腺，它"深居"于男性的盆腔内，位于膀胱出口的下方。前列腺的功能主要是分泌前列腺液，前列腺液是精液的主要组成部分，在性活动时前列腺会充血肿胀，前列腺液分泌增多。

人类的性欲是一种极其复杂的神经反射活动，两性之间谈情说爱、视觉的挑逗、身体的接触、性器官的接触等，都可作为性刺激源，通过视觉、听觉和触觉等感官反射性地刺激大脑皮质，引起皮质支配性活动的中枢和皮层下条件反射中枢的兴奋，从而引起男性前列腺等性腺充血肿胀，前列腺液分泌增加，阴茎充血勃起。如果是完整的性交活动，射精后前列腺充血肿胀消退，阴茎疲软，性腺器官恢复常态。

网恋虽然没有两性身体和性器官的接触，但可通过视觉和语言的挑逗刺激，引起性兴奋，使性腺充血肿胀。倘若每天长时间地泡在网上与网友缠绵"做爱"，或经常寻求黄色网页的刺激，有可能导致长时间的性兴奋，造成前列腺长时间充血肿胀，腺体间组织水肿，从而引起无菌性前列腺炎。另外，长时间坐在电脑前，也可使前列腺长期受到机械性压迫而加重充血肿胀，促使和加重前列腺炎的发生。

前列腺炎的主要症状是会引起会阴部的疼痛，常伴有尿频、尿急、尿道灼热疼痛或尿血和血精等，严重者可引起男性不育和性功能障碍。患了前列腺炎，要及时去正规医院进行正规的检查和治疗，以免病情向严重的方向发展而影响健康。青少年正值长身体、长知识的黄金时期，如果过度沉迷于网上聊天和"虚拟性爱"之中，难免会对身心健康带来不利的影响。

102. 前列腺炎患者应如何面对性生活

性生活是夫妻生活的重要组成部分，和谐美满的性生活是男女生理的天然需要，但在患有前列腺炎时性生活可能会受到一定的影响，其性生活的情趣、性感受、性生活质量及频度等都会发生相应的改变，因而有必要进行适当的调整。

急性前列腺炎时，由于高热等全身症状，以及会阴部位的疼痛不适和肿胀，引起排尿不畅。此时的性功能会受到抑制，也会暂时性地出现性欲低下。

发生了急性前列腺炎如果再进行性生活，本身就是在十分勉强的情况下进行的，加之会引起性交疼痛，性生活质量必然很差。此外，急性前列腺炎患者的前列腺液内可能含有大量的细菌等病原微生物，如果随精液排出，对女方也十分不利。所以，患急性前列腺炎时不宜进行性生活，必须采用有效的治疗手段，直至临床症状全部消失，全身健康状况恢复的15天后，才能逐步恢复性生活。

有一些慢性前列腺炎患者可能会发生性功能减退现象，表现为勃起功能障碍、早泄、射精疼痛、频繁射精，甚至出现血精，有部分慢性前列腺炎患者本身就是因为性生活不当或过分沉湎于性问题而引起的，包括长期频繁手淫、性交中断、性欲旺盛、思想上过分集中于性问题等，使性冲动频繁发生，引起前列腺反复过度充血，但慢性前列腺炎多数不会影响到患者的性功能。慢性前列腺炎患者常常伴有神经衰弱和自主神经功能紊乱的表现，很多患者都会产生心理的焦虑不安情绪，并担心此病会影响到性功能，有的患者甚至因此而不敢结婚，这样反而真的引起了性功能障碍。

慢性前列腺炎患者如果进行性生活，只要本身不存在性功能异常，一般还是能够完成性交全过程的。如果仍然存在性交与射精疼痛现象，则应该禁止或严格控制性生活，并积极配合治疗。由于慢性前列腺炎90%～95%以上是非细菌性的，而且即使是细菌性前列腺炎，也多数是由于普通细菌或机会性致病菌所致，病原菌的数量也比急性前列腺炎少得多，一般不会对女方造成感染或任何不良影响。只有某些特殊的病原菌，例如由淋球菌感染引起的慢性淋菌性前列腺炎患者，可能通过性生活而感染女方。

慢性前列腺炎患者在临床症状明显阶段，采用前列腺按摩或局部注射等局部治疗期间应当适当地停止性生活。在临床症状平稳期或发作间期是可以、也是应该进行性生活的，但建议控制好性交频率，例如每周1次或每两周1次。定期排空前列腺液，对于清除前列腺内的炎症、促进局部的血液循环是有益处的。建议性生活前后洗涤性器官，性生活时使用无菌的避孕套，避免精液直接进入女方的生殖器官内，避免对女方的潜在危害，使用避孕套还可以避免在性生活中感染女性阴道内的某些致病菌或机会性致病微生物，因为慢性前列腺炎患者的前列腺免疫功能十分低下，极其容易合并感染。

无论是急性前列腺炎治愈后还是慢性前列腺炎患者，如果进行性生活，应该节制性生活频率，切忌次数频繁，过度频繁的性生活容易导致前列腺过度与持久的充血，这样对彻底治愈本病十分不利。在日常生活中也应该注意调整生活习

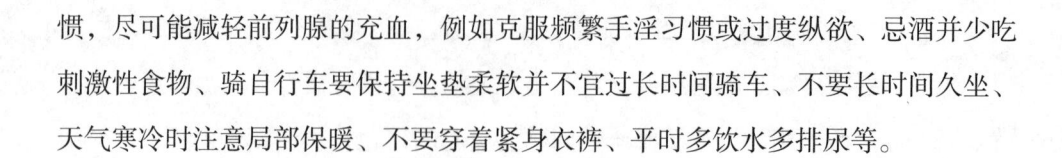

惯，尽可能减轻前列腺的充血，例如克服频繁手淫习惯或过度纵欲、忌酒并少吃刺激性食物、骑自行车要保持坐垫柔软并不宜过长时间骑车、不要长时间久坐、天气寒冷时注意局部保暖、不要穿着紧身衣裤、平时多饮水多排尿等。

103. 为什么前列腺炎患者不应绝对禁欲

前列腺炎患者应适当的禁欲，但有些患者在得知患前列腺炎后就对性生活采取了回避的态度，甚至有些医生也告知患者应绝对禁止性生活，这其实是不对的。

患前列腺炎时，患者的前列腺液中存在相当数量的细菌等病原微生物及其产生的炎性物质。仅靠药物、理疗等治疗手段，是无法使这些有毒物质排出体外的，即时在治疗时将细菌或病原体杀死，它们依然以尸体的形式存在于前列腺中，继续危害着前列腺的健康，乃至产生各种临床症状，因此应该将这些前列腺液排出体外，致使新的健康的前列腺液分泌，这样前列腺炎才能彻底康复。

因此定时、规律地排放前列腺液，方能有益于炎症的消退，而且在进行性生活时，通过射精动作使前列腺平滑肌收缩，不仅能够使前列腺液排出体外，还能对前列腺起到一定的按摩作用，对病情的康复有益。如果长期不进行性生活，压抑性欲，会使男性由于欲望无法满足而导致阴茎勃起，前列腺充血，也会加重病情。

有些男性不进行性生活是怕将疾病传染给配偶，其实前列腺炎大部分是不具有传染性的，只有特异性细菌性前列腺炎才可能传染给女性，所以患者应科学看待性生活，既不能纵欲，也不应绝对禁欲。

104. 慢性前列腺炎患者怎样做温水坐浴

温水坐浴实际上是对前列腺局部的一种加温，通过温水坐浴可以使患者感到温暖舒适，从生理作用看，局部温度的增高，能使肌肉松弛，血管扩张，血液循

二、防治前列腺疾病从起居养生做起

环加快。在前列腺有炎症的情况下，温水坐浴可以解除炎症引起的症状，帮助局部炎性渗出物的消散和吸收。

温水坐浴的方法比较简单，无需特殊设备，患者自己在家中就能进行。具体方法是：取1只大盆，里面兑上41～43℃的温水，水的深度约为盆高的1/3或1/2，患者排尽大、小便后，臀部坐在盆中，使会阴部浸在温水里，每次坐浴15～30分钟，中途水温降低时，可再加入适量的开水以升高水温。热水中还可加适当的芳香类中药，如苍术、广木香、白蔻仁等。若导入前列腺病栓后再坐浴，可促进药物的吸收，提高疗效。每日坐浴1～2次，坚持到慢性前列腺炎彻底治愈。

温水坐浴简便易行，是治疗慢性前列腺炎的有效的辅助治疗措施。但是对未婚的慢性前列腺炎患者，通常不宜采用温水坐浴这一方法。因为睾丸产生精子必须有一个低温环境，正常男子阴囊内睾丸的温度要比体温低2℃左右，如果长时间温水坐浴，会使睾丸温度升高，便可使精子的产生出现障碍，造成精子停止产生的后果，从而更加减少了受孕的可能。

❋ 105. 在家里能做前列腺按摩吗

前列腺按摩是治疗慢性前列腺炎的方法之一，尤其对无菌性前列腺炎患者中无定期排精者较为重要。但是，由于患者本人或者医院的种种原因，真正能够得到定期、规律按摩治疗的患者极少。其实，前列腺按摩并不神秘，其方法简单易于掌握，家中亲友均可帮助进行治疗，也可自己治疗。

自我按摩时，先解大便，然后清洁肛门及直肠下段即可行按摩治疗。患者取胸膝卧位或侧卧位，医生用示指顺肛门于直肠前壁触及前列腺后，按从外向上向内向下的顺序规律地轻柔按压前列腺，同时嘱患者作提肛动作，使前列腺液排出尿道口，并立刻小便。患者取下蹲位或侧向屈曲卧位，便后清洁肛门及直肠下段后，用自己的中指或示指按压前列腺体，方法同前，每次按摩3～5分钟，以每次均有前列腺液从尿道排出为佳。按摩时用力一定要轻柔，按摩前可用肥皂水润滑指套，减少不适。每次按摩治疗至少间隔3天以上。如果在自我按摩过程中，发

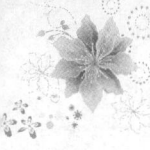

现前列腺触痛明显、囊性感增强，要及时到专科门诊就诊，以避免慢性前列腺炎出现急性发作时还进行前列腺按摩的情况。

患者家属协助时，应先买一些橡胶或者乳胶指套或手套，也可以用避孕套代替；再准备一些肥皂水或者食用植物油，搽手的凡士林或者甘油亦可。操作前，患者排空大、小便，取胸膝位跪在床上，即双肘、双膝着床，头朝下，臀部抬高。施术者站在患者左侧，右手示指戴好指套并蘸上少许肥皂水或油脂润滑剂。操作时先用示指指腹轻揉肛门几下以减少患者不适，然后将示指慢慢伸入直肠，在下方大约4厘米处即可触及栗子大小的前列腺，与周围光滑的肠壁迥然不同，正中有一条浅沟叫前列腺中央沟，容易辨认。按摩时，用指腹轻柔但又实实在在地自前列腺两侧压向中央沟，每侧从上向下依次按压3次左右，继而从内向外挤压前列腺中央沟处的前列腺尿道部，此时，患者就会有排尿感，并可见乳白色的前列腺液自尿道口滴沥而出。个别人若无液体溢出，按摩后立即排尿，排出混浊之尿液者亦有效。

需要强调的是，在家按摩治疗只是一种配合治疗手段，不能完全代替其他疗法。如果前列腺有明显触痛则说明有急性炎症，不宜进行按摩。按摩时忌用指尖，以免发生损伤。初学者手法常太轻，应适当加重，以将打开的抽屉用示指推回桌内的力量为宜。但忌用暴力。

106. 前列腺炎的家庭护理要注意什么

前列腺炎一般不需要住院治疗，家庭用药治疗可以获得比较满意的效果。但是，家庭护理应注意以下一些方面。

（1）经医生明确诊断患慢性前列腺炎后，一定要遵照医嘱正规服药、合理用药、坚持服药，同时治疗其他泌尿生殖系炎症，可预防前列腺炎的复发。

（2）急性期要卧床休息，直到体温恢复正常。

（3）生活规律，起居有常，坚持适当的体育锻炼，能改善血液循环，促进前列腺液分泌增多，将细菌毒素冲淡，同时还能帮助药物吸收，增强抵抗能力。

（4）平时多饮水，多排尿，通过尿液经常冲洗尿道，帮助前列腺分泌物排出，以利于预防感染。前列腺炎久治不愈大多因为缺水而致。随着年龄的增长，感觉器官逐渐变得不那么敏感，口渴的感觉会降低，不太容易因体内缺水而引起强烈的感觉，再加上工作繁忙，往往忽视补充水分，使细胞长期处于"缺水"状态。人体脏器和组织细胞长时间得不到充足水分的滋润必然要发生皱缩，体液浓缩，不仅容易发生心脑血管疾病、泌尿系统结石，还容易因尿液浓缩、排尿次数减少而造成排尿沿途脏器的损害，其中最容易伤及前列腺。在没有心脏病和肾脏疾病的前提下，男性要养成定期补充水分的习惯，每天饮1500~2000毫升的开水或茶水，从而通过尿液来充分冲洗尿道，有利于前列腺分泌物的排出，可保前列腺的安全。很多前列腺炎患者都有尿频尿急的症状，即使这样也要多饮水，但是在夜间要减少饮水量，为了避免睡眠后膀胱过度充盈、频繁起夜而影响休息。

（5）戒手淫、节房事能达到减轻前列腺充血水肿的目的，有利于前列腺的健康。保持外生殖器、会阴部的清洁，以防止感染。

（6）注意营养和饮食，发热期可食用高蛋白软性饮食，禁忌辣椒等刺激性食物。

（7）节制性生活，以利于前列腺炎的恢复。讲究卫生，勤洗澡，勤换内衣，防止细菌感染。及时治疗身体其他部位的感染病灶。注意保暖，防止下身着凉，对预防前列腺炎有帮助。

107. 冬天如何保护前列腺

做腹部、大腿和臀部的运动可以使前列腺得到按摩，促进前列腺部位的血液循环和淋巴循环，因此，中老年人每天慢跑或者快走20~30分钟对前列腺有保健作用。仰卧起坐起也很有益。天气寒冷时，同样应坚持适当的体育锻炼，例如打太极拳、慢跑或饭后散步等。这样可以改善血液循环，对提高免疫力、预防前列腺炎的发生很有意义。

每天多喝水。饮水减少会使尿液浓缩、排尿次数减少，从而对前列腺、肾脏、膀胱等脏器都会产生不利的影响。所以寒冷季节虽然出汗减少了，但也应该多喝水。

冬季天气较冷，许多人半夜不愿爬出温暖的被窝去上厕所。但憋尿会让膀胱过度充盈，压迫前列腺，对于前列腺病患者来说，容易造成尿液反流，给高位脏器（肾脏和输尿管）带来危害。

酒、辣椒等辛辣刺激性食品都对前列腺和尿道有刺激作用，可引起短暂的会阴部不舒服，还可引起前列腺和膀胱颈的充血、水肿，造成前列腺抵抗力降低。因此，在寒冷的冬季，最好不要靠吃辛辣食品和喝大量的酒来取暖。

局部保暖可减少肌肉组织收缩，使前列腺的充血、水肿状态得到恢复。保暖还可以预防感冒，因为许多感冒药会加重一些前列腺疾病的症状。

微量元素锌可以增强前列腺的抗感染作用，应该多摄入。宜多食粗面粉、豆腐等大豆制品、牛肉、羊肉、鱼、瘦肉、花生、芝麻、奶制品等。此外，男士的餐桌上还应多些粗粮、坚果、植物油、新鲜蔬菜和水果，以补充各种抗氧化剂。

冬季，许多人不愿外出，尤其是一些老年人更喜欢坐在家里。久坐会使前列腺负担较重，不少前列腺疾病患者都会觉得久坐让他们很不舒服。因此，冬季应尽量避免久坐或者需要坐得时间比较长的娱乐，如打麻将等。

108. 前列腺炎患者怎样配合治疗

前列腺炎是一种较难治愈的男性常见病，患者全程配合医生的治疗，对治疗有很大的帮助。全程主要包括治疗前、治疗中及治疗后的康复调理。

患者初次就诊后，不必急于治疗，治疗应该在仔细分析以往使用过的药物及治疗效果后进行，并将这些情况详细地告诉医生，以避免医生重复使用治疗无效的药物或者方法，此时还要告诉医生自己身体的其他情况，以帮助医生采取合适的治疗方法。

患者应该定期复诊，可以让医生对病情做到详细地了解，从而根据患者的治疗反应对治疗方案进行必要调整。如果不能及时复诊，也应该采取其他方式与医生保持一定的联系。

尽管众多的科普宣传已经在很大程度上增加了大众对前列腺知识的了解，但这仍然不能取代医生的指导，对于前列腺炎预后及预防的知识更要咨询医生，这是防止疾病再次复发的重要措施。很多患者会通过其他渠道采取一些保健措施，但往往取得适得其反的效果，所以最好根据医生的指导进行合理的调养和预防，才能真正使疾病彻底康复。

109. 前列腺增生患者在日常生活中如何调理

前列腺增生患者有尿淋漓者应经常换洗内衣裤，保持阴部皮肤清洁与干燥，内衣裤宜在阳光下暴晒。便秘亦可引起排尿不畅，甚至急性尿潴留，尤其是习惯性便秘者，原因是排便时费力，致膀胱颈出血、水肿。

生活作息要有一定的规律。应戒烟戒酒，不吃辛辣刺激食物，以免产生湿热下注而加剧病情。防止外受风寒及感冒；保持大便通畅，避免便秘及腹泻，以免造成前列腺急性充血水肿而突然发生急性尿潴留。不要久坐或长时间骑车。

前列腺增生患者保持充足的睡眠时间。

每当春夏之交，前列腺增生患者症状加重，说明气候变化因素有影响。因此，患者在气候较冷时应注意保暖。秋末至初春，天气变化无常，寒冷往往会使病情加重。因此，患者一定要注意防寒，预防感冒和上呼吸道感染等。

古人注意小便卫生，认为小便宜及时排出，小便时不要过度屏气用力。《千金方》说："小便勿努，令两足及膝冷。"《老老恒言》亦主张小便时"不可努力，愈努力则愈数而少，肾气窒塞，或致癃闭"。进一步说明小便时过度的努力屏气，能损伤肾气。还应强调的是，过度劳累、饮酒、感冒或性交之后，常常会使病情加重，应加以避免。

前列腺增生患者应及时、彻底治疗前列腺炎、膀胱炎与尿道结石症等相关疾病，以改善前列腺增生的症状。

110. 为什么前列腺增生患者要避免久坐

从生理学观点看，坐位可使血液循环变慢，尤其是会阴部的血液循环变慢，直接导致会阴及前列腺部慢性充血瘀血。但一般时间的坐位不会对身体有任何影响。如果因工作及一些原因，长期的较长时间的久坐，则会对前列腺有一定影响。这是因为会阴及前列腺的充血，可使局部的代谢产物堆积，前列腺腺管阻塞，腺液排泄不畅。经常久坐会加重痔疮等病，又易使会阴部充血，引起排尿困难。建议中老年人伏案工作30分钟即应稍作活动。经常参加休闲娱乐活动及运动锻炼等，有助于减轻症状。

很多人知道前列腺增生患者不宜久坐，可是，前列腺增生患者坐的姿势有讲究，则鲜为人知。当人正常端坐的时候，重心自然落于前列腺的位置，坐的时间久了，增生的前列腺必然要承受体重的压力，因而难免造成增生的前列腺向尿道管扩张，而压迫尿道，严重者会造成排尿困难，甚至闭尿。如果患者日常坐的姿势有意识地将重心移向左臀部或右臀部（可以左右臀部适当轮换），这样，就可以避免人体重心直接压迫增生的前列腺，从而避免或减轻增生的前列腺向尿道压迫。长期采用此方法，对增生的前列腺有保护作用。

111. 为什么前列腺增生患者要及时排尿

排尿是一个复杂的神经反射过程。控制尿道节门"开放"与"关闭"的神经，有一部分是随意神经，如阴部神经支配外括约肌；有一部分是不随意神经，如腹下神经、盆神经支配内括约肌。随着年龄的增长，这些神经的支配功能和控制力量随之减弱，括约肌也变得有些松弛，因而就容易出现排尿不畅或憋不住尿等失调和紊乱现象。排尿是一个逐步驱动的过程，随着排尿的进行，膀胱逼尿肌能够反射性地自动增强收缩的力量，即膀胱逼尿肌收缩到一定程度停止收缩时，膀胱壁内的牵张感受器受到刺激，反过来又引起进一步收缩，直到排尽为止。老年人由于逼尿肌力量的减弱，这种现象更为突出。

二、防治前列腺疾病从起居养生做起

老年人除了要养成不憋尿的习惯外，还要注意排尿时不要急急忙忙，而应该稍稍多待一会儿，使得在主观意识的诱导下，每次都促成膀胱的主动收缩，产生类似"第二次尿意"的效果，将残尿排尽。特别是坐姿排尿时，更要有足够的耐心，顺其自然地完成排尿活动。如果长期排尿不尽，使膀胱内存留的"余尿"较多，会使尿液浓缩，结晶析出，形成泌尿系结石。潴留的尿液又很容易招致细菌感染，使排尿的通路——肾盂、输尿管、膀胱和尿道被细菌感染而产生炎症，出现尿频、尿急、尿痛及其他全身症状。故前列腺增生的患者更应注意宁缓勿急的排尿方法。

在前列腺增生早期，尿道发生轻度梗阻，由于膀胱有代偿功能，患者仍能按时排空小便，但排尿时间已比正常人延长。发展到中期，尿道梗阻加重，尿道阻力增加，并超过膀胱的排尿能力，患者便出现尿频、尿急等症状，膀胱里的尿液不能完全排空，因而出现残余尿。这时如果过度疲劳、受寒、感冒、饮酒等，致使尿道黏膜水肿，会加重梗阻，常可发生急性尿潴留。若能及时导尿、用药，一般仍能恢复排尿。到了晚期，尿道梗阻严重，膀胱代偿功能不全，膀胱内残余尿不断增加，超过200毫升时，在患者的小腹部可摸到包块，排尿不成线，呈点滴状。由于膀胱内压增高，向上传递到肾脏，使两侧肾脏内压增高，引起双肾积水，损伤肾功能，从而导致慢性尿中毒。尿中毒是一种十分严重的病变，甚至危及生命。因此患者一听到尿中毒，就格外地紧张。不过，前列腺增生后期所引起的尿中毒，与慢性肾炎所致的尿毒症不同，只要治疗及时，预后通常较好。因为这种尿中毒是由于尿道严重梗阻，间接影响肾脏引起的，肾脏本身并无器质性病变，只要及时解除了尿道梗阻，肾脏仍可恢复泌尿功能。肾炎所致尿中毒，则是肾脏本身因肾炎病变而严重丧失功能，这种病变是不可逆的，患者只能通过透析治疗或肾移植才能维持生命。对前列腺增生引起的尿中毒的防治，最简单的办法就是及早留置导尿，解除膀胱尿道梗阻，很快可恢复其肾功能。然而，有一些患前列腺增生的老年患者，害怕导尿而延误治疗，是造成尿中毒的根本原因。严重的尿中毒，留置导尿常需数月，甚至长达一年之久，而长期留置导尿，既不舒服又易发生泌尿系和生殖器官感染，自然不是上策。最好的办法则是做膀胱造瘘，待肾功能恢复正常后，再行前列腺摘除术。如果患者年老体弱，同时伴有严重的心肺疾病，而无法耐受前列腺摘除术，也可做终身膀胱造瘘，照样能过正常生活。

为了避免因前列腺增生而发生尿中毒，前列腺增生患者应重视尿频症状。前列腺增生绝非是老年人的正常现象，而是病症的信号，应及时诊治，防止病情进一步发展。出现严重尿频、尿急、小便淋漓不尽时，可能已有大量残余尿或尿潴留，这时千万不要因害怕导尿而硬挺着不及时治疗，否则必然会发生尿中毒。导致排尿困难的因素很多，如忍尿、饮酒，尤其是酗酒、疲劳、性生活过频、气候变化等均可引起前列腺局部充血、水肿，使症状加重，甚至出现尿潴留。因此应予以相应预防。如安排在上午或中午多喝水，下午尤其晚上尽量少喝或不喝，以免夜间膀胱过度充盈，发生尿潴留。当出现尿意窘迫，就是排不出尿时（急性尿潴留），首先打开水龙头，让自来水缓缓流出，有助于唤起患者排尿感受；接着热敷下腹部膀胱区或热水浴帮助排尿。若患者在浴盆感到可排尿时，千万不要起身就厕，应立即在水中试排，以不失去排尿机会。按摩是帮助排尿的另一方法，手法为从脐向下腹轻柔按压，逐渐增加压力，帮助排尿，如还是没有效果，尽快去医院，以免延误治疗。

引起血尿最多见的病因是良性病变，如膀胱炎、泌尿系结石及结核等，但是老年人应特别警惕泌尿系肿瘤。在临床实践中由前列腺增生引起的较多量出血并不多见，大多数还是镜下血尿。前列腺是一个富含血管的器官，增生后的前列腺血管更加丰富。增大的前列腺体压向膀胱和尿道，随着每次排尿而不断受到尿液的冲撞和尿道括约肌及盆部肌肉的挤压、限制，这些都会导致前列腺内的血管破裂，出现血尿。前列腺增生患者应该对自己的病情有充分了解，给予积极的治疗，就能将出现血尿的可能性降到最低。即使出现了血尿，也不要紧张，尽快去医院就诊，少量的血尿经保守治疗即可好转。

112. 前列腺增生患者如何防治急性尿潴留

（1）热敷耻骨上膀胱区或会阴部，或在热水浴过程中若患者感到可排尿时，即应在水中试排，不要失去排尿机会。

（2）顺脐至耻骨联合中点处，轻轻按摩，逐渐加压力，有时可使尿液排出。

（3）针刺治疗往往收效迅速，针刺一般首取关元、中极、阴陵泉，配穴为三阴交、气海。

（4）必要时导尿。

113. 为什么前列腺增生患者要戒烟

吸烟可以使人体的免疫力降低，当人体在受到细菌、病毒等有害微生物侵袭时，免疫细胞不能及时清除、消灭这些外来的"入侵者"。对于慢性前列腺炎的患者，免疫力低下不仅使疾病迁延不愈，在某些情况下还有可能引起急性发作。烟草燃烧时会产生许多微量的有毒物质，其中苯并[a]芘具有较强的致癌作用，其他几种物质也可增强致癌物质的作用。长期大量的吸烟，会增加患癌的可能性。前列腺增生是一个老年性疾病，多发于60～70岁。大量吸烟使人早衰，有些人40岁左右就出现前列腺增生状，与吸烟不无关系。有调查显示重度吸烟者（每天30支以上）与不吸烟者相比，前者发生前列腺增生的机会增加。我国现在有3亿多烟民，其中男性烟民更是占了大多数。每个男性都不愿意自己得前列腺疾病，或提前患上前列腺增生，那么，戒烟就是最好的预防措施之一。

114. 为什么前列腺增生患者不宜长途骑自行车或骑马

避免长途骑自行车或骑马以减少对前列腺的摩擦。久坐者，应间隔2小时适当起身活动10～15分钟，改善会阴部的血液循环。平时加强运动锻炼，选择练功十八法、工间操、保健操等。另可采用震臀、摆腰、缩肛等方法来促进下半身及会阴部的新陈代谢和血液循环，以增强体质，推迟衰老，能有效地防止前列腺增生。

115. 前列腺增生症会不会影响性生活

前列腺增生症是前列腺组织增长变大的病症，既不损伤阴茎的解剖结构，也不影响指挥阴茎勃起的神经、血管和内分泌功能，因此一般不会明显影响性生活。

有些前列腺增生症患者可引起暂时性的性欲亢进，55岁以后男性几乎都有程度不同的前列腺增生，在前列腺增生开始阶段，可出现与年龄不相符的性欲增强，或者一贯性欲正常，却突然变得强烈起来。这是由于前列腺组织增生，使前列腺功能紊乱，反馈性引起睾丸功能一时性增强所致。频繁的性生活则会加重前列腺增生，因为频繁的性生活本身会使前列腺长时间处于充血状态，引起和加重前列腺的增生。因此，对于那些出现性欲亢进的男子要查一下是否是前列腺增生症的早期症状。

一个性发育正常的男性，性能量也在不断地积聚，不可避免经常有性冲动发生。尽管由于种种原因没有过性生活，也未能排出精液，但生殖系统仍会有相关腺体，包括前列腺液的分泌增多、血管扩张充血等生理变化。如果在这样的性冲动之下，前列腺产生的内分泌液增多和局部充血得不到宣泄，久之照样可能促进前列腺瘀血、增生。

通常身体健康的老年男性也应正确对待性生活，贯彻"维持、均衡、节制"的原则，不要过早中断、不要"旱涝不均"，忽多忽少，纵欲和禁欲是两个极端，对老年人的身体都有害，同样对前列腺维持正常的功能亦无益。

老年性前列腺增生患者过性生活，要根据年龄、增生程度、具体身心状态等因素，注意以下几点：①年龄在60岁左右，前列腺增生不严重、无排尿不畅等症状，身体条件和性功能又好，可以有规律地过性生活，以每个月1～3次为宜。②若年岁大，前列腺增生严重，有排尿困难或房事后发生尿潴留，或有尿潴留病史的患者在治愈前应小心谨慎，最好不过性生活。③老年人在应用雌激素药物治疗前列腺增生期间，千万不可行房事，以免诱发阳痿，加重心理负担，进而影响性功能。

二、防治前列腺疾病从起居养生做起

✻ 116. 为什么前列腺增生患者的性生活要适度

前列腺是男性的一个附属腺体，是一个重要的内分泌器官，与性生活有着密切关系，除了分泌具有重要生物学活性的前列腺素以外，前列腺内还含有丰富的神经网及多种多样的神经末端装置，与机体各部分有着密切的联系。前列腺增生是前列腺组织增长变大的病症，既不损伤阴茎的解剖结构，也不影响神经、血管和内分泌功能，因此一般不会影响性生活。但有三种情况例外：一是症状严重，排尿不畅，且病情逐渐加重，有急性尿潴留或出血者；二是接受雌激素治疗的患者，由于雌激素的影响，患者大多性欲减退、乳房增大，并且出现勃起功能障碍；三是前列腺增生症经手术治疗后的患者，由于手术可能损伤支配阴茎勃起的神经或者损伤膀胱的内括约肌，患者术后可能发生勃起功能障碍或者逆行射精等性功能障碍。不过，这类手术合并症并不太多，许多患者术后不再过性生活多半是心理性的，还有些因休养时间过长，导致了性器官废用性的无能，是很可惜的。其实，只要患者术后仍保留着勃起功能，即使排精时无精液流出而逆入膀胱也不要紧，仍然可以保持适度的性生活，并且对身体有益无害。即使术后确因勃起神经损伤而出现勃起功能障碍的患者，也可继续保持身体接触等亲昵行为。如果夫妻双方都有性要求，还可采取阴茎内植入支撑物（假体）的治疗方法，重新恢复性生活。

在性交活动达到顶点至将要射精的几秒钟内，前列腺液由腺管释放出来，与精液混合，共同排出体外。前列腺液一般可占到精液量的30%。前列腺的生理功能是通过它分泌液中的各种成分发挥作用的。前列腺还被认为是一个性敏感部位，对前列腺进行适当按摩可引起性兴奋，导致阴茎勃起。前列腺增生患者的性生活要从两方面来看，一方面是前列腺增生会不会影响性生活，患者可从自身的生活经历中可以得出前列腺增生并不会影响性欲和性能力的答案。事实上，前列腺增生有时还可能有性欲增强的倾向。另一方面是问题的核心内容，即前列腺增生过性生活是否对疾病不利或者会加重病情？由于性生活会加重前列腺的充血，确实有可能对疾病不利；射精时膀胱颈部组织收缩，防止精液反流，或许也有加

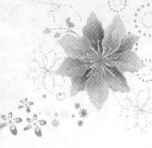

重排尿困难的可能性，从这个意义出发，恣情纵欲肯定有害。性生活过度可能是前列腺增生的一个重要原因，因此要防止性生活过度，尤其要警惕性交中断和手淫的行为。但是，因前列腺增生而不敢过性生活显然也不可取，这不仅因为性生活是老年人身体健康的重要标志，而且，一味禁欲，老年男性的性积聚不能适当排泄，会因外生殖器性敏感性增加，更容易勃起和加重前列腺的反复充血，反而对疾病不利。因此，前列腺增生患者一方面要避免过度纵欲，以防前列腺充血肿胀加剧。另一方面也不主张禁欲，以免禁欲后前列腺液不能随精液排出，反而加重脓性分泌物的潴留。故50岁以上的前列腺增生患者只要症状不重、病情稳定、从未发生过尿潴留，可以根据年龄和健康状况，每个月过1~2次性生活。

117. 前列腺增生如何过性生活

前列腺增生症除检查发现前列腺增大外，临床症状有尿频、排尿困难、尿线变细，射程缩短等。严重时因解不出小便而发生尿潴留。夜间尿频是最早出现的症状。早期的夜间尿频并非膀胱有效容量减少，而是由于增生的前列腺充血、交感和副交感神经兴奋，以及膀胱逼尿肌所致。

同样的原因使患者夜间或晨间阴茎勃起次数增加，所以患者觉得自己性欲增强。

对于那些年纪较轻的前列腺增生症患者来说，除了考虑治疗疾病以外，还要考虑到性的问题，如何对待性生活也是他们所关心的。

对于前列腺增生症的患者来说，纵欲是不适宜的。因为频繁的性交可使前列腺及生殖器经常处于充血状态，这样不但加重了前列腺的增生和膀胱出口梗阻的症状，而且对于一个老年人来说，过度劳累也不利于身心健康。但是对于一个性功能健全的男子来说应当是有性的要求的，强行要求他完全禁欲也是不恰当的。因为得不到性满足，长期不能排泄，同样会使生殖器和前列腺经常充血，这对患者身心健康也是不利的。所以患前列腺增生症的患者，应当根据患者本身的情况和条件适当安排夫妻生活才是合理的。

由于性交活动可以引起生殖器及前列腺的充血，暂时加重膀胱出口梗阻及下尿路刺激症状，所以性交前应先排空膀胱，以免性交后排不出尿而发生尿潴留。但是，在性交后行热水坐浴，可改善局部血液循环，使排尿情况很快恢复正常。

118. 前列腺切除术后排尿困难怎么办

（1）膀胱颈部水肿多由于久置导尿管及气囊压迫所致，拔管后逐渐减轻。

（2）膀胱颈狭窄，前列腺增生症合并膀胱颈肥厚，纤维化或前列腺较大，窝缘较高，而未作膀胱颈肌层楔形切除或切开，术中未行膀胱颈荷包缝合以隔离腺窝，拔管时肠线尚未松开，术后发生膀胱颈挛缩，引起排尿困难。

（3）前列腺组织残留、腺窝感染，前列腺结节性增生并有粘连时，术后往往有结节残留，结节位于前列腺尖部者症状较早复发，再度增生而致排尿困难。

（4）尿道狭窄，多发于术后2～6周，为渐进性。主要为导尿管太粗、留置过久、压迫尿道，或合并炎症。

（5）神经源性膀胱，术前合并神经性病变，术前未查出。

前列腺切除术前，如果膀胱出口较窄或后唇肥厚者，均需做后唇肌层楔形切除，并将膀胱黏膜缝合腺窝后壁，形成一漏斗形出口，膀胱颈只做部分缝合留下宽阔的出口，让导尿管球囊在膀胱内将其压迫，导尿管留置时间不要太长，如冲洗液变清，可在术后24～48小时解除球囊压迫。

119. 留置导尿管后如何调理

前列腺增生患者发生急性尿潴留，在医院经导尿后，一般应留置导尿管一段时间，患者可以带着导尿管回家。返家后导尿管应注意生活调理。首先，要防止导尿管脱出。在作穿衣、翻身等动作时要小心保护。每插一次导尿管，都会对患者尿道黏膜造成损伤，如果导尿管脱出，不要急于到医院重插导尿管，可先观察一段时间，同时鼓励患者自行排尿。其次，保持局部清洁。导尿管使尿道与外界沟通，如果不注意卫生，特别是外阴的卫生，病原菌很容易通过导尿管进入人体，引起泌尿系感染。另外，间断放尿。留置导尿管后，最好将导尿管用夹子夹住，2~3小时放尿1次，可以保持膀胱的舒缩功能，为以后拔除导尿管作准备。

三、防治前列腺疾病从合理饮食做起

✱120. 饮食不当会诱发前列腺炎吗

前列腺炎是男性常见病之一，很多因素都会诱发前列腺炎，其中不当的饮食也会导致前列腺炎。

酒是"双刃剑"，所谓小酌怡情大酌伤身，无节制饮酒也可能诱发前列腺炎，这是由于酒精具有扩张血管的作用，所以很多人喝完酒之后面红耳赤，同时酒精也会使前列腺血管扩张，导致前列腺持续充血，很多年轻人经常酗酒，就有可能导致前列腺炎。

吸烟有害健康，但很少有人知道，吸烟对前列腺的危害也是很大的，烟草中含有的焦油、烟碱、一氧化碳、亚硝胺类等化学有害物质，不仅会毒害前列腺，更会干扰支配前列腺血管的神经组织，从而导致前列腺的血液循环障碍，加重前列腺充血，引发前列腺炎。

少量食用辛辣食物可增加食欲，且对身体有益，但如果无节制食用葱、辣椒、胡椒等食物，会导致前列腺血管扩张，前列腺充血，长此以往，就易导致前列腺炎。某些已患有前列腺炎的患者，明明病情已得到控制，却在吃了辛辣食物后，病情又复发，所以辛辣食物还是少吃为妙。

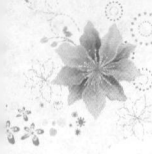

火锅中有大量的煎炸、辛辣食品，容易使血管扩张，煎炸食物的胆固醇含量过高也会使前列腺部出现充血，部分男性还特别喜欢边吃火锅边喝酒，酒精的刺激作用更容易加重前列腺充血的情况，引起前列腺炎加重或发作。此外，有些患者常在症状较重的时候能够节制食用辛辣食物，但当症状稍微稳定时，又开始大量食用，这样很容易导致前列腺炎病情反复，久治不愈。在吃火锅时应少吃辣，少喝酒，如果实在忍不住，可以点一盘糖拌西红柿，番茄红素可以有效保护前列腺不受刺激物的伤害，吃完火锅后也不要喝火锅汤，火锅经过长时间煮炖，火锅汤内会含有高浓度的物质，经肝脏代谢易产生尿酸，经过肾脏代谢时会使肾功能减退、排泄受阻，所以吃完火锅后也应多喝水，促进排尿，进一步预防前列腺炎。

121. 为什么前列腺炎患者不宜喝咖啡

不少人以为，咖啡是一种提神的饮品，同时也是贵族的象征。咖啡对长时间工作加班的人非常重要，可以提神醒脑，提高工作效率。

咖啡因在茶叶和咖啡里都有一定的含量，咖啡因固然可以提神，但是咖啡因会消耗体内神经和肌肉协调有关的B族维生素。人工作时间长了会犯困，这与B族维生素的缺乏有很大的关联。临床研究表明，缺乏B族维生素的人很容易在短时间内感觉到身体疲惫。咖啡除了破坏人体B族维生素的作用外，还具有非常强的利尿作用，过量的饮用咖啡会导致尿频、尿急、小腹疼痛，这些因素会诱发前列腺炎。已患有前列腺炎的患者饮用咖啡，可能会加重病情。

饮用咖啡虽然时尚，但应该控制饮用量，对于没有患前列腺炎的男性，应该尽量少喝咖啡，对于已经患有前列腺炎的患者，应该尽早去医院检查治疗，并且禁止喝咖啡。

122. 前列腺炎患者如何饮食调养

三、防治前列腺疾病从合理饮食做起

前列腺炎本身并无严重后果，不影响生命和工作，但伴随其出现的性功能与生殖障碍（如阳痿、早泄、不育等）所引起的精神负担，往往超过疾病本身。有些慢性前列腺炎患者生育功能都很正常，对性功能的影响可能与炎症刺激导致交感神经（腹下神经）经常处于兴奋状态有关，长期抑制副交感神经，引起性功能减退，但这种性功能减退可随炎症的减轻和消除而好转。

酒类、辣椒等辛辣食品对前列腺和尿道具有刺激作用，食用后引起前列腺的血管扩张、水肿或导致前列腺的抵抗力降低，常可引起前列腺不适的临床症状，并有利于前列腺寄居菌群大量生长繁殖而诱发急性前列腺炎或使慢性前列腺的症状加重。但我们观察到，造成前列腺充血的主要食品（如酒类和辣椒）也并不是所有的食用者都发生前列腺炎。我国北方地区气候严寒，人们喜欢饮用烈酒，而一些地区居民喜欢食用辣椒，也未见前列腺炎较其他地区高发，关键是要掌握一个"度"的问题。并且对具体的个体要遵循个体化的原则。像鱼、虾、鸡肉、羊肉、狗肉食品或其他等并不会造成前列腺的过度充血，因此没有必要过分渲染刺激性食品的致前列腺炎作用。由于惧怕刺激性食品会引起前列腺炎而选择或拒绝某些食品的情况不但给人们的日常生活带来很多不便，而且还会造成营养与发育不良的严重后果，可能影响到机体的免疫功能。一些曾经患有前列腺炎但已经治愈者长期对某些食品保持着回避的态度，甚至一些正常人也选择或拒绝食用这种食品，这种草木皆兵的做法大可不必。

✻123. 慢性前列腺炎患者为何要忌口

前列腺长期反复充血是引起慢性前列腺炎的原因之一，而无论是细菌性前列腺炎还是无菌性前列腺炎，发生炎症的前列腺组织都会广泛地充血。为此，在预防和治疗慢性前列腺炎时，充分重视防止可能引起或者增加前列腺充血的因素，就显得十分重要了。

酒是一种有血管扩张作用的饮品，平时人们经常看到的所谓"一喝酒就脸红"的现象就是酒精扩张面部血管的结果。对于外表看不见的内脏器官，酒精扩

张血管引起脏器充血也是明显的,前列腺当然也不例外。由于一些青壮年人有长期饮酒、甚至酗酒的习惯,患慢性前列腺炎就不容易治愈,即使治愈也非常容易复发。

吸烟对身体健康有害。虽然人们对吸烟的危害大多有所了解,但对吸烟也可以影响前列腺的知识却知之甚少。其实,香烟中的烟碱、焦油、亚硝胺类、一氧化碳等有毒物质,不但可以直接毒害前列腺组织,而且还能干扰支配血管的神经功能,影响前列腺的血液循环,也可以加重前列腺的充血。

辛辣食品,如大葱、生蒜、辣椒、胡椒等刺激性食物会引起血管扩张和器官充血,某些患慢性前列腺炎的患者有吃辛辣的饮食习惯,常常在疾病症状较重时能够节制,但症状缓解时又故态复发,这也是引起前列腺炎迁延难愈的重要原因。

总之,为了避免前列腺组织长期、反复地慢性充血,必须忌烟酒、戒辛辣。慢性前列腺炎患者一定要克服这些不良嗜好,尤其在疾病的缓解期,更应注意持之以恒,以免因一时的痛快而加重病情,导致长时期的痛苦。

❋124. 慢性前列腺炎患者是否都需要"补肾"

临床上,有不少慢性前列腺炎患者在就诊时会提出很多问题,诸如自己是否肾脏亏虚?要不要经常服用一些补肾药? 为什么吃了补肾药后效果不明显,甚至有时会出现症状加重? 等等。要回答这些问题,首先必须搞清一些基本的概念。"肾虚""补肾"等均是中医学的专用术语,其中"肾虚"是证候名称,"补肾"是中医的一种治法,中医学中的肾并不等于西医解剖学中的肾。肾虚是一组症状表现的中医学概括,而不单单指腰部酸痛,很多患者甚至有少数医生往往把腰部酸痛和肾虚画上等号而乱服补肾之品。其实,腰部酸痛是肾虚的主要症状之一,但不是所有的腰部酸痛都是肾虚。在确定确有肾虚后,还得进一步区别究竟是肾气虚、肾精虚,还是肾阴虚、肾阳虚,从而确定恰当的治疗方法,只有这样,才能做到有的放矢,也才能达到药到病除的目的。

慢性前列腺炎患者需不需要"补肾"、应该怎样"补肾"，得根据患者所出现的临床表现，由医生进行辨证分析。一般说来，患者表现为腰膝酸软、头晕耳鸣、视物模糊或昏花、遗精滑精、阳痿早泄、疲倦乏力、小便频数或余沥不尽、舌质淡红、苔薄、脉沉细等症状时，方可采用"补肾"法，否则如乱服"补肾"之品，会导致事与愿违的结果。

125. 什么是慢性前列腺炎的"苹果疗法"

苹果是人们喜食的营养丰富的水果，而且具有良好的药用价值，尤其是对胆固醇有着双向调节作用，既可降低胆固醇，又可纠正低胆固醇血症，对心脑血管疾病具有良好的防治效果。有研究表明，苹果可防治慢性前列腺炎。

前列腺液中含有一定量的抗菌成分，进一步研究证明这种抗菌成分的物质是一种含锌蛋白，其主要成分是锌，并影响炎细胞的吞噬功能，其抗菌作用与青霉素相似，故把这一抗菌成分称之为前列腺液抗菌因子。并且发现在慢性前列腺炎时，锌含量明显降低并难以提高。

研究人员从用苹果汁治疗锌缺乏症的疗效中得到启示，并将其用于慢性前列腺炎的治疗，通过与常用的含锌药物疗法比较，苹果汁比含锌的药物更具有疗效，且苹果汁的浓度越高疗效越好。因而慢性前列腺炎患者常吃一些苹果，是一种相当有效的饮食疗法。

另外，一些含锌高的食物，如瘦肉、鸡蛋、花生米、核桃仁、芝麻、松子仁、葵花子等，患者也可根据情况择而食之。这不仅对前列腺炎具有良好的辅助治疗作用，而且对促进和恢复性功能也有明显帮助。

126. 前列腺炎患者如何用茶饮方食疗

（1）白兰花茶：白兰花2朵，绿茶3克。将白兰花洗净，与绿茶一同放入茶杯中。加入沸水冲泡。代茶饮。具有利尿化痰，镇咳平喘的功效。适用于前列腺

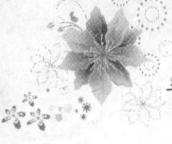

炎等。

（2）蚕豆壳茶：蚕豆壳15克，红茶叶3克。将蚕豆壳、红茶叶放入茶杯中，用沸水冲泡即成。代茶频频饮用。具有清热利湿，减肥祛脂的功效。适用于单纯性肥胖症、脂肪肝、高脂血症、肾炎水肿、前列腺炎等。

（3）甘草金银花茶：生甘草60克，金银花60克。以上2味加水煎汤，去渣取汁。代茶饮，每日1剂。具有清热解毒的功效。适用于前列腺炎。忌烟酒和辛辣食物。

（4）草薢益智乌药茶：川草薢12克，益智仁、乌药各4.5克，石菖蒲3克。上药加200克水，煎160克，入盐少许。代茶饮，每日分2次服。具有分清化浊的功效。适用于前列腺炎。

（5）大黄半夏琥珀茶：大黄、半夏各10～15克，琥珀5～10克。水煎取100克汁冲服琥珀。每日1剂，早晚各服1次。具有清利湿热的功效。适用于前列腺炎。

（6）柿饼大枣山萸饮：柿饼3个，大枣15枚，山萸肉10克。将柿饼、大枣洗净，放入温开水中浸泡20分钟，去柿核及枣核，切碎备用。将山萸肉洗净，放入砂锅，加水煎煮2次，每次30分钟，合并2次煎汁，再与柿饼、大枣同煮20分钟即成。每日早晚分饮，饮时可一并嚼食柿饼、大枣。具有补益肝肾、降压滋养的功效。适用于高血压病、前列腺炎等。

（7）荷叶三豆饮：荷叶15克，白扁豆粒、黄豆各50克，绿豆100克。将荷叶、白扁豆粒、黄豆、绿豆洗净，加水煎煮至熟烂后，取浓汁饮用。每日早晚分饮。具有解毒消暑，健脾益气的功效。适用于暑热症、痘疹透发不畅、腮腺炎、消化性溃疡、高血压病、前列腺炎、关节炎等。

（8）爵床草大枣饮：鲜爵床草100克（干品减半），大枣30克。将爵床草洗净切碎，与大枣一同加100克水煎至400克。代茶饮服，每日1剂。具有清热解毒，利尿消肿的功效。适用于前列腺炎。

（9）三七人参饮：三七10克，人参10克，白糖适量。将三七、人参洗净，放炖盅内注清水加热煮沸10分钟，加糖即可。喝尽可再加水烧沸10分钟加糖再饮。二次即可。饮汤代茶。具有补气活血的功效。适用于瘀血之前列腺炎。

❋ 127. 前列腺炎患者如何用粥疗方食疗

（1）山药大米粥：山药150克，芡实50克，肉苁蓉20克，大米100克，大枣10个，精盐适量。将山药、肉苁蓉去杂洗净切成小块，芡实洗净，三味一同下锅慢熬20分钟。大米、大枣，洗净下锅，继续熬至熟烂，加盐（或加白糖）调味即可。早晚服食。具有补肾固精，养脾和胃的功效。适用于肾虚之前列腺炎。

（2）参芪薏苡仁粥：党参20克，黄芪20克，薏苡仁50克，大枣5个，大米100克。将党参、黄芪、薏苡仁、大枣、大米洗净，放锅中，加适量清水，加热煮粥，可加白糖调味。早晚各1次，随量服食。具有补中益气，健脾去湿的功效。适用于中虚之前列腺炎。

（3）粟米鲜牡蛎粥：鲜牡蛎100克，粟米60克，大米100克，生姜丝、熟猪油、酱油、精盐、味精各适量。将粟米、大米拣去杂质，淘洗干净，放入砂锅内，加清水适量，煮粥。把牡蛎放入盐水中浸泡20分钟，清水洗净。待粥锅煮开后，加入牡蛎、熟猪油、酱油、生姜丝、精盐、味精，拌匀，改用小火煮至牡蛎熟烂即成。每日早晚分食。具有滋阴补肾，养心安神的功效。适用于慢性胃炎、消化性溃疡、糖尿病、前列腺炎、勃起功能障碍、早泄等。

（4）核桃芡实粥：糯米粉、芡实粉各50克，核桃肉30克，大枣15枚（去核）。将糯米粉、芡实粉用凉开水打成糊，放入沸水中，与洗净的大枣、核桃肉煮熟成粥糊即成。每日早晚分食。具有健脾止泻，固肾涩精的功效。适用于筋骨软弱、腰腿痛、前列腺炎、性功能障碍、小便失禁、抑郁症、更年期综合征等。

（5）鲜虾韭菜粥：鲜活河虾50克，鲜嫩韭菜100克，糯米100克，精盐、味精、胡椒粉各适量。将洗净的鲜活河虾、糯米入砂锅，加水煮粥，待粥熟时加入洗净并切好的韭菜段，煮一、二成沸，加入精盐、味精、胡椒粉调味。每日早晚分食。具有补肾壮阳，填精益髓的功效。适用于前列腺炎、勃起功能障碍、早泄、产后乳汁缺乏、麻疹透发不畅等。

（6）大麦牛肉粥：大麦仁150克，熟牛肉、面粉各100克，精盐、味精、醋、胡椒粉、辣椒丝、葱花、生姜丝、麻油、牛肉汤各适量。将牛肉切小块。大麦仁去杂，洗净。面粉加冷水调成稀糊。锅内放牛肉汤和适量水，下大麦仁煮至开花，将面粉稀糊细流下锅，烧沸成麦仁面糊。另一锅内放熟牛肉、精盐、醋，盛入大麦面粉粥，放入味精、胡椒粉、辣椒丝、葱花、生姜丝、麻油，烧沸，搅匀即成。每日早、晚分食。具有益气强筋，和胃消积的功效。适用于前列腺炎等。

（7）山药地黄肉苁蓉粥：山药20克，生地黄20克，肉苁蓉15克，大米100克。将以上前3味加水煎汁，去渣后与淘洗干净的大米共煮成稀粥。日服1剂，连服7天。具有益气养阴，清热凉血，生津润燥的功效。适用于前列腺炎。

（8）白兰花粥：鲜白兰花2朵，大米100克，蜂蜜适量。将白兰花脱下花瓣，漂洗干净。大米淘洗干净。取锅放入清水、白兰花，煮成浓汁。取锅放入清水、大米，煮至粥将熟时，加入白兰花浓汁、蜂蜜，再略煮即成。具有止咳宁嗽，补脾止带的功效。佐餐食用。适用于慢性支气管炎、前列腺炎和妇女白带过多等。

（9）二豆大枣粥：赤小豆、红豇豆各30克，大枣20枚。将赤小豆、红豇豆、大枣分别洗净，一同放入锅中，加入适量清水，用大火煮沸后转用小火煮至豆烂即成。每日早晚分别食豆、枣，饮汤。具有健脾利湿，补肾生精的功效。适用于前列腺炎、勃起功能障碍、早泄等。

128. 适合前列腺炎患者的主食有哪些

（1）大麦菜饭：大麦仁250克，油菜200克，香肠100克，水发香菇50克，植物油、生姜末、精盐、味精各适量。将大麦仁淘洗干净。香肠切成斜片。油菜洗净后切成丁。水发香菇切成丝。压力锅中加适量水，加入淘好的大麦仁及香肠片，放在火上焖约10分钟。炒锅上火，放油烧热，加入油菜丁、香菇丝、生姜

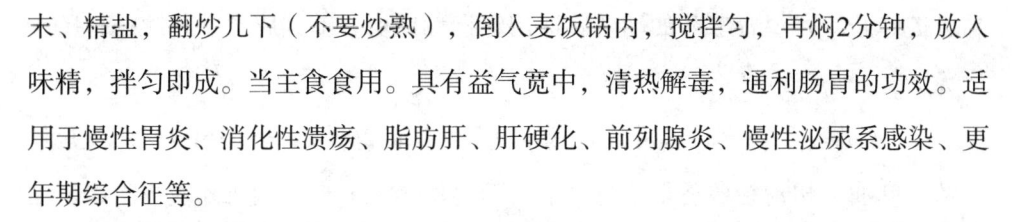

末、精盐，翻炒几下（不要炒熟），倒入麦饭锅内，搅拌匀，再焖2分钟，放入味精，拌匀即成。当主食食用。具有益气宽中，清热解毒，通利肠胃的功效。适用于慢性胃炎、消化性溃疡、脂肪肝、肝硬化、前列腺炎、慢性泌尿系感染、更年期综合征等。

（2）肉丁豌豆饭：大米250克，嫩豌豆150克，咸肉丁50克，植物油、精盐各适量。将大米淘洗干净，沥水3小时左右。嫩豌豆冲洗干净。炒锅上火，放油烧热，下咸肉丁翻炒几下，倒入嫩豌豆煸炒1分钟，加精盐和水，加盖煮开后，倒入淘好的大米（水以漫过大米1指节为度），用锅铲沿锅边轻轻搅动。此时锅中的水被大米吸收而逐渐减少，搅动的速度要随之加快，同时火力要适当减小，待米与水融合时摊平，用粗竹筷在饭中扎几个孔，便于蒸气上升，以防米饭夹生，再盖上锅盖，焖煮至锅中蒸气急速外冒时，转用小火继续焖15分钟左右即成。作主食食用。具有健脾开胃，解毒利尿的功效。适用于慢性胃炎、溃疡性结肠炎、尿道炎、前列腺炎、更年期综合征等。

（3）茄汁豌豆炒饭：大米饭400克，猪瘦肉150克，熟猪油30克，鲜豌豆200克，番茄酱10克，紫菜、精盐、黄酒、生姜、葱、味精各适量。将葱洗净，切小段。生姜洗净，切片。豌豆剥去皮，洗净。番茄酱放碗内，加少量水调稀备用。猪肉洗净，放在开水锅内，加葱段、生姜片、黄酒煮熟，捞出切小丁。炒锅上火，放15克熟猪油烧热，加入豌豆及少许精盐，炒熟出锅。炒锅上火，放15克熟猪油烧热，倒入米饭和熟肉丁，加适量精盐炒透，再倒入炒豌豆和番茄汁，炒匀，加入紫菜和味精即成。作主食食用。具有健脾益气，清热利尿的功效。适用于慢性肠炎、产后乳汁不畅、泌尿系感染、前列腺炎等。

（4）肉丝蒜苗炒面：面条500克，猪肉丝150克，蒜苗100克，生姜丝、面酱、淀粉、精盐、黄酒、味精、鲜汤、植物油各适量。将面条上屉蒸熟，取出挑散。蒜苗洗净，切段。猪肉丝中放入黄酒、淀粉、精盐，拌匀上浆。炒锅上火，放油烧热，下入肉丝滑开，放入生姜丝、面酱炸熟，再放入蒜苗、精盐、黄酒、鲜汤，烧开后放入面条，转小火熬几分钟，调入味精，拌匀即成。作主食食用。

具有健脾开胃，温肾散寒的功效。适用于慢性胃炎、前列腺炎、腰腿痛、厌食症等。

（5）荞麦牛肉蒸饺：荞麦面粉400克，牛肉200克，萝卜500克，精盐、味精、麻油、胡椒粉各适量。将萝卜洗净，切去顶、根，剁成碎末。牛肉剔去筋膜，洗净，剁成肉蓉，放入盆里，加入精盐和适量水，边加边顺着一个方向搅动，拌成稠糊状，再放入萝卜末、麻油、味精、胡椒粉，搅拌均匀即成馅料。荞麦面粉放盆中，加入开水烫面，拌匀晾凉，和成面团，揉匀揉透，盖上湿布，饧面片刻，在案板上再稍揉几下，搓成长条，揪成小面剂，压扁，擀成中间稍厚的圆形面皮。将馅料包入面皮里，包成月牙形饺子生坯，然后馈入笼中，用大火沸水蒸熟即成。作主食食用。具有健脾益气，补虚强筋的功效。适用于前列腺炎等。

（6）菟丝子饼：菟丝子5克，面粉250克，素油200克，精盐适量。将菟丝子选洗干净，加水煎煮，留汁去渣，反复3次。将面粉倒在案板上，加入精盐，用菟丝子汁液拌匀面粉，若汁液不够，另加清水适量，揉成面团。擀成薄片。炒锅上火，加素油，将油锅烧至八成热，将饼放入油锅煎炸至金黄色，翻面再炸至金黄色，熟透起锅即成。佐餐食用。具有补肾益精，养肝明目的功效。适用于肾虚之前列腺炎等。

（7）羊肉大麦面片：羊肉、大麦面各150克，草果1个，黄豆粉100克，生姜、胡椒粉、精盐、味精各适量。将羊肉、草果洗净。生姜洗净，拍破备用。将大麦面、黄豆粉加水揉成面团，再擀成面片备用。羊肉放入锅内，加入适量清水，大火烧沸后转用小火煮至肉熟，捞出羊肉，放入面片、草果，煮熟后放入羊肉，再加胡椒粉、精盐、味精调味即成。作主食食用。具有补虚益气，温中暖阳，祛瘀活血的功效。适用于前列腺炎、勃起功能障碍、早泄等。

✻ 129. 适合前列腺炎患者的菜肴有哪些

（1）凉拌菠菜海带丝：小菠菜500克，海带150克，芝麻20克，花生米20

克、精盐、味精、麻油适量。将海带温水浸泡涨发，用清水多次冲洗干净，切成细丝，在沸水锅中烫一下，捞出沥干水，放盘中。将小菠菜去杂洗净，放沸水锅中烫透，捞出沥干水，晾凉后放盘中。芝麻洗净，沥干水放锅中，用小火炒香。花生米洗净沥干水放锅中小火炒熟，碾成粉。将芝麻、花生粉、精盐、味精放盘中拌匀，淋上麻油即可。佐餐服食。具有清热利湿，开胃健脾的功效。适用于湿热之前列腺炎。

（2）姜汁黄瓜：黄瓜250克，生姜100克，白酱油、醋、味精、精盐、麻油各适量。将黄瓜洗净，顺长一剖为二，挖去瓜瓤，改刀成条状，并用精盐腌渍待用。生姜去皮，剁成蓉后取汁，加入白酱油、醋、味精、精盐、麻油调匀，和黄瓜拌匀即成。佐餐服食。具有利水解毒，和胃止呕的功效。适用于前列腺炎等。

（3）熟肉丝拌黄瓜：嫩黄瓜300克，猪瘦肉150克，辣酱油、白糖、麻油、黄酒、精盐、味精各适量。将嫩黄瓜刷洗干净，抹干水，然后切成3厘米长的细丝，放盘内，加入精盐，拌匀，腌30分钟。将猪瘦肉洗净，放入沸水锅中，加入黄酒，煮熟即捞出，晾凉，切成细丝。将腌黄瓜中渗出的水滗出，放入熟肉丝，加入白糖、味精，浇上麻油和辣酱油，拌匀即成。佐餐服食。具有滋阴润燥，清热利尿的功效。适用于前列腺炎、便秘等。

（4）香菜黄瓜：黄瓜250克，香菜150克，小辣椒10克，黄酱100克，麻油10克。将黄瓜、小辣椒洗净，均切成黄豆粒大小的丁。香菜去掉根和黄叶，洗净，切成1厘米长的段。将黄瓜、小辣椒、香菜放入盆内，加入黄酱、麻油，拌匀即成。佐餐服食。具有消食下气，清热解毒的功效。适用于慢性胃炎、前列腺炎。

（5）绿豆猪肘冻：绿豆100克，去骨猪肘子500克，精盐、葱段、生姜、花椒油、酱油、蒜蓉各适量。将猪肘子刮洗干净。绿豆淘洗干净。砂锅上火，加清水烧开，加入绿豆和猪肘子，用小火慢煮。待肘子煮到八成熟时（筷子一扎即透）取出。把煮过的肘子皮朝下放入碗内，加入葱段、生姜（拍松）和精盐，滤入原汤，用油纸封住碗口，上屉把肘子蒸至极烂，拣出葱段、生姜，滗出原汤，撇去汤中浮油，将原汤滤入盛肘子的碗里，放在通风处晾凉。待肘子凉透放进冰

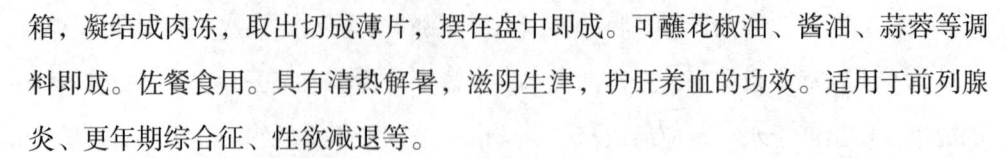

箱，凝结成肉冻，取出切成薄片，摆在盘中即成。可蘸花椒油、酱油、蒜蓉等调料即成。佐餐食用。具有清热解暑，滋阴生津，护肝养血的功效。适用于前列腺炎、更年期综合征、性欲减退等。

（6）苁蓉炖羊肾：肉苁蓉30克，羊肾1对，胡椒、味精及精盐适量。将肉苁蓉切片，备用。将羊肾、肉苁蓉一起放入砂锅内，加清水适量，小火炖熟。将炖熟的羊肾倒入碗中，加胡椒、味精、精盐少许，调味。佐餐服食。具有补肾益肾的功效。适用于肾虚之前列腺炎。

（7）青椒绿豆芽：绿豆芽400克，青椒150克，植物油、精盐、味精、黄酒各适量。将绿豆芽洗净，掐去两头。青椒洗净，剖开去子，切成细丝待用。炒锅上大火，放油烧至八成热，投入青椒丝炒几下，再投入绿豆芽翻炒，加入黄酒、精盐、味精，翻炒均匀，出锅装盘即成。佐餐服食。具有清热开胃，利尿消肿的功效。适用于更年期综合征、前列腺炎等。

（8）肉焖豌豆：豌豆500克，猪肉100克，精盐、味精、白糖、鲜汤、湿淀粉、植物油各适量。将猪肉切成同豌豆大小的肉粒，把从豆荚中剥出的新鲜豌豆用清水淘过，沥干水。炒锅上火，放油烧热，倒入猪肉粒炒散。当炒干水并出油时，即倒入豌豆，与肉粒同炒，然后加鲜汤和精盐，用小火焖至豌豆熟透酥烂时，加白糖、味精拌匀，用湿淀粉勾芡，盛入盘中即成。佐餐服食。具有补虚健脾，解毒利尿的功效。适用于泌尿系感染、前列腺炎等。

（9）白兰花熘肥肠：白兰花20朵，熟肥猪肠200克，植物油、味精、精盐、黄酒、湿淀粉、大蒜瓣、葱、生姜、麻油、鲜汤、胡椒粉、青蒜苗各适量。将猪肠切成3厘米长的段，中间破开切成条，皮向下码装盘内。洗净白兰花，放装盘内，葱、生姜、蒜插洗净分别切成片。炒锅上火，放植物油烧至七成热，下葱、生姜、大蒜瓣煸香，加入鲜汤、黄酒、味精、精盐、胡椒粉，将猪肥肠拖入锅中，待烧开后移到小火慢烧，汤汁收浓时用湿淀粉勾芡，撒上白兰花和青蒜苗段淋麻油即成。佐餐服食。具有清热活血的功效。适用于前列腺炎等。

130. 适合前列腺炎患者的汤羹有哪些

（1）清补汤：人参10克，黄芪30克，车前草40克，瞿麦20克，猪瘦肉200克，精盐、葱段各适量。将人参、黄芪、车前草、瞿麦去杂质洗净，切碎。猪瘦肉剔去筋膜，洗净，沸水中烫一下，捞出切片。以上用料一同放入锅中，注清水适量，加盐、葱段，煮至肉烂即可。佐餐，吃肉喝汤。具有补气养血，清利湿热的功效。适用于湿热之前列腺炎。

（2）荔枝红黑枣汤：干荔枝肉、大枣、黑枣各15克。将干荔枝肉、大枣、黑枣洗净，一同入锅，加水适量，用大火煮沸后转用小火煎煮60分钟左右，至荔枝肉、大枣、黑枣熟烂即成。上下午分饮。具有补脾止泻，养血补血的功效。适用于前列腺炎等。

（3）丝瓜牡蛎汤：丝瓜450克，鲜牡蛎肉150克，植物油、麻油、黄酒、清汤、葱花、生姜末、精盐、味精、五香粉、湿淀粉各适量。将丝瓜刮去薄层外皮，洗净，切成片，备用。将鲜牡蛎肉洗净，放入沸水锅中烫5分钟，捞出，剖成薄片，待用。汤锅置火上，加植物油，烧至六成热，投入牡蛎片煸炒，烹入黄酒，加清汤，中火煮沸，投入丝瓜片，加葱花、生姜末，再煮至沸时，加精盐、味精、五香粉，用湿淀粉勾芡，淋入麻油，拌和均匀即成。佐餐食用。具有清热解毒，凉血和血，止渴降糖的功效。适用于糖尿病、前列腺炎、慢性尿道炎。

（4）绿豆冬瓜汤：绿豆300克，冬瓜1000克，鲜汤500克，生姜、葱、精盐各适量。将锅洗净上火，倒入鲜汤烧沸，撇去泡沫。生姜洗净，拍破放入锅内，葱去根须，洗净，挽成结入锅。绿豆淘洗干净后放入汤锅，中火煨煮1小时。冬瓜去皮、瓤，洗净，切块，投入绿豆汤锅内，煮至软而不烂，调入适量精盐即成。佐餐食用。具有清热消暑，祛瘀解毒，降脂降压的功效。适用于前列腺炎等。

（5）牛肉蚕豆汤：牛肉250克，鲜蚕豆400克，麻油、精盐、味精各适量。将牛肉洗净，切块，同鲜蚕豆一同放入锅中，加水适量，煨炖熟烂，加精盐、味精、麻油调味即成。具有清热利湿，益气强筋的功效。佐餐食用。适用于贫血、单纯性消瘦症、前列腺炎、泌尿系感染等。

（6）玉米须黄瓜瘦肉汤：玉米须40克，黄瓜50克，车前草20克，白茅根40克，猪瘦肉200克，黄酒、精盐、味精、葱花、生姜末、生油适量。玉米须、车前草、白茅根洗净，放砂锅中加水浸泡20分钟，加热煎熬20分钟后，取汁，再加水煎熬20分钟取汁，两次药汁合并。黄瓜洗净切片。砂锅中加热放油，油热放猪肉、葱、姜煸炒几下，放黄酒、精盐，注入药汁，煮30分钟，肉熟时放黄瓜片，烧开，撒味精即可。佐餐服食。具有清热除湿，利水通淋的功效。适用于湿热之前列腺炎。

（7）海米豆芽汤：黄豆芽250克，海米50克，味精、精盐、葱花、生姜末、麻油各适量。将黄豆芽去掉根须，洗净。海米用开水泡约20分钟，将泡海米的水沉淀一下，去掉下面的沉沙和杂质。将泡海米的水倒入砂锅内，放入豆芽、海米、葱、生姜、精盐，烧沸，见汤呈白色时再加味精，出锅装碗，淋上麻油即成。佐餐食用。具有清热利湿，补肾壮阳的功效。适用于前列腺炎等。

（8）茯苓冬瓜皮鲫鱼汤：茯苓30克，冬瓜皮30克，鲫鱼500克，生姜、精盐、味精适量。将鲫鱼活杀后去鳞、鳃、内脏，洗净。茯苓、冬瓜皮、生姜洗净。将全部用料放于砂锅内，加清水适量，大火烧沸后，小火煮2小时，取出即可。饮汤食肉。具有健脾渗湿，利水通淋的功效。适用于中虚型前列腺炎。

（9）果子百合黑鱼汤：本地黑鱼1条约400克，鲜栗子肉250克，百合50克，芡实25克，瘦肉150克，陈皮1块。黑鱼拍死，去鳞，用精盐、味精调味拌擦一遍。栗子肉用热水烫过去衣。百合、芡实洗净。瘦肉放入滚水中煮5分钟，捞出洗净。陈皮浸软，刮去瓤，洗净。把适量清水煲滚，放入全部材料煲滚，小火煲2.5小时，下盐调味即可。佐餐食用。具有滋阴补肾的功效。适用于肾虚精亏之前列腺炎等。

131. 适合前列腺炎患者的果蔬汁有哪些

（1）鲜桃汁：鲜桃200克，桃汁150毫升，白糖30克。将桃洗净，去皮和核，切碎，放入容器内，撒上白糖拌匀，再加桃汁拌匀，封口，放置阴凉处3小时即成。当饮料饮用。具有养胃生津，润肺活血的功效。适用于前列腺炎等。

（2）马齿苋荠菜汁：鲜马齿苋500克，鲜荠菜500克。将鲜马齿苋、鲜荠菜去杂，连根洗净，同放入温开水中浸泡30分钟，取出后连根切碎，放入捣汁机中，榨成马齿苋、荠菜汁。榨后的马齿苋、荠菜渣，可再用适量温开水浸泡10分钟，再重复绞榨取汁，合并2次汁，用洁净纱布过滤。将滤后的马齿苋、荠菜汁置锅中，以小火煮沸即成。每日早、晚分饮。具有清热解毒，利湿泻火的功效。适用于急性前列腺炎、泌尿系感染、慢性肠炎。

（3）玉米须香蕉皮饮：玉米须、香蕉皮各50克。将玉米须、香蕉皮分别洗净，切碎后同入砂锅，加水600克，用小火煎成300克，以洁净纱布过滤，取汁即成。代茶频频饮用。具有清热解毒，利尿降压的功效。适用于高血压病、泌尿系感染、前列腺炎等。

（4）西瓜皮公英地丁饮：西瓜皮10克，蒲公英、紫花地丁各12克。将西瓜皮、蒲公英、紫花地丁放入砂锅，加适量水，煎汤取汁。每日1剂，代茶饮。具有清热利湿的功效。适用于湿热蕴结型前列腺炎。

❋ 132. 前列腺增生患者的饮食原则是什么

中医向来重视饮食在疾病发生、发展过程中的作用，当然前列腺增生亦不例外。若平时嗜食辛辣肥甘，致湿热内生，日久可阻碍气机的运行，导致或加快血瘀的形成；湿热下注当然也可加重疾病症状。因此，老年饮食当然以清淡之品为佳，多食蔬菜，防止大便秘结，因大便秘结可加重排尿困难。此外，当少食辛辣刺激之品，戒酒。前列腺增生是老年人的常见病，患了前列腺增生后，除积极进行治疗外，良好的起居和饮食调理对本病的康复也起着重要的作用。前列腺增生患者饮食上应注意以下几点：

（1）禁饮烈酒，少食辛辣肥甘之品，少饮咖啡，少食柑橘、橘汁等酸性强的食品，并少食白糖及面粉。

（2）多食新鲜水果、蔬菜、粗粮及大豆制品，多食蜂蜜以保持大便通畅，适量食用牛肉、鸡蛋。

（3）服食种子类食物，可选用南瓜子、葵花子等，每日食用，数量不拘。

（4）绿豆不拘多寡，煮烂成粥，放凉后任意食用，对膀胱有热，排尿涩痛者尤为适用。

（5）不能因尿频而减少饮水量，多饮水可稀释尿液，防止引起泌尿系感染及形成膀胱结石。饮水应以凉开水为佳，少饮浓茶。

133. 前列腺增生患者如何饮食调理

从世界范围看，东方人前列腺增生、前列腺癌的发病率没有西方人高，我国是发病率较低的国家。而移居西方国家的华裔前列腺增生、前列腺癌的发病率，与当地人没有明显差异。这说明，饮食结构可能是一个重要因素。东方人的食物中可能含有抑制前列腺增生的物质，如蔬菜、水果、稻麦和黄豆中的某些成分，经胃肠道中微生物分解而产生一些特殊分子，此类分子具有微小的雌激素作用，因此可以经内分泌途径影响前列腺增生的发病率。随着生活水平提高、人们摄入的动物蛋白、脂肪、热量过多，这与前列腺增生关系密切。素食者，如佛教信仰者，其前列腺增生发病率就很低，他们的雄性激素水平也比一般人低。反之，而营养过剩，特别是贪食肉食者，其前列腺增生发病的概率要比一般人高，过多的摄入动物蛋白质、脂肪与糖的人其前列腺增生的发病率更高。

50岁以上的男性，应每年都要到医院的泌尿科进行一次体检，发现问题，及时治疗，以保持并提高晚年的生活质量；饮食宜清淡而富有营养，定时定量，不宜过饱。食物可选用瘦肉（包括猪、牛、羊、禽类）、鱼、蛋、牛奶、豆制品等；水果宜选香蕉、梨、西瓜等；蔬菜应多食新鲜且含纤维素多的韭菜、芹菜、青菜、菠菜等绿叶蔬菜，既可增加维生素C，又可防止便秘（便秘可加重排尿困难）。对于已患前列腺增生患者来说，忌肥脂炙爆油腻食物。若下焦湿热时，则不宜食用羊肉及辛辣刺激性食物。少食咸味。

三、防治前列腺疾病从合理饮食做起

前列腺增生患者多饮水能增加排尿量，可减少泌尿系感染及泌尿系结石的发生。每天饮水量除正常饮食外，不应少于1000毫升。饮水过少不但会引起脱水，也不利排尿对泌尿系的冲洗作用，还容易导致尿液浓缩而形成不溶石。但夜间应适当减少饮水，以免睡后膀胱过度充盈。

绿茶中含有多种活性物质，如抗氧化剂、5α-还原酶抑制剂、芳香酶抑制剂等，都对防止前列腺增生有益。我国自古就认为茶是一种保健品。前列腺增生患者可常饮花茶以散结利尿，伴有习惯性便秘的宜饮红茶补虚通便，伴形体肥胖的宜饮乌龙茶或普洱茶以降脂通淋。

我国有几千年的酒文化，酒与人们的生活结下了不解之缘。酒的主要成分是酒精和水，其中还有很多对人体有益的物质，如维生素、糖、氨基酸、电解质等，但也有许多有害物质，如甲醇、醛、铅等。少量的饮酒，如红葡萄酒和啤酒，不但可以获得营养，并有轻度的利尿、活血作用，不仅对前列腺增生患者的症状改善有一定好处，对人体也具有一定的保健作用。但大量饮酒会加快血液循环，使炎症加重，甚至扩散，故前列腺增生炎患者应当绝对禁酒。大量饮酒时，酒中的毒素积聚，破坏了人体的免疫系统，使人体的防御功能下降，细菌、病毒或其他微生物容易入侵，引起感染或旧病复发。酒精就是一种性腺毒素，会使男性性腺中毒，引起性功能障碍，出现勃起功能障碍、不育。对于慢性前列腺增生已经有性功能障碍的患者，治疗本身就比较棘手，大量饮酒无疑是雪上加霜，使治疗更加困难。因此，前列腺增生患者要做到不酗酒或不饮酒，以免使前列腺及膀胱颈充血水肿而诱发尿潴留。

前列腺增生患者要少吃或不吃刺激性食物，辛辣刺激性食物既可导致性器官充血，又会使痔疮、便秘症状加重，压迫前列腺，加重排尿困难。

134. 花粉是否适合前列腺增生患者食用

花粉性平，味甘，具有益肾精、养心神、补气血等功效，适用于气血亏虚、勃起功能障碍、早泄、慢性前列腺炎、前列腺增生、神经衰弱、贫血、白血病、冠心病、高脂血症、高血压病、脑出血、卒中后遗症、糖尿病、慢性肝炎、慢性胃炎、胃与十二指肠溃疡、习惯性便秘等。每日用量5～25克。现代研究表明，花粉能促进内分泌腺体的发育，提高内分泌腺的分泌功能，并能抑制前列腺增生，使老年人前列腺体积缩小。日本研究制成的一种花粉剂叫塞尿通，治疗前列腺增生有特效。国内制成的花粉片叫前列康片。常食蜜蜂花粉能防治前列腺增生，因为花粉富含氨基酸、微量元素和各种维生素，特别是丙氨酸、谷氨酸、甘氨酸能起治疗作用。前列腺增生是由于前列腺和其周围组织充血水肿而引起排尿异常症状。服用花粉及其制剂后可使前列腺组织增加血液循环，减轻水肿。

✹ 135. 适合前列腺增生患者的茶饮有哪些

（1）双参贝母茶：贝母、苦参、党参各25克。水煎取汁。代茶饮，连服3～5剂。具有化痰止咳，清热散结的功效。适用于肺气郁痹型前列腺增生。

（2）肉桂茶：肉桂10克。水煎取汁。代茶饮，连服3～5剂。具有补火助阳，散寒活血的功效。适用于前列腺增生。

（3）化瘀补肾茶：仙灵脾15克，补骨脂15克，黄芪20克，丹参15克，赤芍15克，桃仁10克，红花10克，紫草10克，海藻15克。水煎取汁。代茶饮。具有补肾益气，通利水道，软坚散结的功效。适用于前列腺增生等。

（4）莲芡黑枣茶：莲子30克，芡实30克，黑枣10克。将莲子、芡实、黑枣放入锅中，加入清水煮汤。代茶饮。具有健脾补肾的功效。适用于前列腺增生等。

（5）大枣半夏茶：大枣5个，法半夏6克，生姜3克。将大枣、法半夏、生姜放入锅中，加水煎汤代茶饮。具有温补脾胃，散寒止痛的功效。适用于前列腺增生等。

（6）大枣绿豆茶：绿豆15克，大枣15克，红糖适量。将绿豆煮开花，大枣煮熟，加入红糖调匀。代茶饮。具有清热解毒，养血安神的功效。适用于前列腺增生等。

（7）大枣黄芪茶：大枣30克，黄芪60克。将大枣、黄芪洗净，放入锅中，加水煎煮30分钟，取汁代茶饮。具有补气扶正的功效。适用于前列腺增生等。

（8）麻芷大枣茶：升麻6克，白芷6克，黄芪6克，芍药10克，苍术10克，葛根10克，人参3克，甘草1.5克，生姜3克，大枣5个。将升麻、白芷、黄芪、芍药、苍术、葛根、人参、甘草捣成粗末，与生姜、大枣一同放入锅中，加水500克，煎汁到300克。代茶频饮。具有补中益气，祛风燥湿的功效。适用于前列腺增生等。

（9）柿茶：柿饼5个，茶叶3克，冰糖15克。将柿饼洗净，去蒂，放入锅内，加水煮烂，再加入冰糖和茶叶即成。代茶饮。具有理气化痰的功效。适用于前列腺增生等。

（10）柿饼百合枣茶：柿饼2个，百合20克，大枣10枚。将柿饼、百合、大枣放入锅中，加水煎汤。代茶饮。具有补中益气，养血安神的功效。适用于前列腺增生等。

（11）薏苡仁大枣绿茶：薏苡仁60克，大枣30克，绿茶3克。将茶叶用沸水冲泡5分钟，取汁。将薏苡仁与大枣加水煮熟成粥状，兑入茶汁和匀。代茶温饮。具有健脾利湿，解毒化浊的功效。适用于前列腺增生等。

（12）车前草茶：车前草20克。以上1味制成粗末，用沸水冲泡。代茶饮。具有清热明目，利小便，祛痰止咳的功效。适用于前列腺增生、水肿，小便不利，湿热淋证，湿泻咳嗽痰多，目赤肿痛。

（13）杏梨石苇饮：苦杏仁10克，石苇12克，车前草15克，大鸭梨1个，冰糖少许。将杏仁去皮尖打碎，鸭梨切成块去核，与石苇、车前草加适量水同煮，待熟入冰糖。代茶饮。具有泻肺火，利水道的功效。适用于前列腺增生。

（14）柴胡通关饮：柴胡10克，香附10克，知母10克，黄柏10克，肉桂4克，昆布10克，海藻10克，莪术10克，蜣螂虫10克，杏仁10克。水煎取汁。代茶饮。具有疏肝理气，破瘀散结，调整阴阳，通利水道的功效。适用于前列腺增生。

（15）绿豆大枣饮：绿豆30克，大枣30克，红糖适量。将绿豆、大枣洗净入锅，加适量水，煮至豆烂，调入红糖即成。饮汤食豆枣。具有清热解毒，补血养血的功效。适用于前列腺增生等。

（16）生地藕汁蜜饮：生地黄汁300克，藕汁150克，蜂蜜150克。以上3味入锅，微火煎熬至如饴糖状稀糊，收贮瓷瓶中，即成。每日早晚空腹服用15克。湿热淋证患者不宜服用，忌吃辛燥煎炒之物。具有滋阴止血，通淋滑窍的功效。适用于前列腺增生而小便不利者。

（17）苹果枸杞叶蜜汁：苹果200克，鲜枸杞叶50克，胡萝卜150克，蜂蜜30克。将鲜枸杞叶、苹果、胡萝卜洗净，苹果去皮去核，均切成小片或丝，一同放入果汁机中，加入少量冷开水搅拌成汁，用过滤器取汁，放入玻璃杯中，再加蜂蜜调匀即成。随意饮用。具有清热明目，强筋健体的功效。适用于前列腺增生等。

（18）西瓜汁：西瓜1个，白糖适量。将西瓜洗净，擦干，去皮，切碎捣烂，用洁净的纱布取汁液，加上白糖搅拌均匀即成。随意饮用。具有清暑退热，生津利尿的功效。适用于前列腺增生等。

（19）葡萄牛乳：葡萄汁250克，牛乳500克，白糖适量。将葡萄汁入锅，加适量水煮开，加入白糖，晾凉后，装入容器内，再加入煮沸的牛乳，搅拌均匀即成。随意饮用。具有强筋健体的功效。适用于前列腺增生等。

（20）绿豆海带糖水：海带30克，绿豆50克，红糖适量。将海带洗净，切成丝状。绿豆洗净，放入高压锅内，加少许清水煮开，再加清水煮开，如此反复3次，至绿豆开花，放入海带丝，再加适量清水，盖上锅盖，用高压锅煮30分钟即可，自然冷却，加入红糖，搅匀，饮计，吃海带及绿豆。随意饮用。具有清热利尿，消暑解毒的功效。适用于前列腺增生等。

✱ 136. 适合前列腺增生患者的米粥有哪些

（1）甲鱼糯米粥：甲鱼1只（重约500克），糯米100克，鲜汤1000毫升，精盐、黄酒、麻油、胡椒粉、葱花、生姜块各适量。将甲鱼宰杀后，用刀剁去头，去掉硬盖、尾及爪尖，弃肠杂，用清水洗净，剁成小块，在开水锅中略煮一下，捞出，用刀慢慢地刮去黑皮，再清洗一遍。另取锅上火，放入植物油烧热，投入甲鱼，迅速翻炒大约3分钟，无血水时加入黄酒、葱花、生姜块、鲜汤，用旺火烧开，转用小火炖烂。打开锅盖，将甲鱼骨刺及葱、生姜拣去不用，加入洗净的糯米、精盐，调整一下水量，小火煮成粥，调入麻油、胡椒粉拌匀即成。早晚餐食用。具有滋阴补虚的功效。适用于前列腺增生等。

（2）莲子芡实荷叶粥：莲子60克，芡实60克，鲜荷叶1张，糯米30克。将莲子去皮心，芡实去壳，荷叶洗刷干净剪成块。再将糯米淘洗干净放入锅中，加入莲子、芡实、鲜荷叶和1000毫升水，置旺火上烧开，转用小火煮成粥，可加少许白糖调味即成。早晚餐食用。具有收涩止血，健脾止带的功效。适用于前列腺增生等。

（3）莲子薏苡仁粥：白莲子肉30克，薏苡仁30克，粳米100克。将莲子肉泡去皮，与淘洗干净的粳米和薏苡仁一同放入砂锅中，加适量水，煮至粥稠。早晚餐食用。具有健脾祛湿的功效。适用于前列腺增生等。

（4）枣莲三宝粥：粳米100克，绿豆、通心莲子各20克，大枣30克，白糖100克。将粳米与绿豆淘洗干净，一起放入锅内，加1000克水，用旺火烧开后，加入洗净的大枣、莲子，改用小火再煮30分钟，至粥稠、莲子和绿豆酥烂软糯时，加入白糖煮开片刻，分盛小碗即成。早晚餐食用。具有补脾和胃，补肾固精，清暑解毒的功效。适用于前列腺增生等。

（5）花生大枣黑米粥：大枣5枚，黑米50克，红衣花生仁15克，白糖适量。将大枣、黑米、花生仁分别洗净，一同入锅，加适量水，用旺火烧开，再转用小火熬煮成稀粥，调入白糖即成。早晚餐食用。具有滋阴养肾，养血生血的功效。适用于前列腺增生等。

（6）绿豆西瓜粥：粳米200克，绿豆50克，西瓜瓤120克，白糖适量。将绿豆择洗干净，用清水浸泡4小时，取出西瓜瓤，切成小丁备用。将粳米淘洗干净，与泡好的绿豆一同放入锅内，加入适量清水，用旺火烧沸后转用小火熬至黏稠状，拌入西瓜瓤，加入白糖即成。早晚餐食用。具有清暑利水的功效。适用于前列腺增生等。

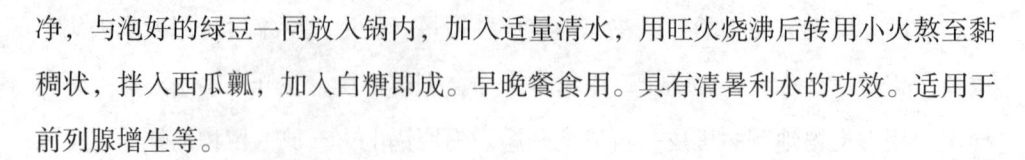

（7）绿豆银耳粥：粳米200克，绿豆100克，银耳30克，白糖、山楂糕各适量。将绿豆用清水泡4小时。银耳用清水泡1.5小时，摘去硬蒂，掰成小瓣。山楂糕切成小丁。将粳米淘洗干净，放入锅内，加入适量清水，倒入绿豆、银耳，用旺火煮沸后，转小火煮至豆、米开花，汤水黏稠。食用时，将粥盛入碗内，加入白糖、山楂糕丁即成。早晚餐食用。具有滋阴生津，养胃清暑的功效。适用于前列腺增生等。

（8）桂浆粥：肉桂5克，车前草30克，粳米50克，红糖适量。先煎肉桂、车前草，去渣取汁，后入粳米煮粥熟后加入红糖即成。早晚餐食用。具有温阳利水的功效。适用于前列腺增生等。

（9）茯苓粥：茯苓粉、白米各30克，大枣（去核）7枚，白糖适量。先煮米几沸后放入大枣，至将成粥时放入茯苓粉，用筷子搅匀成粥，加少许糖。早晚餐食用。具有温阳利水的功效。适用于前列腺增生等。

（10）冬笋粥：冬笋50克，粳米50克。将冬笋洗净切片，与淘洗干净的粳米一同入锅，加500克水，用旺火烧开后转用小火熬煮成稀粥。早晚餐食用。具有宣散透疹的功效。适用于前列腺增生等。

137. 适合前列腺增生患者的米饭有哪些

（1）大枣猕猴桃饭：大枣50克，猕猴桃80克，粳米250克。将猕猴桃与大枣加1000克水，煎煮至约500克，加入淘净的粳米，用电饭煲煮至近熟时，把猕猴桃与大枣摆放在米饭的表层上，再煮熟即成。每日晚餐作主食服食，并食猕猴桃与大枣。具有益气防癌，解毒健脾的功效。适用于前列腺增生等。

（2）双红饭：鲜红薯150克，大枣20个，粳米250克。将红薯洗净切成小块。大枣洗净，然后将红薯、大枣、粳米一同入锅，加适量水，按常法同煮为饭。当主餐食用。具有补中和血，益气生津的功效。适用于前列腺增生等。

（3）八宝饭：薏苡仁25克，白扁豆25克，莲子肉（去心）25克，核桃仁25克，桂圆肉25克，大枣25克，糖青梅10克，糯米200克，猪油适量，白糖适量。将以上前3味先用温水泡发后煮熟备用，大枣洗净以水泡发，核桃仁炒熟，糯米淘净，放入盆中加水蒸熟备用。取1个大碗，内涂一薄层猪油，碗底摆好糖青梅、桂圆肉、大枣、核桃仁、莲子肉、白扁豆、薏苡仁，最后放熟糯米饭，再上锅蒸20分钟，然后将饭扣在大圆盘中，再用白糖加水熬汁，浇在饭上。当主餐食用。具有健脾养胃，益阴滋肾的功效。适用于前列腺增生等。

（4）葡萄什锦饭：葡萄干50克，樱桃25克，熟莲子25克，糯米500克，大枣25克，桂圆肉25克，熟花生仁25克，芡实25克，柿饼25克，白糖、湿淀粉、植物油各适量。将葡萄干洗净去蒂，柿饼切成小块。糯米淘洗干净，用水浸泡后放在纱布上笼用旺火蒸熟后取出，然后倒入盆中，加入白糖、植物油及少量开水，搅拌均匀。取1个大碗，在碗内抹上一层油，将葡萄干、莲子、大枣、花生仁、芡实、桂圆肉、柿饼、樱桃一起装入碗内，拼成花样图案，然后放入糯米，上笼蒸熟，随后取出扣入大盘内。炒锅上火，放入开水、白糖煮沸，用湿淀粉勾芡，淋上热油，起锅浇在葡萄什锦饭上即成。当主餐食用。具有双补气血的功效。适用于前列腺增生等。

（5）柿饼糯米蒸饭：柿饼50克，糯米250克，白糖50克。将柿饼切成小方丁待用。糯米与柿饼和匀置饭盒内，掺入适量清水，再上笼蒸约40分钟，取出后加糖食用。当主餐食用。具有健脾益胃，降逆止呕的功效。适用于前列腺增生等。

（6）绿豆米饭：粳米150克，绿豆50克。将粳米洗净，置饭盒中，加入煮至八成熟的绿豆搅匀，再加入清水（水需高出米面约1指），盖上盖，用蒸锅蒸约40分钟即成。当主餐食用。具有滋养五脏，清暑解毒的功效。适用于前列腺增生等。

138. 适合前列腺增生患者的点心有哪些

（1）柿糕：软柿子3个，糯米粉500克，枣泥各适量。将柿子洗净，去皮取浆。将糯米粉放入盆中，加入柿浆、枣泥及清水，拌和揉匀，摊在笼布上，上笼蒸熟后取出，切成长条（或方块）即成。当点心食用。具有益气健脾，止泻止血的功效。适用于前列腺增生等。

（2）枣柿饼：柿饼30克，大枣30克，山萸肉10克，面粉100克，植物油适量。将柿饼去蒂切成块，大枣洗净去枣核，与山萸肉一同放入盆内捣碎，拌匀，放入锅内烘干，研成细粉，再将细粉放入盆内，加入面粉和适量清水，调和后制成小饼。锅烧热，放入少许植物油滑锅，将小饼放入锅内烙熟即成。当点心食用。具有通窍健脾，和中益肝的功效。适用于前列腺增生等。

（3）香脆甜饼：柿饼250克，花生米、核桃仁各25克。将柿饼在炉火上烤软，去蒂。将炒好的花生米、核桃仁塞进柿饼中，然后用一个筷子戳着柿饼，在炉上慢慢烤，待烤出蜜汁即成。当点心食用。具有润肺健脾，活血降压的功效。适用于前列腺增生等。

（4）莲子糕：莲肉100克，糯米粉500克，白糖100克。将莲肉加水煮烂，压泥。与糯米粉拌匀，上笼蒸20分钟。取出，撒上白糖即成。当点心食用。具有健脾益胃，强身健体的功效。适用于前列腺增生等。

（5）花生藕：花生仁300克，新鲜藕2000克，白糖适量。将花生仁去杂洗净、晾干，打碎。将藕刮去表皮洗净。在每节1/5处切断，将花生仁埋入藕孔内。灌满后，将断处用牙签穿牢。将藕放入铝锅内，加入冷水，煮至全藕酥熟，出锅蘸白糖食用。当点心食用。具有健脾开胃，收敛止血的功效。适用于前列腺增生等。

（6）七仙炒面：芡实500克，茯苓500克，大枣2000克，莲子肉500克，白糖500克，粳米2500克，蜂蜜500克。将茯苓、粳米、芡实、莲子肉炒熟，磨成面，过筛成细粉。再将大枣、白糖加水煮熬，浓缩去渣核，再将浓缩枣液熬成膏状，烘干，研粉，与炒面混匀，装入瓷缸，密封备用。取适量炒面调蜂蜜，用开水冲服。当点心食用。具有补脾益气，滋养五脏的功效。适用于前列腺增生等。

（7）蜜汁山药饼：山药500克，枣泥100克，糯米面80克，蜂蜜10克，白糖200克，桂花酱5克，麻油50克，植物油600克（实耗约60克）。将山药洗净，放入笼中蒸熟，取出去皮，放在案板上用刀加工成细泥，加入50克糯米面拌匀。放在案板上，摊成厚1.5厘米的饼，用刀切成2厘米见方的块。枣泥搓成粗0.2厘米的条，再切成长1厘米见方的块与山药泥切等量块数，将山药泥逐块压扁，蘸着糯米面，把枣泥包起，轻轻压成扁圆形的饼。炒锅放在中火上，放油烧至七成热，放入山药饼，约炸5分钟，呈金黄色时捞出，炒锅放入麻油、50克白糖，在微火上炒至呈鸡血红色时，加入200克开水、蜂蜜、白糖、桂花酱烧沸，用漏勺捞出桂花酱渣，再移至微火上，将汁煸浓，倒入山药饼，稍煸，盛入盘内即可。当点心食用。具有健脾益胃，帮助消化的功效。适用于前列腺增生等。

❋ 139. 适合前列腺增生患者的凉拌菜有哪些

（1）酿苹果：苹果5个，糯米50克，玉米25克，大枣肉、核桃仁、橘饼、青梅、冬瓜条、桂圆肉、瓜子仁各150克，白糖200克，桂花酱2克，麻油5克。将苹果洗净去皮，按苹果的高度用小刀在有柄的一头切下1/5作盖，再用小刀将苹果核挖出成罐形，待用。糯米、玉米洗净放入碗内，加100毫升清水上笼蒸熟，大枣肉、核桃仁、橘饼、青梅、冬瓜条、桂圆肉均切成1厘米见方的丁。将苹果用开水稍烫一下，控干水分，大枣肉、核桃仁、橘饼、青梅、冬瓜条、桂圆肉均用沸水焯过，沥干水分，放入碗内，加入蒸熟的糯米、玉米、瓜子仁、麻油、白糖150克、桂花酱搅匀，平均分成5份装入苹果内，盖上盖，放入盘内，入笼蒸熟，取出，汤锅内加清水、白糖烧沸后，浇在苹果上即成。佐餐食用。具有益气养心，益智润肺的功效。适用于前列腺增生等。

（2）拌素什绵：冬笋100克，黄瓜100克，玉米笋100克，水发香菇100克，鲜蘑100克，胡萝卜50克，青菜100克，味精2克，植物油20克，精盐2克，胡椒粉2克，花椒2克。将冬笋切片，黄瓜、胡萝卜切条，香菇、鲜蘑大个改刀，小个整用。青菜洗净，然后将各种原料按性质分别下沸水锅焯一下，捞出过凉，放精盐腌一下，将汤控去。炒锅上火，放入植物油，将花椒炸透捞出。花椒油凉后同其他调料一起放入菜中拌匀即成。佐餐食用。具有清热解渴，益气健脾，利膈爽胃的功效。适用于前列腺增生等。

（3）竹笋拌莴苣：竹笋200克，莴苣200克，麻油20克，白糖3克，精盐3克，味精3克，生姜末5克。将莴苣洗净去皮切成滚刀块，竹笋也切成滚刀块，一同在开水锅内煮熟。捞出沥干水装碗内。将精盐、白糖、生姜末、味精、麻油一起调匀，浇在笋块上拌匀装盘即成。佐餐食用。具有固齿明耳，利膈爽胃的功效。适用于前列腺增生等。

（4）芥末大白菜：芥末5克，大白菜1000毫升，白糖、精盐、米醋各适量。将芥末用凉水调成糊，加入精盐，放在灶上烧开，晾凉待用。白菜去老叶，洗净，切白菜时，留白菜梗部，将白菜梗部切成墩，用开水浇烫至八成熟，趁热码在洗净消毒的小坛内，撒上一层芥末糊，再撒上一层白糖，再码上一层白菜墩。用此法将白菜墩全部码入坛内，将米醋浇在白菜墩上，盖好坛盖，温度保持在20℃左右，焖24小时即可食用。佐餐食用。具有清热降火的功效。适用于前列腺增生等。

（5）凉拌西瓜皮：西瓜皮500克，精盐、味精、酱油、白糖、蒜蓉、麻油各适量。将西瓜皮洗净，削去表皮和残剩的内瓤，洗净后切成薄片，加入精盐腌渍，挤去多余的水分，加入蒜蓉、酱油、白糖、味精、麻油，拌匀即成。佐餐食用。具有滋阴清热的功效。适用于前列腺增生等。

（6）虾米拌银耳：银耳30克，小虾米50克，黄酒25克，白酱油25克，麻油3克，植物油5克，白糖5克，味精3克，精盐、葱花、生姜末各适量。将银耳放在冷水中泡发，去蒂洗净。锅内放冷水烧开，放入银耳滚10分钟捞出，加精盐、白糖、味精拌匀待用。将虾米洗净，加入黄酒隔水炖15分钟取出。炒锅上火，放油烧热，放入葱花、生姜末、虾米、黄酒、白酱油，烧开后放入葱花、味精，浇在银耳上，再淋上麻油即成。佐餐食用。具有滋阴补肾的功效。适用于前列腺增生等。

三、防治前列腺疾病从合理饮食做起

140. 适合前列腺增生患者的炒菜有哪些

（1）雪里蕻炒冬笋：腌雪里蕻100克，净冬笋75克，白糖15克，味精2.5克，湿淀粉10克，植物油50克，生姜丝、麻油各适量。将雪里蕻用清水冲洗一下，切去叶子不用，将梗切成约1.5厘米长的段，用开水烫一下，挤去水分。冬笋洗净切斜刀片，用开水烫一下，沥干水分。炒锅上火，放油烧至六成热，下生姜丝、冬笋煸炒一下，接着下雪里蕻继续炒，然后加少许水、白糖、味精，再颠炒几下，用湿淀粉调稀勾芡，翻锅淋上麻油，起锅装盘即成。佐餐食用。具有宣肺豁痰，利膈爽胃，消渴益气的功效。适用于前列腺增生等。

（2）炒丝瓜：嫩丝瓜250克，植物油30克，生姜丝2克，葱花10克，蒜片5克，虾皮5克，酱油10克，麻油10克，精盐2.5克。将丝瓜刮去皮，洗净，切片，放入盘中。炒锅上火，放入油烧热，放入生姜丝、葱花、蒜片、虾皮，翻炒出香味后下丝瓜片，加精盐、酱油，5分钟后加适量热水，稍炒后淋上麻油即成。佐餐食用。具有祛暑清心，凉血解毒的功效。适用于前列腺增生等。

（3）素炒洋葱丝：洋葱300克，精盐、黄酒、酱油、白糖、醋、植物油各适量。将洋葱去根，剥去外壳，洗净切成丝。炒锅上火，放油烧热，放入洋葱丝煸炒，烹入黄酒，加入酱油、白糖、精盐，继续煸炒，淋入食醋，推匀出锅即成。佐餐食用。具有清热化痰，解毒利尿的功效。适用于前列腺增生等。

（4）肉末冬瓜：冬瓜1000克，肉末50克，精盐3克，白糖3克，味精2克，黄酒15克，葱花10克，生姜末10克，植物油500克（实耗约50克），鲜汤50克。将冬瓜去皮，去籽、瓤，切成长方形块。将冬瓜的皮面朝下顺刀每隔5厘米切一刀，勿切断。炒锅上火，放油烧至六七成热，放入切好的冬瓜块，炸至七成熟，出锅，将多余的油倒出。炒锅放油烧热，将肉末煸炒至变色，放黄酒、葱花、生姜末、白糖、精盐、鲜汤，放入油炸过的冬瓜，煮熟，下味精，勾芡即成。佐餐食用。具有清热去暑，利尿减肥的功效。适用于前列腺增生等。

（5）海带蛎黄蛋：海带50克，蛎黄100克，鸡蛋2个，植物油。海带洗净后生蒸，水泡后切成细丝，入油锅稍稍煸炒，加入打匀的鸡蛋及蛎黄，一同炒熟即成。佐餐食用。具有滋阴养血，清热利水，软坚化痰的功效。适用于前列腺增生等。

141. 适合前列腺增生患者的炖菜有哪些

（1）首乌大枣炖甲鱼：甲鱼1只（重约500克），制何首乌25克，生姜6片，大枣8个，精盐适量。将制何首乌、生姜、大枣洗净，大枣去核，生姜去皮切成片。把甲鱼活杀，用开水烫一下，去肠杂，过凉水洗净，切成块。将上述全部用料一齐放入炖盅内，加适量开水，加入精盐，炖盅加盖，小火隔水炖2小时即成。佐餐食用。具有养血补肝，软坚散结的功效。适用于前列腺增生等。

（2）川贝知母炖甲鱼：甲鱼1只（重约500克），川贝母6克，知母6克，杏仁10克，葱、生姜、味精、精盐各适量。将川贝母、知母、杏仁装入纱布袋，扎紧袋口。甲鱼用沸水烫死，揭去甲壳，除去内脏、头、爪，与葱、生姜、纱布袋一同放入砂锅，加适量清水，用旺火烧沸后转用小火将甲鱼炖至将熟，去葱、生姜、纱布袋，加入味精、精盐即成。佐餐食用。具有滋肾补肝，清热退虚，润肺止咳的功效。适用于前列腺增生等。

（3）花生炖鲤鱼：花生仁100克，鲤鱼1尾（约500克），葱段、生姜片、精盐、味精、黄酒、植物油各适量。花生仁浸泡后捞出，放入锅内煮熟后取出。鲤鱼去鳞、腮，剖腹去内脏，洗净。炒锅上火，放油烧热，下入鲤鱼，煎至呈金黄色时沥去余油，然后放入葱段、生姜片炝锅，烹入黄酒，加入开水、精盐、味精、花生仁烧沸，改用小火炖至熟烂即成。佐餐食用。具有补脾，利尿，养血的功效。适用于前列腺增生等。

（4）八宝鸡：嫩大母鸡1只，糯米100克，大枣50克，芡实20克，莲子50克，栗子50克，白果50克，香菇20克，火腿25克，鲜汤500克，精盐、黄酒各适量。将母鸡宰杀去毛及内脏后，冲洗干净。糯米淘洗干净。大枣洗净，剔去核。芡实洗净。莲子去皮及心，栗子、白果去壳，冲洗干净。香菇用温水浸泡涨发后，冲洗干净，切成丁。火腿切成丁。将糯米、大枣、莲子、芡实、栗子、白果放入碗中，加适量鸡汤装入笼屉，蒸熟后取出，晾凉倒入盆中，再加入香菇丁、火腿丁、黄酒、精盐拌匀，成八宝馅。把八宝馅装入鸡腹内，用线缝合切口，放入盆内，加入鲜汤、黄酒、精盐，装入笼屉蒸约2小时后取出，拆除缝线即成。佐餐食用。具有补脾胃,益气血,养心神的功效。适用于前列腺增生等。

(5)大枣炖鲤鱼:鲤鱼1尾,大枣5个,黑豆30克,葱段、生姜片、黄酒各适量。将鲤鱼宰杀,去除内脏洗净,切成段。大枣洗净,剔去核。黑豆淘洗干净,用清水浸泡一夜。炒锅上火,放入适量清水、鲤鱼,用旺火煮沸,再加入黑豆、大枣、葱段、生姜片、黄酒,改用小火煮约1小时即成。佐餐食用。具有补虚利水养血的功效。适用于前列腺增生等。

142. 适合前列腺增生患者的蒸煮菜有哪些

(1)蒸西瓜鸡:西瓜1个(约1500克),扁尖笋50克,净仔鸡1只(重约1000克),鲜汤750克,精盐适量。将西瓜洗净,用刀将西瓜横剖开。将扁尖笋放入水中泡软。用尖刀掏净西瓜瓤,成空壳状。将鸡放入盆中,倒入扁尖笋,加入鲜汤,装入蒸笼,蒸至熟烂取出。将蒸好的鸡和加入精盐的鲜汤汁,一起放入空西瓜内,装入蒸笼,蒸40分钟取出即成。佐餐食用。具有补益脾胃,清解暑热的功效。适用于前列腺增生等。

(2)绿球白菜:白菜250克,猪肉100克,鸡蛋2个,胡萝卜100克,植物油、精盐、酱油、淀粉、麻油、味精、葱花、生姜末各适量。将猪肉剁成细泥,胡萝卜洗净切成细丝。白菜去老梗洗净,切去根,去掉菜头,取中段切成2厘米长的菜墩,用开水烫一下,取出控净水,立放盘内,撒上少许精盐。肉泥放碗内,加精盐、味精、酱油、葱花、生姜末、麻油、淀粉和水,搅拌均匀。将鸡蛋磕入碗内,加少许淀粉搅匀,烧锅加油摊成蛋皮,切成细丝。将肉馅挤成丸子,放盘内白菜墩上,摆成圆形,将蛋皮丝、胡萝卜丝混好后,均匀地撒在丸子上,上笼蒸熟取出即成。佐餐食用。具有滋阴润肤,利尿通便的功效。适用于前列腺增生等。

(3)薏苡仁排骨:薏苡仁20克,猪排骨1000克,草果仁3克,生姜15克,葱15克,黄酒10克,冰糖15克,精盐2克,麻油3克,卤汁适量。将薏苡仁、草果仁分别放在炒锅里炒成黄色,略捣碎待用,猪排骨洗净,修砍齐。锅内注入清水置于中火上，下草果仁、薏苡仁、生姜、葱、黄酒和排骨同煮，待排骨至七成熟时，捞出，原汤不用。将卤汁倒入锅内，小火烧沸，下排骨卤至透熟，捞出。炒锅置于中火上，加入适量的卤汁、冰糖、精盐调成浓汁，均匀地涂在排骨表面，抹上麻油即成。佐餐食用。具有温中补虚，除湿通痹的功效。适用于前列腺增生等。

（4）花生杞枣鸡蛋：花生仁100克，枸杞子10克，大枣12个，鸡蛋2个，红糖适量。将枸杞子、花生仁煮熟，然后放入大枣、鸡蛋和红糖同煮，吃蛋喝汤。当点心食用。具有养血安神的功效。适用于前列腺增生等。

（5）腐竹甲鱼煲：甲鱼1只（重约500克），腐竹50克，川贝母10克，葱5根，生姜，花椒5克，精盐4克，味精3克，酱油2克，黄酒10克，麻油10克。将腐竹用温水浸泡1小时，过清水洗净，切段。生姜去外皮洗净，切成片。将川贝母、花椒用清水浸软，清洗。用开水烫甲鱼，令其排尿，然后宰杀，去其内脏，放入清水中反复刷洗干净，切成小块。将葱择洗干净，切成小段。将瓦煲刷洗净，置于旺火上，把全部用料一齐放入，加适量清水，用旺火煮沸，掀盖，加入麻油、黄酒、生姜、精盐、酱油，盖好盖，改用小火煲2小时，煮至甲鱼的甲壳上硬皮脱落，放入葱段、味精调味即成。佐餐食用。具有滋肺阴，退虚热，止咳喘的功效。适用于前列腺增生等。

✱143. 适合前列腺增生患者的羹菜有哪些

（1）银耳大枣羹：银耳20克，大枣100克，白糖适量。将银耳用水泡发洗净，再与洗净的大枣一同入锅，加适量水，同煮成羹状，加入白糖调味，佐餐食用。具有滋阴生津，提神益气的功效。适用于前列腺增生等。

（2）花生大枣赤豆羹：花生仁50克，大枣50克，赤小豆100克，白糖15克。将花生仁、大枣、赤小豆洗净入锅，加适量水，煮熟稠，加入白糖调匀即成。佐餐食用。具有益气养血的功效。适用于前列腺增生等。

（3）莲子藕粉羹：去心干莲子100克，藕粉60克，白糖20克。将莲子用温水洗净，浸泡发好，放入锅中，加适量水，煮至熟透，再将藕粉放入碗中，用冷水浸和，慢慢地下入锅中，边下边搅，再加白糖调味即成。佐餐食用。具有补中益气，养心安神的功效。适用于前列腺增生等。

（4）银耳薏苡仁羹：水发银耳50克，薏苡仁50克，白糖、湿淀粉、糖桂花各适量。将薏苡仁去杂，用温水浸泡，泡好后洗净待用。银耳去蒂洗净，撕成小片待用。锅内放入银耳、薏苡仁，加适量清水，一同烧煮至薏苡仁熟透时放入白糖烧沸，再用湿淀粉勾芡，加入糖桂花推匀，出锅即成。佐餐食用。具有滋阴润肺的功效。适用于前列腺增生等。

（5）银耳柿饼羹：水发银耳25克，柿饼50克，白糖、湿淀粉各适量。将柿饼去蒂切成丁，银耳洗净去杂质，撕成小片，一同放入砂锅内，加适量水，用旺火煮沸后转用小火炖至银耳熟烂，加入白糖调味，用湿淀粉勾芡即成。佐餐食用。具有润肺止血，和胃涩肠的功效。适用于前列腺增生等。

（6）笋蓉豌豆羹：冬笋100克，豌豆苗100克，鲜汤300克，牛奶50克，精盐、味精、黄酒、胡椒粉、白糖、生姜汁、湿淀粉、麻油各适量。将冬笋洗净后切成大片，入沸水中烫熟捞出，控水后放案板上剁成蓉，放入碗中。豌豆苗洗净放入沸水中略烫捞出，放冷水中过凉，捞出控水后剁成末，放入盛冬笋的碗中，然后加入精盐、生姜汁、白糖、味精、黄酒、胡椒粉拌匀。炒锅上旺火，加入牛奶、鲜汤，烧沸后加拌好的笋茸，至熟后用湿淀粉勾稀芡，起锅盛入汤碗中，淋上麻油即成。佐餐食用。具有和中益气，健脾利尿的功效。适用于前列腺增生等。

（7）加味青鸭羹：青头鸭1只，党参30克，黄芪20克，升麻15克，柴胡15克，草果5个，赤小豆50克，葱白、精盐各适量。将青头鸭去毛及肠杂，洗净；党参、黄芪、升麻、柴胡、草果装入布袋，置鸭腹内，再加入赤小豆，将鸭腹内缝合煮熟，再加葱白、精盐，煮熟即成。空腹饮汤吃鸭肉。具有补中益脾，长举阳气的功效。适用于中气下陷之前列腺增生。

144. 适合前列腺增生患者的汤菜有哪些

（1）雪里蕻冬瓜汤：雪里蕻60克，净冬瓜250克，鲜汤500克，麻油10克，精盐、味精各适量。冬瓜去皮，切成3厘米长、0.6厘米厚、2厘米宽的块。雪里蕻洗净切成末待用。将冬瓜块放入沸水中煮4～5分钟，捞出浸到冷水里，冷透捞出。锅放在旺火上，倒进鲜汤，放入冬瓜和雪里蕻，烧开后撇去浮沫，加入精盐、味精，盖上锅烧2分钟左右，淋上麻油即成。佐餐食用。具有清热利水，生津开胃的功效。适用于前列腺增生等。

（2）雪里蕻冬笋野鸭汤：雪里蕻梗100克，冬笋（净）30克，光野鸭2只（重约1000克），鸡脯肉100克，鲜汤、葱、生姜、精盐、黄酒、味精各适量。将野鸭剥去皮，挖去内脏，洗净后放入锅内，加上葱段、生姜片、黄酒、水，煮成六成熟取出，拆下鸭脯肉，顶刀批成大片。雪里蕻梗泡去部分咸味，用水洗净后，下开水锅焯一下捞出，沥干水分。冬笋洗净，切成3厘米长的薄片，下开水锅焯水后捞出，同雪里蕻梗一起整齐地放在汤汁的另一边。将鸡脯肉斩成末，盛入碗内，加入黄酒和250克清水、葱花、生姜末拌匀，用手挤出鸡汁调料备用。起锅放入鲜汤，烧滚后倒入鸡汁调料，转小火将鲜汤吊清，滤去渣，将鲜汤倒入大汤锅内，推入野鸭脯片，加入精盐、味精、黄酒、葱段、生姜片，加盖后继续上笼蒸烂取出，除去葱姜即成。佐餐食用。具有健脾养胃，利水润肠的功效。适用于前列腺增生等。

（3）肉片丝瓜汤：瘦猪肉150克，丝瓜300克，鸡蛋1个，水发黑木耳30克，葱花、精盐、味精、淀粉、麻油各适量。将猪肉洗净、沥水，切成薄片，装入盘内放入精盐、鸡蛋、淀粉、拌匀浆好。用刀刮净丝瓜皮，洗净、沥水，切成滚刀块。黑木耳洗净待用。炒锅放到中火上。放入少许麻油，待油温达到五成热，放入丝瓜，煸炒几下，放入适量清水，烧开，放入猪肉片撇去浮沫，再放入黑木耳、精盐、味精、葱花，装入汤碗即成。佐餐食用。具有祛暑清心，通络利水的功效。适用于前列腺增生等。

（4）二皮汤：西瓜皮250克，冬瓜皮250克，精盐、味精、植物油各适量。

将西瓜皮洗净，削去外表硬皮，切成块。冬瓜皮洗净，削去外表硬皮，切成块。炒锅上火，倒入油烧热，加入西瓜、冬瓜、精盐、味精翻炒，再加入清水，煮沸后改用小火煮约10分钟即成。佐餐食用。具有除烦止泻，解暑利尿的功效。适用于前列腺增生等。

（5）海带牡蛎汤：鲜牡蛎250克，海带50克，黄酒、生姜片、味精、精盐、植物油、鲜汤各适量。海带洗净切长条。将牡蛎洗净，放热水中浸泡至涨发，去杂洗净放深盘中。将浸泡的水澄清滤至深盘中，和牡蛎一起隔水蒸1小时取出。炒锅上旺火，放油烧热，放入生姜片爆香，倒入海带炒一下，加入鲜汤、精盐、味精、黄酒，倒入牡蛎和汤煮熟，下味精调味即成。佐餐食用。具有补益肝肾，软坚散结，防癌抗癌的功效。适用于前列腺增生等。

（6）绿豆冬瓜汤：绿豆300克，冬瓜1000克，鲜汤500克，生姜10克，葱30克，精盐2克。将锅洗净上旺火，倒入鲜汤烧沸，捞净泡沫。生姜洗净拍破放入锅内，葱去根洗净挽成结入锅。绿豆淘洗干净，去掉浮于水面的豆皮，然后入汤锅炖。将冬瓜去皮，去瓤，洗净，切块投入汤锅内，炖至软而不烂，加适量精盐即成。佐餐食用。具有清热解毒，利尿解暑的功效。适用于前列腺增生等。

（7）公英地丁绿豆汤：绿豆60克，蒲公英30克，紫花地丁30克。将蒲公英、紫花地丁洗净切碎，入锅中加水煎煮，去渣取1大碗汁，同绿豆炖烂即成。吃豆饮汤。佐餐食用。具有清热解毒，消炎利尿的功效。适用于前列腺增生等。

（8）赤小豆草果鸭汤：赤小豆250克，青头鸭1只，草果1枚，葱段、生姜片、黄酒、精盐、味精各适量。将鸭洗净，去内脏，再洗净沥干水。赤小豆和草果洗净，草果捣碎，一并塞入鸭腹内，用线缝合，放入砂锅内，加入葱段、生姜片、黄酒，再加清水高出鸭面，旺火煮沸后改转用小火煲3小时，加入精盐、味精调味即成。佐餐食用。具有健脾开胃，利尿消肿的功效。适用于前列腺增生等。

（9）冬瓜薏苡仁汤：冬瓜（连皮）500克，薏苡仁30克，精盐适量。将薏苡仁用清水浸泡20分钟，冬瓜洗净，连皮切成块状，同放砂锅内，加适量清水，煮

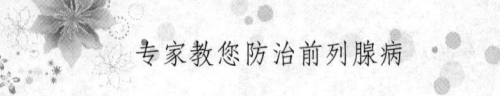

至薏苡仁熟烂，加入精盐即成。饮汁，吃冬瓜、薏苡仁。具有清热解毒，健脾祛湿的功效。适用于前列腺增生等。

（10）田螺赤豆汤：大田螺20个，赤豆200克，白术10克，黑木耳10克，精盐适量。将田螺用清水漂浸去泥，取出螺蛳肉。将白术切片，与螺蛳肉、赤豆、黑木耳一同放入锅中，加适量清水，小火炖2小时，加精盐调味即成。佐餐食用。具有健脾利水，清肝解毒的功效。适用于前列腺增生等。

四、防治前列腺疾病从经常运动做起

※145. 慢性前列腺炎患者要不要参加体育锻炼

前列腺发炎时会有程度不同的充血、水肿，并会带来诸多不适症状，有鉴于此，有不少慢性前列腺炎患者得病后不愿再参加体育锻炼，其实，这种想法和做法是不正确的。

合适的体育锻炼和恰当的运动量非但不会加重病情，相反还可以帮助局部炎症的消退和前列腺功能的改善。因为体育锻炼可以改善全身的血液循环，包括前列腺的血液循环，使前列腺的分泌功能旺盛，增多分泌的前列腺液可以将细菌冲淡，也可以通过排尿或射精方式将细菌排出体外，因此有助于前列腺内细菌的消灭和促进炎症的消退；前列腺血液循环的改善本身也有助于细菌的消灭和炎症的消退；配合药物治疗，有助于将药物更多、更迅速地运送到前列腺内，增强了药物的治疗效果；可以减轻慢性前列腺炎的临床症状，尤其是腰酸胀、会阴下腹部疼痛不适，以及各种自主神经功能紊乱和神经衰弱症状；此外，体育锻炼还可以全面改善患者的免疫功能和对任何疾病（包括慢性前列腺炎）的抗病能力。当然，在选择体育锻炼项目时，应避免骑自行车、摩托车、骑马等，因这些项目均需采用骑跨式坐位，对原本正充血、水肿的前列腺会产生不良影响。

从积极的意义上讲，适当的体育锻炼，对慢性前列腺炎至少有以下几个方面的好处：一是体育锻炼后，全身包括前列腺局部的血液循环加快，这对消灭前列腺内部的病原微生物、促使炎症的消退有一定的帮助；二是适当的体育锻炼能充分发挥药物治疗的作用，通过体育锻炼加速血液循环，能将平时不易到达前列腺的药物迅速和顺利地送达前列腺，或提高前列腺内药物的浓度；三是体育锻炼可以消除不少因慢性前列腺炎引起的症状，如腰膝酸软、少腹会阴等部位胀痛不适及神经衰弱症状；四是体育锻炼后前列腺局部血液循环加快，可使前列腺分泌旺盛，增多的分泌液体可将细菌稀释，也可通过排尿或排精等方式将病原体排出体外。

146. 跑步可以缓解前列腺炎吗

前列腺的护理方法之中，运动是非常有效果的，运动的方式有很多，但从效果来看，跑步才是众多运动项目中的"第一名"，对前列腺的保护效果最好。跑步时，盆底肌肉有节奏地张弛，仿佛是把前列腺放在"蹦床"上，让它在上面"弹跳"，使前列腺及其周围的器官和组织的血液活起来。其次，跑步时，腹腔内脏器尤其是肠管及大网膜，有规律、有力度地对前列腺造成冲击，起到了对前列腺的"按摩"作用。

再比较其他运动对前列腺的影响，就很容易理解了。散步，因为对身体在垂直方向上的运动幅度较小，这种"弹跳"和"按摩"的作用就明显减弱了，所以这项运动对前列腺的保养是有益的，但是，却无法和跑步相比。游泳基本上是人体整体在水平方向上的移动，失去了内部的运动，没有了"按摩"，只有双腿夹水的动作，能够锻炼盆底肌肉，而对前列腺的"弹跳"作用是微乎其微的，它对前列腺的保养还不如散步呢。打网球需要场地，同时，又是运动量较大的一项体育运动，对于老年人来讲，执行起来比较困难。骑自行车，盆底肌肉和前列腺同时受到挤压，不但"弹跳"和"按摩"没有了，连盆底肌肉都造成了紧张，更是无法和跑步相比了。长时间骑自行车，还会对前列腺造成过度压迫。

跑步这种运动受到外界环境的条件限制比较少，也不需要他人的配合。但是，剧烈运动也会造成前列腺的充血、水肿，对前列腺的保养不利。所以，跑步也不能过度，要根据自身的体力，掌握好速度、时间和距离。

为了弄清运动对慢性前列腺炎的缓解作用，研究人员将将近千名久坐男性前列腺炎患者随机分为两组，分别接受为期18周的有氧运动和非有氧运动。研究发现，有氧运动组前列腺炎症状恢复情况明显优于非有氧运动组。每日运动半小时以上就可以缓解慢性前列腺炎，这半小时可以分为几部分来完成，如慢跑10分钟，游泳10分钟，打羽毛球10分钟等。

其中跑步更有助于缓解男性前列腺炎的症状，这是由于跑步能使前列腺及其周围组织器官的血液活跃起来，同时腹腔内脏器官尤其是大网膜和肠管，也会有规律、有力度地对前列腺造成冲击，起到了按摩的作用，每日适度慢跑可以大大减少前列腺炎的发病率，同时对前列腺炎患者而言也可起到辅助治疗的作用。

✲ 147. 如何用气功治疗慢性前列腺炎

慢性前列腺炎的局部症状较为突出，在应用气功疗法时，必须对症选择功法练习。常用的有提肛吐纳功、返回强壮功、点穴按摩功、提肾功等功法。因提肾功比较简便易行，现介绍如下：

（1）端坐于50~60厘米高的凳子上，双脚踏地，脚同肩宽，双手自然置于大腿上，掌心向上向下均可。坐时不能坐满凳子。

（2）集中意念于会阴部，随着呼吸，会阴部一提一放，一紧一松，即使暗劲往上往里提缩，如忍小便状。

（3）采用腹式呼吸法，即呼气时收腹，同时略用力将会阴部上提；吸气时将会阴部随腹部鼓胀而下放。练熟后，可不管呼吸，随时提放、紧松会阴部，每次以20次左右为宜。

每日练功次数3~5次，间隔练功，高血压患者减少每次提缩会阴次数，失眠患者睡前不宜练功。

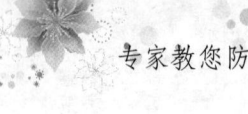

148. 如何做快乐按摩功

既然焦虑、紧张与前列腺炎及前列腺部位的种种不适相关，而慢性前列腺炎的长期反复发作又会使患者焦躁、甚至愤怒，那么，不用服药和行为疗法，按摩能不能对抗紧张和焦虑情绪呢？回答是肯定的。快乐按摩功可以做到这一点。

"快乐灵点"是指按摩身体的某些部位可获得快乐而言。人体的"快乐灵点"在头顶的巅点（百会穴及其周围），足心（涌泉穴及其周围）及双侧枕骨侧突的下缘（相当于风池穴外下方的凹陷处）。

当发生精神紧张，烦躁不安，心情不舒畅或者其他不良情绪时，自己轻轻按揉上述"快乐灵点"，或者轻叩与轻揉交替，间歇刺激这些部位，便可以消除心烦意乱，出现快乐感。用手掌轻揉或者轻拍头顶巅点，或许可以使大脑中内啡肽分泌增加，获得快乐。用热水袋枕于脑后或用温水洗脚并刺激足掌心，能获得深沉的快乐，实际上也是刺激了"快乐灵点"的反应。

149. 如何做前列腺保健操

前列腺保健操一共有4组动作。

第一，顺时针按揉小腹30下，然后按压小腹，有一个从下往上提的过程，重复30次。

第二，用温热湿毛巾，揉洗会阴部，揉3圈往上顶一下，持续1~2分钟即可。

第三，双手掌心摩擦后背的肾区，微微发热即可。

第四，按摩脚后跟和脚底凹陷处，感觉发热即可。

150. 慢性前列腺炎患者如何做医疗体操

慢性前列腺炎的医疗体操应该在自我按摩之后进行，当然也可以单独操练。医疗体操共分13节，练习时，根据患者的体力情况和时间多少，可以全套进行，也可以只做几节。每节的动作可以仅做2~3次，也可以连续做十几次，但是第

四、防治前列腺疾病从经常运动做起

9、第10、第11节不应省略。

第1节：取仰卧位，两手臂枕于头后，双腿伸直，双足稍分开，吸气时用力收缩臀部肌肉，同时紧缩上提肛门，坚持5~10秒，然后随呼气放松肌肉。重复3~5次。

第2节：取仰卧位，两手枕于头后，屈膝足掌着床，两足略分开。用力将腰背及臀部上抬，吸气并同时收缩会阴部肌肉并上提肛门，坚持5~10秒，然后呼气并放松肌肉，姿势还原，重复3~5次。

第3节：取仰卧位 两腿伸直，两臂置于身侧，掌心朝下。吸气时两臂保持伸直以肩为轴向上向后抬至头上。然后呼气并将两臂收回。重复3~4次。

第4节：仰卧位，弯左腿，吸气时用双手将左膝抱紧至胸前，呼气时还原；换右腿同样运动。各做5~10次。

第5节：取坐位置臀部于椅子前缘，双手伸直扶持椅子两侧，双膝弯曲自然分开与肩同宽。缓缓吸气，挺胸挺腹并抬头，以臀部为轴由左向右旋转上体，然后收腹低头，呼气并由右向左旋转上体。重复5~6次。

第6节：准备姿势同第5节，两手掌紧按双膝，吸气并全身用力绷紧肌肉10~15秒；然后放松并吸气。重复5~10次。

第7节：取直立位，双臂抱合，右手握左肘，左手握右肘，以双手背触及双膝。吸气并上提肛门：坚持10秒后呼气并放松肌肉，体位复原。重复3~4次。

第8节：俯卧位，前额枕在双臂上，自然呼吸，双腿交替抬高放下。各重复10次。

第9节：动作如上节，腿抬高后向外侧分开并坚持30秒，放归原处换另一腿练习。重复3~4次，每练习1次可休息2分钟。

第10节：盘腿坐位，右小腿置于左小腿之上。上身挺直，双手掌按在双膝上。吸气并收缩会阴肌肉，上提肛门，坚持10秒，然后呼气并放松肌肉。重复4~5次。

第11节：盘腿坐位，左腿伸直，右腿弯曲，右足跟尽可能靠近会阴，两手按在双膝上。吸气并前躬上身，下颌紧贴胸前，收缩会阴肌肉并上提肛门，双手指尖触左足尖。呼气时肌肉放松，动作复原。重复3~5次后左右腿交换。

第12节：上身直下身跪，两足趾靠拢，足跟向外侧分开，臀部着实坐在足掌上，腰背挺直，用大拇指触摸足跟，其余手指触摸足底。吸气时紧缩上提肛门，呼气时放松。重复5次。

第13节：仰卧位，双足双腿并拢。双手倒叉腰将双足、双腿和腰背尽量抬起并伸直，停留5秒后放下，重复5次。

✽ 151. 运动疗法治疗前列腺增生的机制是什么

前列腺增生患者参加运动锻炼，可增强体质，促进会阴部的血液循环。前列腺增生患者应增加会阴部的运动量，可改善会阴部的血液循环，防治前列腺增生。前列腺增生患者可做收腹提肛操。方法是随着自己的自主呼吸，吸气时收小腹缩肛门，呼气时放松，连续做百次，每天上、下午各做一遍，姿势不限，站、坐和卧位均可。前列腺增生患者做运动时，应注意自我保健，勿过度劳累，不要做过于剧烈的运动。

脑力劳动者的前列腺增生发病率明显高于体力劳动者。由此可见，运动锻炼对于控制前列腺增生的确有些作用。建议中老年人每天坚持一定量的运动，对于改善排尿，或减少夜间排尿次数均有一定作用。

根据前列腺的解剖特点，预防前列腺疾病要注意体位，避免长时间骑跨运动，如骑自行车、摩托车、骑马及久坐等。因为这些体位，使前列腺导管更接近水平角度，同时加上颠簸，容易使带菌尿液反流进入前列腺而引起前列腺炎，这也是汽车司机等与体位有关的职业易患本病的原因。同时上述体位，由于直接或持续压迫前列腺部位，从而加重前列腺的充血与水肿，并使膀胱排空能力降低而加重病情。因此要适当运动，如散步、慢跑、打太极拳，改善血液循环，提高机体的抗病力，尽量避免长时间地骑跨、久坐等体位，这是防治前列腺病应知的常识。运动可以代替药物，但任何药物都代替不了运动，对于前列腺疾病而言尤其如此。患有前列腺病的人，往往不愿意参加运动锻炼，唯恐加重病情，有损肾气或影响生育。其实，适当的运动锻炼对前列腺病的康复益处很多：①运动锻炼后，前列腺局部血液循环加快，对减轻前列腺局部的充血均有益处；②适当的运动锻炼不但使前列腺局部血液循环加快，而且能促进前列腺液分泌增多，可将细菌毒素冲淡，亦可通过排尿或遗精将细菌排出体外，有助于疾病的康复；③运动锻炼，加快血液循环，故能使药物迅速达到前列腺内，增加局部的药物有效浓度，从而加强治疗作用；④运动锻炼可消除因慢性炎症引起的各种表现，如腰酸、下肢痛和各种神经衰弱症状，减轻因前列腺充血而引起的排尿困难。总之，运动锻炼能提高人体的正气，可以调动体内一切抗病能力，促进前列腺病的康复。但锻炼时应选择适合本病及力所能及的运动项目，如散步、慢跑、打太极拳等，同时避免过量。

✽ 152. 前列腺增生患者如何散步

中医认为，闲散和缓地步行，四肢自然而协调地动作，可使全身关节筋骨得到适度的运动，加之轻松畅达的情绪，可使人气血流通，经络畅达，利关节而养筋骨，畅神志而益五脏。现代研究表明，步行可使全身血液、骨骼、肌肉、韧带都活动起来，继而将呼吸、循环、消化、泌尿、内分泌、神经系统皆引到活跃状态之中。它能调节内脏功能的平衡，促进正常的新陈代谢，推迟细胞衰老。散步宜缓不宜急，缓步而行，全身放松，手臂自然摆动，手脚合拍，呼吸和谐，心怡神悦。散步不拘形式，宜以个人体力而定速度快慢，时间之长短，随其自然，不宜强为。应以劳而不倦，见微汗为度。散步应选择无污染无毒的场地，不要到阴冷偏僻之地去散步，选择空气清新之地散步，对人体才有好处。

散步虽好，也需掌握要领。散步前，应使机体自然放松，适当活动肢体，调匀呼吸，然后再从容展步。散步时背要直，肩要平，精神饱满，抬头挺胸，目视前方，步履轻松，犹如闲庭信步，精神从容和缓，在不知不觉中，起到舒筋活络、行气活血、安神宁心、增强体质、延年益寿之效。

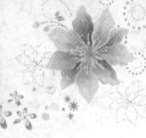

153. 前列腺增生患者如何慢跑

慢跑是一项简便而实用的运动项目，它对于改善心肺功能、降低血脂、提高身体代谢能力和增强机体免疫力、延缓衰老都有良好的作用。慢跑还有助于调整大脑皮质的兴奋和抑制过程，促进胃肠蠕动，增强消化功能，消除便秘等。

慢跑前做3～5分钟准备活动，如肢体伸展及徒手操等。慢跑速度掌握在每分钟100～120m为宜。每次慢跑时间10分钟左右为宜。正确姿势为两手微握拳，两臂自然下垂摆动，腿不宜抬得过高，身体重心要稳，步伐均匀有节奏，用前脚掌着地而不能用足跟着地。慢跑后做整理运动，逐渐放慢速度直到走步，可再做一些徒手操。进行慢跑运动，应持之以恒，制订计划，运动量由小至大，防止突然加大运动量出现疲劳感，防止跌伤。

慢跑应选择在空气新鲜，道路平坦的场所。慢跑时尽量用鼻呼吸，运动量大时口鼻联合呼吸，呼吸频率与步伐协调，两步一呼一吸。慢跑中若出现腹痛应减速或停止运动。进行慢跑运动的同时，注意通过饮食或药物摄取钙、磷，这样会收到更好的效果。

154. 前列腺增生患者如何做缩肛运动

有规律地收缩肛门，有如对前列腺施行很好的按摩，可以促进会阴部的静脉血回流，使前列腺充血减轻，炎症消退。在下列情况下坚持缩肛疗效就更佳，比如每天晚上临睡前及早晨起床的时候，躺在床上各缩肛50次；大、小便之后，紧接着缩肛10多次。干重体力活的时候要注意缩肛；性生活的时候要注意缩肛；性生活之后缩肛10次。缩肛必须要用力，过后最好马上排尿。

五、防治前列腺疾病从心理调适做起

✻ 155. 前列腺炎患者八成有心病吗

某些具有前列腺炎症状的患者，尤其是前列腺痛患者常常没有任何客观病因，认为可能与精神因素有关，有些患者的病因就与心理异常直接相关，一些医生通过使用安慰剂治疗部分慢性前列腺炎患者获得了良好的效果就充分说明了这个问题。有人采用含有木瓜蛋白酶、胰蛋白酶和小牛胸腺的草药片剂治疗慢性非细菌性前列腺炎和前列腺痛患者20天，75%患者获得了非常好的或良好的治疗效果，其余25%用者的临床症状也有一定程度的改善。心理学调查发现，前列腺炎患者存在明显的精神心理因素和人格特性的改变，表现为焦虑、压抑、疑病症、短病，有时甚至出现自杀倾向。但是否存在慢性前列腺炎典型的人格特性还没有最后结论。

出于精神心理因素的影响，可能引起全身自主神经功能紊乱，并导致或加重后尿道神经肌肉功能失调。有人认为，精神心理因素在前列腺炎发病机制中占有重要地位，几乎50%以上的患者都存在这方面的问题。但还不清楚是否由于患者在患病前即具有这种精神心理因素并因此导致或促进了前列腺炎的发生（例如前列腺痛），还是由于前列腺炎造成的继发性精神心理的改变。

有研究表明，80%以上的慢性前列腺炎患者会出现某种精神心理障碍，比如失眠、多梦、健忘、精力减退、情绪低落、悲观失望、易疲劳、紧张、焦虑、抑郁，其中20%～50%的患者比较严重，出现阳痿、早泄甚至自杀倾向。这些症状使慢性前列腺炎变得复杂、难治或容易复发，成为疾病迁延不愈的重要原因。

久治不愈的慢性前列腺炎患者多数有一种"病前性格"，这些患者多数性格内向、敏感多疑甚至略带神经质。一旦他们患上慢性前列腺炎或出现某些异常感觉，会终日忧心忡忡，不知所措，他们往往过分关注疾病对身体的危害，担心慢性前列腺炎将影响自己的性功能与生育能力，担心自己的疾病是性传播疾病，担心前列腺炎可能转变成癌症等。患者的注意力集中在某个或某些症状上，并且使自己的感觉放大，进入恶性循环不能自拔；患者对自己的躯体感觉过度担忧，过分的关注就可使不适的感觉更加明显；由于患者缺乏正确的医学知识，经常会把一些正常的生理反应误认为异常的病理征象，长期过分担忧会形成固定症状。

在治疗过程中努力培养患者的自信心，用已治愈的病例来说服他，用科学知识武装他，让他认识疾病的本质、特点和变化规律。采用心理支持疗法，缓解患者的紧张情绪，让他正视现实，顺其自然，放松心情。采用心理认知疗法，让他认识到自己心理真有问题，不恐惧、不悲观，坚定战胜疾病的信心。

医生要把心理治疗寓于日常治疗当中，因为这类患者不认为自己有心理问题，所以要让他在不知不觉当中接受心理治疗。还要找出患者的心理症结，引导他多说好。有人把手淫当成洪水猛兽谈之色变，有人第1次性生活精神压力过大出现阳痿，有人第1次性生活不熟练未进入造成早泄，这些患者要应用一些暗示性药物，比如血管活性物质、镇痛药、α受体阻滞药。给前列腺炎患者开药物，其中30%是安慰剂，是起暗示效果的。当然如果直接给前列腺炎患者开抗抑郁焦虑药物，病情就能有所好转。

156. 慢性前列腺炎引发的精神症状有哪些

一般来说，慢性前列腺炎患者患精神心理症状的概率是很高的。一般认为

80%以上的慢性前列腺炎患者都或多或少的有精神症状，其中20%~50%的患者精神症状较重，这都是由于对自身所患疾病焦虑引起的。

临床研究表明，不少慢性前列腺炎患者存在明显的精神心理症状和人格的改变，特别是一些久治不愈的患者出现神经、精神症状的频度更高，包括失眠、多梦、头晕、注意力不集中、精力减退、心境低落、疲乏无力、男性特性减弱、焦虑、精神抑郁、情绪波动，可以为微小的过错过分自责，也可以怀疑自己得了某种性病或不治之症，甚至产生幻觉自杀等。这些症状都会使慢性前列腺炎病程延长，病情更加复杂。

在出现精神症状的人群中，病前人格内向、过度仔细、敏感多疑的人更易出现精神症状，常会表现出整日忧心忡忡，不知所措，过分关注所患疾病对自身的危害，过分担心慢性前列腺炎会不会影响到自己的性功能和生育能力等。每日生活在对病痛过度的猜疑中，惶惶不可终日。一般来说慢性前列腺炎患者的精神症状与自己的病程无关，多是由于久治不愈引起的心理压力导致的。

一般具有精神症状的患者多是病前人格特性较为内向、敏感的人，这类人由于对自己的健康太过在意，所以身体有一点点不舒服就会被无限地放大，在患慢性前列腺炎时，由于久治不愈，患者会出现不信任医生、焦虑、抑郁、脾气暴躁、怀疑自己出现其他疾病等心理症状，慢性前列腺炎患者所出现的精神症状一般与病情的严重程度无关，却与就诊的次数和病程长短有关，就诊次数越多，病程越长患者越容易出现精神症状。

有些患者由于不信任医生或由于药物的疗效较慢而自行更换医生和药物，这样会导致病程进一步延长，病情反复，而有些医生只注重治疗身体上的症状而不注重患者心理的治疗，致使没有达到预期的疗效，所以治疗过程中也应注意与患者的沟通，让患者从心理上放松，更有利于患者的配合。

✽ 157. 为什么要对慢性前列腺炎患者进行心理学分析

尽管不断地调整治疗药物、调整睡眠规律、改变工作规律及全面的体育锻炼，都不能从根本上减轻部分患者的疼痛等不适症状。一些患者甚至坦言：他们已经到了精神和肉体忍耐的极限，这些患者可能存在原发性的精神症状。有的患者甚至可以用毫不犹豫的言辞告诉医生，他们的疼痛产生于他们的头脑中。严重的精神、心理损害甚至可以使即使最有效的治疗方案也变得毫无意义，尤其是对于那些既有精神、心理症状而又自认为精神心理因素根本不存在的患者。

因此，对合并精神症状的患者进行心理学分析变得十分必要，在临床工作中有时需要对患者进行必要的心理方面检查，如墨迹测试、主题感知试验等定性方法检测，从心理分析的角度解释患者的病因、临床症状和对治疗的无反应性，并将心理分析应用于对患者的心理疏导和配合治疗。理想的心理学分析应该在患者初次就诊时或进行体格检查前进行，这可以使患者认识到精神心理异常对其健康构成威胁，甚至可以诱发或加重病情。精神心理调整也是其疾病治疗中的重要内容，并帮助我们制订全面合理的治疗方案。最好有一个接受过专门教育的专业心理学和性医学医生来完成这项检查。

158. 慢性前列腺炎患者如何自我调节精神心理状态

由于慢性前列腺炎的发病机制较为复杂，治愈的周期较长，所以患者除了积极配合医生的治疗之外，还要主动进行自我调节，这样才有利于疾病的完全康复。但有些慢性前列腺炎患者往往有较强的依赖性和被动性，把一切努力全部留给了医生和药物，总是希望有一种特效药物或特效方法出现，疾病自然治愈，而不愿主动自觉地配合治疗。

慢性前列腺炎患者还由于疾病的久治不愈往往出现人格方面的缺陷，表现为悲观失望，对治疗没有信心，认为所患疾病难以治愈，精神负担很重，因此在很大程度上影响了疾病的治疗效果。所以，患者应当保持乐观向上的心态，改变消极的思维模式，尽量看到事物积极的一面，树立战胜疾病的勇气和信心，积极配合治疗，心态和思维方式对疾病的愈合非常重要。

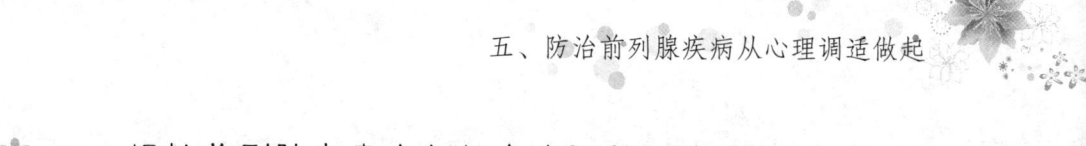

159. 慢性前列腺炎患者如何自我调节行为方式

前列腺炎患者要改变懈怠、懒惰、依赖的行为模式，做事要积极主动，积极参加有效的身体锻炼，热衷于公共事业和社会活动，努力承担起家庭和社会的责任，用行动改变现实。积极参与社会实践可以使患者对疾病的紧张焦虑情绪得到明显的分散与缓解，疾病的症状会因此而明显减轻、甚至可以消失，有时这可能比任何治疗的药物都更加有效。

在进行行为方式自我调节中一定要掌握一个"度"的问题，尽量不要超越体能极限去过度活动，体力的衰竭必将导致免疫功能及其他功能状态的全面衰竭，对正常人尚且有害，对于前列腺炎患者就更加不利。同时，对行为方式要有所选择，尽量避免一切可能对前列腺不利的行为方式。慢跑、做操、跳绳、打太极拳等，这些锻炼项目的强度可以自己控制，健身效果明显，同时使人精神饱满，情绪高涨，利于对疾病的康复，而长途骑车旅游、骑马、赛车运动等是有害的。

160. 慢性前列腺炎为何要做心理治疗

慢性前列腺炎具有症状复杂多变，病情迁延难愈和愈后容易复发等特点，因此有很多患者会顾虑重重，对自己所患疾病的治疗缺乏信心，甚至产生失望情绪，心理上出现种种障碍，而这些不良的心理因素又会影响慢性前列腺炎的治疗效果和预后转归，使原有的病情加重或使之反复发作。因此，有学者提出前列腺炎属心身疾病，慢性前列腺炎患者的心理障碍远较局部病理损害对人体的影响要大，这种认识无疑是有道理的，也是符合临床实际的。基于以上的认识，在治疗慢性前列腺炎时，必须采用综合的治疗方法，而其中的心理疗法是不可或缺的手段。

慢性前列腺炎患在治疗上需要一个过程，但并非绝症，要对医生产生足够的信任感，积极配合治疗。目前经会阴部将药物直接流入到前列腺包膜下，是治疗慢性前列腺炎比较理想的方法之一。患者应当明白，在治疗中途停药或擅自改变治疗方案，这样往往使治疗半途而废。因为精神压力过大，想尽快治愈，不去接受正规治疗，而是看广告吃药，看广告求医，今天找这个医生治两天，过几天再找另一个医生治几天，其结果非但没能治愈所患疾病，反而加重了病情。还有开始怕治不好，治愈后又愁复发，都是不必要的心理负担，应当克服。

慢性前列腺炎虽系单一器官疾病，还有心理因素参与。因此，医生在强调药物治疗的同时，还要重视患者心理治疗。医生要关心体贴患者，取得患者的信任和配合。切忌态度生硬，回答问题简单，这样会使患者反感、忌医，加重心理负担。久治不愈的患者大多有难言之隐，问诊时要避开其他非必要人员，这样患者可获得一个被理解的感觉，减轻其心理压力，同时得到详尽的真实病史，有利于对症治疗。医生应向患者讲解前列腺的解剖生理特点，告知其难治的原因及与生育、性功能的关系，消除其恐惧心理。要鼓励患者增强战胜疾病的信心。还要定期随访使患者有安全感。

慢性前列腺炎病因复杂，病理变化多样，病程从数日到数十年不等，临床表现也多种多样，无特异性，患者四处求医效果欠佳时，往往由此引发一些家庭矛盾。如有的妻子怀疑丈夫有性病、有外遇等而吵架、闹离婚，有的因性功能障碍得不到妻子的理解，更有甚者妻子恶语相加，给患者造成巨大的心理、精力压力，导致病情恶化。因此，患者的妻子先要了解慢性前列腺炎的基本常识和生活中的注意事项，告知其言行对治疗本病的影响，以换取其主动配合丈夫治疗。患者的妻子还可陪同丈夫治疗，这样在彼此相知的情况下，既可使其不良心理得到医生的疏导，又可密切夫妻关系，有助于解除患者的许多烦恼，使之以良好的心态接受治疗，从而提高治愈率。

161. 什么是前列腺生物反馈治疗

盆底紧张性肌痛可能是慢性前列腺炎患者产生临床症状的主要原因，减少盆底肌肉痉挛可改善这些不适症状。生物反馈技术就是应用功能训练的方法来达到改善和协调局部肌肉和脏器功能状态的一种自然疗法。具体的做法是：指导患者认识并纠正排尿过程中的盆底肌肉收缩，进行收缩/舒张锻炼，使肌肉活动恢复到正常的动力学范围；鼓励在家庭中进行肌肉功能持续锻炼，松弛盆底肌肉，缓解发作性的疼痛；逐渐增加排尿间隔时间的排尿训练等，从而打破痉挛和疼痛的恶性循环状态，显著地改善慢性前列腺炎患者的疼痛和排尿异常。尤其适用于排尿异常、逼尿肌不稳定和局部疼痛明显的患者。治疗过程中需要患者与指导者密切配合，并坚持下去才会获得满意的效果。

162. 前列腺炎和勃起功能障碍有没有直接关系呢

前列腺炎是成年男性的常见病，是由于前列腺的急、慢性炎症引起的全身或局部症状，如会阴部位不舒服或者疼痛，有的还伴有尿频、尿急、尿痛等尿路症状。急性前列腺炎多由劳累、受寒、长时间骑车、性生活过频、酗酒、损伤等，致使病菌入侵前列腺而产生；慢性前列腺炎的病因比较复杂，一般是由急性炎症久治不愈造成的。

有些慢性前列腺炎患者会出现勃起功能障碍，但主要是由精神原因造成的，如射精疼痛或较大的精神压力。再比如像尿频、尿急、睾丸坠痛等，也会影响性趣。同时，性兴奋时，前列腺充血也可能在性高潮或射精时疼痛。再者，前列腺炎可能使腺体分泌增多、敏感性增强，从而发生早泄。这一系列现象的出现都会使男性产生一定心理压力，影响性欲和勃起功能，进一步加剧了担心和焦虑，直至造成恶性循环。

男性的正常勃起与阴茎的解剖结构、神经系统、血管系统和内分泌系统等有关，而前列腺炎对上述各个系统基本上没有直接的不良影响，因而不会直接导致男性性功能的损害和勃起功能障碍。勃起功能障碍患者如果盲目地按照前列腺炎的治疗方法来治疗，很容易造成不必要的损伤，甚至导致前列腺炎病情加重。

实际上，即使患有前列腺炎，也不用有太大的心理负担。只要排除不必要的思想顾虑，进行正规治疗，同时在生活上注意劳逸结合，避免久坐，不要长时间骑车，少食辛辣刺激性食物，不饮酒等，前列腺炎很快会痊愈的。

163. 前列腺增生对心理健康有何危害

前列腺增生与老年人性激素平衡失调有关，前列腺增生引起排尿梗阻，主要与增生部的位置有直接关系。伸向膀胱的部分极易堵塞尿道口，长期排尿困难使膀胱高度扩张，而导致膀胱输尿管逆流；梗阻和逆流可引起肾积水和肾功能损害，其临床表现为尿频、排尿困难、尿潴留；某些病例可发生泌尿系感染。患者一般在50岁以后出现尿潴留症状，由于尿频、尿急、尿滴淋或出现尿潴留，患者经常尿湿裤子、床单，造成极大痛苦；尤其是心理受压抑，更加重病情，再加上年龄大，活动不方便，饮食起居靠别人照顾，丧偶者更是孤独，一切事情都要依靠子女；有急切住院做手术治疗疾病的愿望，又担心手术后治不好病还要受罪，怕给子女增加负担等矛盾心理。

部分患者对治疗没有信心，持怀疑态度，不相信能治愈，所以住院后表现得性格孤僻、情绪低沉、反应迟钝，老年人常童心复萌，往往因小事生气，认为子女嫌弃，别人不理解，部分患者遇到因年龄大而离、退休、亲友亡故、环境变化等因素时，对自己患病忧心忡忡，害怕病情加重，怪癖、易怒等，考虑问题较多，不安心治疗。

前列腺疾病与七情失调关系密切，也是重要的致病原因。在本病的康复过程中，保持良好的心态，情绪稳定尤为重要。一些患慢性前列腺炎及前列腺增生的患者，常因本病病程长，短期治疗效果不明显，或易复发而失去信心，产生较重的思想负担及恐惧、忧虑、烦躁易怒等不良情绪。有的患者甚至认为自己患了不治之症，终日忧心忡忡，严重地影响患者的正常生活和工作，对身心健康非常有害。总之，不良情绪对前列腺病有百害而无一利。因此，患病后千万不要害怕和过分担忧，要树立战胜疾病的信心，在战略上要藐视它，同时要按医生的要求去做，积极配合治疗，保持情绪稳定，注意饮食宜忌，节制性欲，适当地参加运动锻炼，提高机体正气，前列腺病是完全可以治愈的。

人到老年，大多体弱多病，给晚年生活带来痛苦和不便。也常会想到与"死"有关的问题，并不得不做出随时迎接死亡的准备，也就对生活失去了兴趣。还有些人离、退休后,出现强烈的情绪波动,如焦虑、抑郁、孤独感和被社会抛弃感。或由于离、退休和体弱多病,使老人与社会的交往减少。看的、想的少了,必然孤陋寡闻,慢慢对外界漠不关心、反应迟钝并缺乏生活的动力。有些重大的生活事件的变化也可能给老年人以沉重的打击,加速老年人的衰老。如丧偶,老伴死亡,自己形影孤单,寂寞难熬,对未来丧失信心而陷入孤独。或家庭不和,或老年丧亲,或经济困难,都会危害老年人的心身健康,因此进入老年期后,要特别注意心理的调节。

164. 前列腺增生患者如何做好心理保健

前列腺增生患者经常参加适宜的休闲娱乐活动,保持心情舒畅,情绪稳定,消除精神压力,豁达乐观,避免忧愁恼怒,切忌过度劳累。前列腺增生患者可根据自己的文化、爱好和条件自由选择。琴、棋、书、画或栽花、养鸟、钓鱼等,都可以培养老年人对生活的热爱,既可体会人生的乐趣,又可陶冶情志,延年益寿。在人与人的交往中,相互多串联,可以交流思想、抒发感情、互相安慰鼓励、学习交流生活经验。这种交朋友活动,可以减少孤独空虚和消沉之感,体会到人间有友谊,无处不温暖。要关心社会,注意国家大事。人是具有社会属性的,人脱离开社会,也就加速了自己的衰落,所以应经常读书、看报,不断更新知识。有造诣的知识分子,尚可在晚年著书立说,总结一生经验。不要轻易怨天尤人,要善于寻求快乐,满足生活。老年人的自我看法与生活满足有明显的关系,生活满足则与健康良好、快乐幸福、无忧无虑及社会适应良好密切相关。

人的寿命即是大脑的寿命。这种讲法,不无道理。大脑是人体的最高司令部,它不仅调节着人体对外界的各种反应,而且管理着体内器官的各项正常生理功能。大脑功能的衰退是衰老的重要标志,但是如何能防止大脑功能的衰退呢?英国有一位著名神经生理学家指出,人的大脑受训练越少,衰老也就越快。而脑的紧张工作开始得越早,持续时间越长,脑细胞的老化过程发展得越缓慢。看来积极、健康地进行大脑的思维活动,能够减缓大脑细胞的老化,维持脑的正常功能。

除家庭关怀外,还要通过各种方式,促使老年人走向社会,增强与人交往,从社会生活中寻找友谊、精神寄托和生活的动力。自然要使老人回归社会,首先在人们头脑中应消除对老年人的一些偏见或成见。所谓偏见是根据一些不完善或不完全的信息所形成的对一个群体的敌对消极态度。成见是对一群人的特征或动机加以概括,把同一态度归属于群体中的每一个人,而不管群体成员中的实际差异。

医护人员要体贴关心前列腺增生患者,多与患者交谈,使患者能将自己心里话告诉医生、护士;把握患者的心理状态,尤其是说话要婉转,对患者高度同情,态度和蔼,语言温和、亲切、虚心,主动给患者更换衣裤及床单,消除其紧张心理,解除思想顾虑,使患者确实感觉到医护人员的关心和照顾。对老年不幸丧偶、性格孤僻、对治好疾病无信心的患者,医护人员可多讲些治疗成功的例子,使其消除顾虑,增强信心,配合治疗。个别子女不孝敬老人,嫌弃、怕脏、怕住院做手术多花钱,对其子女应进行劝说和教育,并以实际行动影响他们,使他们懂得孝敬父母是每个公民的美德,老年人应得到尊敬;宪法规定子女有赡养老人的义务。告诉患者亲属,多给老人送些易消化、营养丰富的食物,对老人体贴、关心,这样使患者在心理上得到安慰,让患者对治疗树立信心。

165. 前列腺增生患者如何调摄精神

中医认为,精神的调摄,直接关系到小便是否通利。精神上的刺激能导致肝郁,肝郁则疏泄失常,从而引起"癃闭"使小便不通。因此,要保持心情舒畅,消除精神紧张,并要正确对待疾病,提高治疗疾病的信心。心情舒畅时,肝的疏泄功能正常,能促使小便通畅,有利于康复。反复出现急迫尿意而不能排出、下腹部胀痛等症状引起精神紧张、焦虑、烦躁不安。有时看到尿中带血、尿液淋漓而产生恐惧感,怀疑是否得了不治之症,有的甚至惶惶不可终日。其实这种思想顾虑是没有必要的,因为精神越紧张,越会加重排尿困难。重要的是及时去医院诊治，一旦明确诊断，就可对症治疗。前列腺增生是一种良性增生肥大的病变，可以治愈。家属也应有一个正确的认识，切忌采用任何刺激性语言、表情、动作对待患者，以免加重患者心理压力。

六、防治前列腺疾病的西医妙招

166. 前列腺炎的治疗原则是什么

单一的治疗方法往往造成治疗周期的延长,多数治疗失败也会导致患者对医生的信任度和配合度下降,所以治疗前列腺炎时,会选择多种治疗方法综合治疗,在治疗过程中,还要不断地复查及回访以便让医生了解患者的病情变化,制订更新治疗方案。

前列腺炎发病初期就应该及时治疗,这是因为发病初期治愈率是最大的,治疗难度也会比较小,细菌尚且停留在表面比较容易清除,所以治疗的最佳时间是发病后1~4个月以内,拖延时间越长,治疗的难度越大,治愈可能性越低,极易造成久治不愈的情况。

由于前列腺炎属于泌尿生殖系统疾病,所以很多男性碍于面子不愿意到大医院治疗,而选择不正规的诊所进行诊治,这些小诊所医生的医术暂且不说,就检查的设备及治疗的硬件设施来讲,是不如正规三甲医院的,这对于疾病的治疗康复是没有益处的,所以还是应该到正规医院进行诊治,在治疗过程中不要"三天打鱼两天晒网",病情一有好转就立即停药会导致病情反复,增加治愈难度。

前列腺炎的治疗最好做到定医院定医生,不可频繁地更换,有些患者在治疗过程中发现药效太慢或自以为没有效果，就自行换药，这样做会打乱医生为患者量身定做的系统性治疗方案，对病情的康复没有益处。系统化的治疗是治疗效果的保障，这种治疗体系包括诊治流程、用药步骤、标准、追踪等环节，以便使患者可以得到明确、及时、系统和有针对性的诊断治疗。

女性阴道内的细菌有时也会导致前列腺炎，而前列腺炎中特异性细菌性前列腺炎也会传染给女性，导致女性阴道炎等妇科疾病，所以在治疗过程中，要求夫妻同治，这样才能保证在治愈后不会再次发生交叉感染，使病情再次反复。

167. 治疗前列腺炎的方法有哪些

Ⅰ型前列腺炎的抗生素治疗是必要而紧迫的。一旦得到临床诊断或血、尿培养结果后，应立即应用抗生素。推荐开始时经静脉应用抗生素，待患者的发热等症状改善后，推荐使用口服药物，疗程至少4周。

急性细菌性前列腺炎伴尿潴留者可采用耻骨上膀胱穿刺造瘘引流尿液，也可采用细管导尿，但留置尿管时间不宜超过12小时。伴脓肿形成者可采取经直肠超声引导下细针穿刺引流、经尿道切开前列腺脓肿引流或经会阴穿刺引流。

Ⅱ型和Ⅲ型前列腺炎（慢性前列腺炎）的治疗目标主要是缓解疼痛、改善排尿症状和提高生活质量，疗效评价应以症状改善为主。健康教育、心理和行为辅导有积极作用。患者应戒酒，忌辛辣刺激性食物；避免憋尿、久坐，注意保暖，加强体育锻炼。最常用的药物是抗生素、α受体阻滞药、植物制剂和非甾体抗炎镇痛药，其他药物对缓解症状也有不同程度的疗效。①抗生素：目前，在治疗前列腺炎的临床实践中，最常用的一线药物是抗生素，但是只有约5%的慢性前列腺炎患者有明确的细菌感染。Ⅱ型前列腺炎要根据细菌培养结果和药物穿透前列腺的能力选择抗生素。前列腺炎确诊后，抗生素治疗的疗程为4～6周，其间应对患者进行阶段性的疗效评价。不推荐前列腺内注射抗生素的治疗方法。ⅢA型前列腺炎的抗生素治疗大多为经验性治疗，理论基础是推测某些常规培养阴性的病原体导致了该型炎症的发生。因此，推荐先口服氟喹诺酮等抗生素2～4周，然后根据疗效反馈决定是否继续抗生素治疗。只在临床症状确有减轻时，才建议继续应用抗生素。推荐的总疗程为4～6周。ⅢB型前列腺炎不推荐使用抗生素治疗。②α受体阻滞药：α受体阻滞药能松弛前列腺和膀胱等部位的平滑肌而改善下尿路症状和疼痛，因而成为治疗Ⅱ型/Ⅲ型前列腺炎的基本药物。可根据患者的情况选择不同的α受体阻滞药。推荐使用的α受体阻滞药主要有多沙唑嗪、萘哌地尔、坦索罗辛和特拉唑嗪等，对照研究结果显示上述药物对患者的排尿症状、疼痛及生活质量指数等有不同程度的改善。③植物制剂：植物制剂在Ⅱ型和Ⅲ型前列腺炎中的治疗作用日益受到重视，为推荐的治疗药物。植物制剂主要指花粉类制剂与植物提取物，其药理作用较为广泛，如非特异性抗炎、抗水肿、促进膀胱逼尿肌收缩与尿道平滑肌松弛等作用。推荐使用的植物制剂有普适泰、沙巴棕及其浸膏等。由于品种较多，其用法用量需依据患者的具体病情而定，通常疗程以月为单位。不良反应较小。④非甾体抗炎镇痛药：非甾体抗炎镇痛药是治疗Ⅲ型前列腺炎相关症状的经验性用药。其主要目的是缓解疼痛和不适。⑤M受体阻滞药：对表现如尿急、尿频和夜尿但无尿路梗阻的前列腺炎患者，可以使用M受体阻滞药（如托特罗定等）治疗。⑥抗抑郁药及抗焦虑药：对合并抑郁、焦虑等心境障碍的慢性前列腺炎患者，在治疗前列腺炎的同时，可选择使用抗抑郁药及抗焦虑药治疗。这些药物既可以改善患者心境障碍症状，还可缓解排尿异常与疼痛等躯体症状。应用时必须注意这些药物的处方规定和药物不良反应。可选择的抗抑郁药及抗焦虑药主要有选择性5-羟色胺再摄取抑制药、三环类抗抑郁药等药物。

前列腺炎的其他治疗方法包括：①中医治疗。②前列腺按摩。前列腺按摩是传统的治疗方法之一，研究显示适当的前列腺按摩可促进前列腺腺管排空并增加局部的药物浓度，进而缓解慢性前列腺炎患者的症状，故推荐为Ⅲ型前列腺炎的辅助疗法。Ⅰ型前列腺炎患者禁用。③生物反馈治疗。④热疗。主要利用多种物理手段所产生的热效应，增加前列腺组织血液循环，加速新陈代谢，有利于消炎和消除组织水肿，缓解盆底肌肉痉挛等。短期内有一定的缓解症状作用，但长期效果不明确。对于未婚及未育者不推荐使用。⑤前列腺注射治疗/经尿道前列腺灌注治疗，疗效与安全性均未得到证实。⑥Ⅳ型前列腺炎一般无需治疗。如患者合并血清PSA升高或不育症等，应注意鉴别诊断并进行相应治疗。

168. 如何选择前列腺炎用药方式

前列腺炎是一种常见的男性疾病，虽然不会威胁到患者生命，但是给患者正常工作、生活带来了很大的影响。药物治疗在前列腺炎治疗中占有重要地位，合理用药是保证药物疗效的关键，因此提高用药的认识，选择恰当的用药方式非常重要。

治疗慢性前列腺炎的药物以口服为主，可以保证治疗效果，同时避免静脉或者肌内注射给患者带来的不便，降低患者的治疗费用。

局部给药的方法可以绕过血-前列腺屏障，用较少量的药物在前列腺局部就可以达到有效的药物浓度，同时避免了全身用药可能带来的副作用。对于难治性、顽固性慢性前列腺炎，局部给药是有价值的值得重视的方法。

常用的局部给药方法包括直接局部注射、经尿道逆行前列腺内加压灌注、保留灌肠经直肠给药等。局部给药方法具有一定的创伤性，需要医生技术熟练以避免可能发生的并发症。

局部给药和口服药物疗效上并无太大差别，仅仅是给药途径的不同，而不可能通过局部给药这一给药途径的改变而完全治愈慢性前列腺炎。

169. 选用抗菌药物治疗前列腺炎时应遵循什么原则

选药前应通过前列腺液的细菌培养检查，明确致病的细菌，选择对细菌有较高敏感性的药物。

确定应用的药物应以高脂溶性、高渗透能力、与血浆蛋白结合率低、离解度高的药物为标准，两种以上并有增效作用的药物建议联合使用。

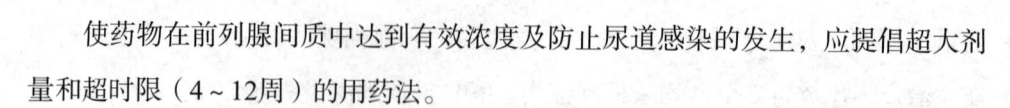

使药物在前列腺间质中达到有效浓度及防止尿道感染的发生，应提倡超大剂量和超时限（4～12周）的用药法。

在用药方向不太明确的情况下，应该优先考虑采用抗菌谱大、覆盖面广泛的广谱抗菌药物。

研究表明，前列腺炎条件致病性细菌，80%是大肠埃希菌，余下的20%可以是变形杆菌、产气杆菌、棒状杆菌等，在没有前列腺液细菌检测资料作为参考时，可以采用含氟喹诺酮类抗菌药物。

根据有无细菌入侵，前列腺炎可分为细菌性前列腺炎与非细菌性前列腺炎，对于病灶中没有致病菌的患者，不宜选择抗菌药物进行治疗，应果断采取其他有效治疗措施。

✱170. 前列腺炎的治疗难点有哪些

很多前列腺炎的患者在实际就诊过程中发现自己的前列腺炎经常出现反复，很难彻底治愈。其实这是很正常，原因无非以下几种。

第一个原因也是最根本的原因，前列腺体本身的解剖和生理特点造成的，前列腺的位置深尤其是前列腺脂质包膜的特殊结构让药物治疗非常困难。

第二个是前列腺炎病因诊断的不明确，让临床治疗工作面临很大困难，往往由于治疗目的不明确，没有针对性，造成前列腺炎迁延难愈。

最后一方面就是忽视性伴侣治疗。很多因性病导致前列腺炎的患者，只知道自己看病，忽略了性伴侣的检查和治疗，结果形成感染—治疗—再感染—再治疗的恶性循环；尤其是一些患者对前列腺炎缺乏正确的认识，不规范治疗和用药，使细菌等致病微生物产生耐药，给医生治疗带来了相当大的难度；因此临床医生在治疗过程中也要充分考虑到这几个方面的因素，在患者的积极配合下明确病因后有针对性地进行治疗，并做好治疗后的预防保健工作，前列腺炎完全可以不再复发。

六、防治前列腺疾病的西医妙招

❋171. 急性细菌性前列腺炎如何治疗

（1）一般治疗：应卧床休息3~4天，大量饮水，禁忌饮酒和食用刺激性食物。可行热水坐浴或会阴部热敷，并保持大便通畅。禁忌性生活。

（2）抗生素治疗：当患者全身症状明显，体温较高，血中白细胞明显升高时，应通过静脉给药，使用1周后改用口服药直到1个月。急性前列腺炎的抗生素治疗应根据尿液或前列腺液细菌培养结果选择敏感抗生素。但由于治疗初期细菌培养未及时回报或无条件时，应及时选用足量、高效的广谱抗菌药物，以控制病情发展。目前多用头孢类抗生素，临床可用注射用头孢呋辛钠（伏乐新），每次1.5克，每日2次，溶于100毫升液体中静脉滴注。或注射用头孢唑啉钠，每次2.0克，每日2次，静脉滴注。如不适宜应用此类药物者，可用磺胺甲基异恶唑（SMZ）与磺胺增效剂（TMP）的复合片剂，如复方新诺明，因在前列腺中能达到较高浓度，成为口服的首选药物。用法：每日2次，每次2片（每片含TMP 80毫克、SMZ400毫克），口服。经治疗若细菌对该药敏感，症状好转者，可继续用30天，以防转变为慢性。对于不能用复方新诺明者，可每日用按每千克体重用庆大霉素3~5毫克（或妥布霉素3毫克），分3次肌内注射；再加氨苄青霉素1克静脉点滴，每6小时1次，共1周，以后根据细菌培养和药敏试验选药，病情好转后可改用口服药物如氟哌酸，继续治疗30天。

（3）对症治疗：①如发生高热，应对症给予退热药。②如膀胱刺激症状明显，可选用：渡洛捷0.2克，口服，每日3次；盐酸坦索罗辛（哈乐）0.2毫克，口服，每日1次。③如发生排尿困难或尿潴留，应行暂时性耻骨上膀胱穿刺造口以引流尿液，或采用细软的硅胶导尿管留置导尿。④手术治疗：如果急性前列腺炎已形成前列腺脓肿，则应经直肠或经会阴部行切开引流术。如果脓肿局限于前列腺内，可用尿道镜行前列腺穿刺排脓术，然后注入广谱抗生素。

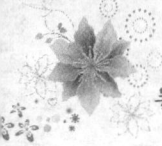

172. 慢性前列腺炎如何治疗

（1）一般治疗：增强信心，消除思想顾虑，节制性欲，但不宜强制性禁欲。宜忌酒及刺激性食物，热水坐浴每晚1次，局部理疗，改变生活中明显的诱发因素如避免长时间骑车等。前列腺按摩：定期行前列腺按摩，可促使前列腺炎性分泌物的排出，每周1次，同时还可进行前列腺液的常规检查，以评价治疗效果。

（2）药物灌注：经尿道插入特制的气囊尿管，向前列腺尿道部注入无菌生理盐水并抽吸数次，吸净脓性分泌物，再注入抗生素，每周1次。

（3）尿道扩张：对尿道狭窄或不通畅者定期尿扩以利排泄，且在探条通过尿道时，可拉长前列腺开口，有利于腺体引流。

（4）前列腺周围封闭。

（5）抗菌药物：由于前列腺脂质包膜的屏障作用，大多数抗菌药物难以进入前列腺内达到有效的抑菌浓度，只有脂溶性高的碱性药物；与血浆蛋白结合少，离解度高的药物；对前列腺脂膜弥散性好的药物才有可能发挥较好的疗效。符合这些条件的药物有磺胺增效剂、复方新诺明（内含磺胺增效剂）、红霉素、林可霉素、利福平、氟哌酸等。此外，氧氟沙星、美满霉素、泰利特等药物疗效更佳。不过，有些从理论上讲效果很好的药物，实际上疗效却并不满意。比如，有人报道一组磺胺增效剂或复方新诺明持续12周治疗的慢性前列腺炎患者，仅仅1/3获得治愈。究其原因是前列腺炎患者局部的酸碱度发生变化影响了药物的进入和治疗作用。因此，无论是口服用药、注射给药、还是静脉滴入或者塞肛用药，治疗效果均不理想。可见，临床选择抗生素必须综合考虑，应该结合前列腺液细菌培养和药敏试验的结果决定用药种类，并根据临床治疗效果加以调整。目前较常用的治疗慢性前列腺炎的方案还有：①利福平与磺胺增效剂联合治疗，每日1次口服利福平3～4片（450～600毫克），磺胺增效剂2片（200毫克），用药15天后改为利福平2片（300毫克），磺胺增效剂100毫克，用药105天，标准疗程为4个月。其缺点为利福平有肝毒性作用，而且用药时间长；患者多难以坚持到底。

采取此方案治疗的患者，应定期检查肝功能。②红霉素2片（0.25克）每日4次，或者四环素2片（0.5克）每日4次，连服15天。或者服用阿奇霉素，每日服用1次即可。优点为对支原体感染亦有效。③氧氟沙星2片（0.2克）每日3次，或者环丙沙星2片（0.5克），每日2次，连服15天。④美满霉素2片（0.1克）每日2次，或者泰利特1片（0.25克）每日2次，连服15天。另外，在口服定量抗生素的前提下，加服保泰松或者皮质激素有加强抗生素对前列腺通透的作用，可以在医生指导下应用。

173. 如何合理使用抗菌药治疗前列腺炎

在根据病原学检验结果选择了适当的种类与剂量后，合理的使用是有效治疗前列腺炎的关键。

选择确定了抗菌药物之后，治疗过程中必须给予足够的剂量与疗程，绝不可因为该药可能存在的毒性或副作用、生活工作情况等而随意减少用量或缩短疗程。药物的不规范使用不但不能有效治疗前列腺炎，而且还可由此导致病原体耐药性的形成、细菌细胞壁缺陷变异及感染的扩散。

抗菌药物的联合使用不但有利于减少或避免细菌耐药性的形成，而且也有利于减少或避免药物对人体毒性或副作用的形成。尤其对于具有多种或大量病原体感染、易形成耐药性菌株感染、易发生细胞壁缺陷变异菌株感染或多重耐药性菌株感染的患者，通常要考虑联合使用两种或以上抗菌药物。

一个疗程完成之后，无论症状是否缓解都必须停药且进行病原体检查。如果引起炎症的病原体对所使用的抗菌药都是敏感的菌株，在此一个疗程的治疗中将会全部被杀灭，因此没有必要再继续使用抗菌药，但如果经治疗后仍有病原体存在，那么这些残留的病原体通常是对所用抗菌药具有耐药性的菌株，此时应更换治疗方案。

174. α-肾上腺素能受体阻滞药为什么能治疗前列腺炎

在诊治慢性前列腺炎的过程，有时医生的处方中会出现哌唑嗪、多沙唑嗪、特拉唑嗪、盐酸坦索罗辛（哈乐）等药物，这些药物均属于α-肾上腺素能受体阻滞药。

尿道壁的张力是由肾上腺素受体控制的，后尿道存在交感神经活性，且要比膀胱颈高，为α-肾上腺素能受体阻滞药改善尿道功能提供了解剖学依据。由于多数慢性前列腺炎患者经尿流动力学检查表明膀胱颈和前列腺部尿道呈现功能性梗阻，从而导致前列腺内和射精管内尿液返流，造成局部的"化学性"前列腺炎可能是其病因中的主要因素。此类患者多有膀胱颈和前列腺尿道部尿道，即尿道内括约肌的张力升高，并因此产生尿流动力学的改变。α-肾上腺素能受体是动力性梗阻产生的重要环节，膀胱颈及前列腺平滑肌上存在丰富的α-肾上腺素能受体，它主要存在于膀胱颈和前列腺基质平滑肌、前列腺包膜和尿道黏膜平滑肌中的交感神经突触后膜上。对尿流动力学检查异常的前列腺炎患者，可以应用α-肾上腺素能受体阻滞药及其他平滑肌松弛药来松弛膀胱颈和前列腺部尿道，改善排尿障碍，消除前列腺内和射精管系统的尿液返流，改善或消除前列腺炎患者的症状。此外，慢性前列腺炎患者的膀胱稳定性、顺应性及收缩性均有改变，逼尿肌不稳定发生率较高，其原因可能与功能性尿道梗阻所致的膀胱去神经超敏状态、逼尿肌α-肾上腺素能受体兴奋性增高及膀胱三角区的刺激有关。α-肾上腺素能受体阻滞药对于改善逼尿肌的稳定性也起一定作用。因此，α-肾上腺素能受体阻滞药是治疗慢性非细菌性前列腺炎和前列腺痛中最重要的药物，即使是治疗慢性前列腺炎也应作为基础性用药配合应用。

目前还不清楚α-肾上腺素能受体阻滞药起作用的具体位点。α-肾上腺素能受体阻滞药可以选择性作用于后尿道、膀胱颈、前列腺部的α-肾上腺素能受体，解除膀胱颈及前列腺部尿道痉挛，增加尿流率，促进膀胱排空，减低尿道闭合压，防止前列腺内尿液反流。同时作用于盆底交感神经，解除盆底肌痉挛，缓解会阴及盆底紧张性肌痛。

研究发现，α-肾上腺素能受体阻滞药可以通过恢复生理性的凋亡作用来减轻前列腺阻塞的静力因素，多沙唑嗪与特拉唑嗪可以通过α-肾上腺素能受体以外的机制来诱导凋亡作用。盐酸坦索罗辛可以稀释脊索内感受伤害刺激所诱导产生的P物质的增量调节作用。因此认为α-肾上腺素能受体阻滞药的作用位点可能不单纯是存在于前列腺、尿道或膀胱的平滑肌细胞，可能还存在其他的作用机制。有研究发现，哌唑嗪等α-肾上腺素能受体阻滞药具有一定程度的改善性功能的作用，这对于合并性功能减退或障碍的慢性前列腺炎患者无疑是一个好消息，可以起到一举两得的治疗效果。

175. 如何选择使用α-肾上腺素能受体阻滞剂

临床上可供选用的α-肾上腺素能受体阻滞剂的品种比较多，具体应用时一般只采用一种α-肾上腺素能受体阻滞剂治疗。不同患者对药物的反应有明显的个体差异，所以对于一种药物治疗效果不好的患者可以考虑改换同类药物。目前国内可以选择的α-肾上腺素能受体阻滞剂主要包括哌唑嗪、苯苄胺（竹林胺）、特拉唑嗪（马沙尼，高特灵）、多沙唑嗪、盐酸坦索罗辛（哈乐）等。

常用的治疗方法有：起始用哌唑嗪0.5毫克口服，每日1次，睡前服用；2日后1毫克口服，每日1次，睡前服用；2日后2毫克口服，每日2次。因为患者对这种药物的耐受性和治疗反应差异相当大，所给剂量应因人而异，逐步增加剂量，达到较好的效果而又不引起直立性低血压、头晕等明显不良反应的有效剂量。绝大多数患者一般每日应用2～4毫克哌唑嗪即可获得满意的治疗效果，最大的治疗剂量可以达到每日18毫克，但一般不应该超过6～9毫克。一般起效时间在3～5日，多数患者对哌唑嗪适当的剂量都反应良好，但如果中断用药症状易复发，所以对哌唑嗪治疗反应良好的患者持续用药是非常必要的，国外主张连续服用半年以避免症状反复。

苯苄胺片具有见效快，服用药物后1～3日内就可以在一定程度上缓解症状，药物剂量也较小，10毫克，每日1～2次。但该药缓解症状的程度不如其他药物明显。

特拉唑嗪是α_1-肾上腺素能受体阻滞药,首剂1毫克睡前服用,以后每日2毫克。

盐酸坦索罗辛是高选择性的α_1-肾上腺素能受体阻滞药,主要作用于α_{1A}-肾上腺素能受体,服用方法是口服0.2克,每日1次。

✱ 176. 地西泮可以治疗慢性前列腺炎吗

地西泮(安定)为中枢神经抑制药,可引起中枢神经系统不同部位的抑制,随用量的加大,临床表现可自轻度镇静催眠甚至昏迷、抗焦虑和抗惊厥药,用于焦虑、恐惧、失眠、肌肉痉挛等。地西泮(安定)具有一定的β受体阻滞作用,可以使肌肉松弛,临床上就是利用这个特点,配合其他药物来治疗慢性前列腺炎的,可以缓解盆底肌肉的痉挛和张力,因此而缓解疼痛不适和排尿异常等临床症状。

对盆底肌紧张性肌痛患者应用具有β受体阻滞作用的地西泮(安定)1.25~2.5毫克,每日1~2次,对α-肾上腺素能受体阻滞药治疗完全无反应的膀胱颈和前列腺部尿道痉挛患者也有一定的疗效,同时还可减轻外括约肌的痉挛程度,具有轻度的肌肉松弛作用,降低后尿道压力。安定对缓解患者的情绪紧张、焦虑也有一定的作用,对心理负担较重的患者有较好的治疗效果,可以同时加服α-肾上腺素能受体阻滞药可收到更好的治疗效果。

但是,长期服用地西泮(安定)在一定程度上会改变人的反应能力,所以,驾驶员及其他从事危险作业的患者,服药后宜谨慎作业或停止工作。男性长期大量地使用安定,常常会降低性欲,并出现性功能障碍。患有严重肺气肿的患者不宜服用地西泮(安定)。因肺气肿的主要特点表现为呼吸功能不全。而安定具有抑制呼吸中枢的作用,可促使呼吸变浅、次数减少,从而加重缺氧和二氧化碳的潴留。患有青光眼、重症肌无力的患者也应忌服地西泮(安定)。

177. M-受体阻滞药为什么能治疗前列腺炎

临床上治疗慢性前列腺炎时，常应用抗生素与M-受体阻滞药联合治疗，可达到更好的治疗效果，如果单纯应用抗生素，对于无菌性的前列腺炎不仅没有效果，还会引起细菌的耐药性，有可能加重患者病情，且由于前列腺腺泡上皮脂质膜的屏障作用，多数抗生素难于浓集于前列腺内，达不到有效的杀菌作用，故应用M受体阻滞剂是一种有效的治疗方法。

由于前列腺组织及其被膜具有丰富的M-受体表达，M-受体可以调节许多疾病的发生发展，M-受体阻滞药也已经被广泛应用于慢性前列腺炎的治疗，M-受体是一种胆碱能受体，可以引起前列腺液的分泌与平滑肌的收缩，而非选择性的M-受体阻滞药可以阻断神经递质与M-受体结合，从而减少前列腺液的分泌，抑制前列腺平滑肌的收缩从而达到缓解前列腺炎引发的尿频、尿急等泌尿系症状。且M-受体可参与免疫系统的调节，影响前列腺局部及全身的免疫系统，从而从病因学上影响慢性前列腺炎的发生和发展，因此M-受体阻滞药阿托品可完全阻断相应浓度乙酰胆碱的抑制作用，可起到调节慢性前列腺炎的炎性症状。

178. 舍尼通能治疗前列腺炎吗

舍尼通（普适泰）是花粉制剂，由于其优良的特性和高科技提取技术（100%破壳和去除过敏原等）而成为治疗前列腺增生症的一颗新星，同时对慢性非细菌性前列腺炎具有良好的治疗作用。

舍尼通（普适泰）具有明显的松弛平滑肌和一定的抗炎作用，其活性成分为水溶性P-5和脂溶性EA-10。动物实验表明水溶性P-5有抗炎作用，脂溶性EA-10有抑制前列腺增生作用，而这两种活性成分都有松弛平滑肌的作用。

尽管在人体中，舍尼通（普适泰）的药理机制尚未完全明确，但临床治疗中舍尼通（普适泰）对慢性前列腺炎，尤其是非细菌性前列腺炎和前列腺痛的有效率却是很明显的，据有关文献报告，其治愈率可达30%，有效率达70%左右。

只是用药时间较长，常需服药3个月以上有效。

179. 如何用激素药治疗慢性前列腺炎

前列腺的生长发育及功能特性明显受到局部的激素影响，尤其是雄激素的影响，因此，理论上讲，激素调节对治疗前列腺炎有一定的作用，临床上治疗慢性前列腺炎采用抗雄激素及雄激素的补充都有研究报道，主要在于选择不同程度的治疗适应症。

临床使用5α-还原酶抑制药阻断雄激素，用于治疗前列腺增生，可以改善患者的慢性前列腺炎、前列腺痛综合征的症状，5α-还原酶抑制药非那雄胺（保列治）提示，非那雄胺（保列治）可能对某些前列腺炎患者有益，但其治疗慢性前列腺炎的机制尚不清楚，据推测可能为，抗雄激素治疗可以减轻前列腺的水中和压力，而减轻症状，以及前列腺腺管内的尿液返流，缩小前列腺组织的体积，而使炎症局限化，尤其对合并前列腺增生的老年男性更为有利。并具有直接的抗炎止血作用。如采用非那雄胺（保列治）治疗慢性前列腺炎合并前列腺增生患者40例，口服每日一次，5毫克，连续3个月，认为非那雄胺（保列治）治疗合并慢性前列腺炎的前列腺增生效果良好，对前列腺体积较大者效果尤佳。

由于非那雄胺（保列治）可以抑制5α-还原酶，使血清睾酮转化为双氢睾酮的能力降低，理论上讲，可能对性功能产生不良影响，表现为勃起功能障碍，性欲减退，射精减少等。但发生率不到1%。因此，青壮年男性使用时要把握好适应证。

雌激素可以诱导试验动物发生前列腺炎症，而共同应用雌激素与睾酮可以阻止炎症的发生，共同应用雌激素与双氢睾酮却不能使组织炎症的发生，提示睾酮可能对前列腺功能具有直接的保护作用，其他一些学者的研究也证明了雄激素刺激前列腺的生长是由于基质中的胶原所介导的。

雄激素水平低下可能导致全身各系统器官功能的全面低下，对于中老年男性或部分合并性功能障碍的部分慢性前列腺炎患者，可能同时合并雄激素水平低下，通过减轻激素水平，适当补充雄激素，可以提高欲望，改善性功能，增强机体的一般抗病能力和各个系统器官的功能。还可以增加附属性腺的分泌功能，包括前列腺液的分泌。因而，可以加速前列腺内的新陈代谢，改善其内环境，促进引流和局部炎症的消退，一般选用安全方便的安特尔（十一酸睾酮胶丸），短期小剂量应用，早饭后口服。口服40～80毫克，根据临床症状的改善情况适当调整，注意其副作用，尤其是对老年男性，严格掌握适应证及禁忌证。

180. 治疗前列腺痛的药物有哪些

治疗前列腺痛的常用的药物是抗生素、α-受体阻滞药、植物制剂和非甾体抗炎镇痛药，M-受体阻滞药、抗抑郁药及抗焦虑药。

（1）抗生素：对于由炎症引起的前列腺痛，抗生素治疗往往能取得不错的效果，而非炎症型前列腺炎则不推荐使用抗生素治疗。

（2）α-受体阻滞药：α-受体阻滞药通过松弛前列腺和膀胱等部位的平滑肌改善不适和疼痛。

（3）植物制剂：植物制剂具有非特异性抗炎、抗水肿、促进膀胱逼尿肌收缩与尿道平滑肌松弛等作用，有助于缓解前列腺不适。

（4）非甾体抗炎镇痛药：非甾体抗炎镇痛药主要用于缓解前列腺疼痛和不适，目前作为治疗前列腺痛相关症状的经验性用药。

（5）M-受体阻滞药：M-受体阻滞药对尿急、尿频和夜尿但无泌尿系梗阻的前列腺痛患者有很好的治疗作用。

（6）抗抑郁药及抗焦虑药：前列腺不适和疼痛对患者身心影响比较大，部分患者常常合并抑郁、焦虑等心境障碍，在治疗前列腺炎的同时，可选择使用抗抑郁药及抗焦虑药治疗。

181. 局部用药治疗慢性细菌性前列腺炎主要有哪些方法

用抗菌药治疗慢性细菌性前列腺炎通常以口服为主，有时也可采用肌肉或静脉注射，这些方法简单易行，痛苦小，患者容易接受，这是优点；但也存在不足，不管是口服还是肌内、静脉注射，药物均需经过血液循环进入前列腺而发挥治疗作用，由于种种原因，弥散到前列腺的药物浓度常不太高，从而影响了治疗的效果。局部用药的治疗方法则能弥补这些不足。局部用药的方法主要有以下几种。

（1）直流电药物离子透入法：即预先将一些抗菌药物灌入直肠内，利用直流电将药物离子经过皮肤或黏膜透入到前列腺里面，因为在直流电的作用下，药物中带正电或带负电荷的离子会分别通过直流电的阳极或阴极透入到组织中间，从而发挥治疗作用。

（2）输精管内药物注射：方法是先将阴囊部位皮肤消毒，然后隔着阴囊皮肤摸到并捏住输精管，经皮肤直接用注射针头朝输精管斜行穿刺，针头进入输精管后，即可将事先配好的抗菌药物缓慢地注入输精管内，这些药物会通过输精管流向后尿道，并通过后尿道前列腺排泄管的开口进入前列腺内。

（3）后尿道内药物灌注：采用这种方法需要将一种称为三腔二囊管的特殊导管插入尿道，这种导管上面有两个管腔分别通两个气囊，充气后，一个堵在膀胱开口处，不让注入的药物进入膀胱；另一个气囊堵在尿道中下段，防止药物朝尿道外流出，在两个气囊之间的导管壁上有小孔，正好对着后尿道前列腺排泄管开口处。这样，从另一管腔注入的药物既不能进入膀胱，又不会从尿道口流出，只能乖乖地从小孔处流入后尿道，并通过前列腺排泄管抵达前列腺深部。

（4）前列腺内直接注射药物：方法是让患者侧卧在床上，会阴部皮肤消毒后，医生戴上消毒手套，将一手示指从肛门插入，在直肠前壁摸到前列腺后定位，另一手从会阴部用长针头穿刺直到前列腺腺体，然后把含有抗菌药、麻醉药、水解酶和糖皮质激素的混合液体直接注射到前列腺组织中去。

✱182. 什么是前列腺炎直接注射法治疗

由于抗生素全身用药在前列腺中不易达到有效浓度而影响疗效，所以便出现了将抗生素直接注入前列腺的治疗方法。其具体方法是选用庆大霉素、卡那霉素、先锋霉素，单独或联合应用，经会阴部直接注入前列腺部，或在B超引导下把药液直接注入前列腺病灶内，每周1～2次，10次为一疗程。

早在1938年就有人开始试用这种方法治疗前列腺炎了，但是由于当时的条件有限，可供选择的抗生素不多，穿刺的定位也不甚准确，因此未能得到广泛应用。近十几年来，随着抗生素药物增多以及超声波技术的进步，又有人重新采用了这种治疗方法，取得了一定的疗效。具体做法为：医生一般将左手示指伸入直肠作引导，右手用长针头注射器通过会阴部皮肤直接刺入前列腺；也可以持针头通过直肠前壁黏膜刺入前列腺。有条件的医院，还可以在B超指导下将针头通过引导器直接对准炎症病灶刺入并注药，使药物到达预定的位置。注入的药液若能根据细菌培养和药物敏感试验选择药物可能效果更好。由于该疗法是将药物直接注入前列腺内，药液可以直接与致病细菌接触，因此疗效比较肯定，据报道，有效率可达80%左右。

✱ 183. 前列腺炎注射治疗有什么优缺点

穿刺直接注药法的优点是药物直接注入了前列腺，并且能够在前列腺内达到有效的治疗浓度。B超指引下的前列腺穿刺，可使药物更准确地到达需治疗的病灶中。注入前列腺的药液还可以从注药部位向周围组织广泛扩散，不但可杀灭注药部位的细菌，还可以消灭其周围的细菌，并在一定时间内留在组织中起到抗菌作用。一部分被吸收入血还可以协同消除尿道等其他部位的感染。

前列腺直接注射法的缺点首先在于前列腺位于会阴的深部，膀胱的下方，从体外将注射针穿入前列腺并非易事，而且，由于前列腺的位置较深，穿刺还容易引起局部损伤，出现血尿等合并症；其次，从体外经皮肤、尤其经直肠黏膜穿刺，容易带入细菌，反而可以引起前列腺或前列腺周围的感染；再次，直接穿刺法穿刺和注药操作均可产生疼痛不适，而且多需反复多次穿刺，许多患者难以忍耐。最为严重的问题是，反复多次地直接注药会引起前列腺体的纤维组织增生和硬化，医生给这类患者作直肠指检时多可以摸到一个质地坚硬的前列腺。慢性前列腺炎是个复发性疾病，即使这次治愈了，在人体过劳、感冒、熬夜等抵抗力低下时有可能再次发作。这样，一旦慢性前列腺炎再次发作，由于纤维结缔组织的增生和对病灶的包绕，无论采用哪种治疗手段，药物都将更难进入病灶中发挥作用。因此，决定采取直接注射疗法应该慎重，除非包括药物离子导入疗法的各种治疗方法均效果不佳时，再考虑使用此法比较恰当。

前列腺炎注射治疗也有一些不易克服的缺点，主要是：①前列腺部位较深，直接注射并非易事，穿刺可造成周围组织损伤并引起血尿；②穿刺可造成疼痛不适，如反复进行，很难被患者接受；③经皮肤或经直肠的穿刺，可将细菌带入，造成前列腺的重复感染；④反复多次的穿刺可造成前列腺纤维组织增生、前列腺硬化，肛诊时前列腺内可扪及硬结，或扪及一质地坚硬的前列腺。纤维组织增生会造成病灶被分离包绕，抗生素更难透入，且会使前列腺液的排出困难。因此在选择这种治疗方法时一定要慎重，只有当其他方法都无效时，才考虑此法，且穿刺不能过于频繁。

✳ 184. 什么是前列腺炎经尿道灌药治疗

三腔双囊导管或四腔双囊导管是一种硅橡胶制品，当灌入药物时，靠一定的压力，促使药液反流入前列腺导管内，继而进入前列腺腺体内。经三腔双囊导管前列腺灌注疗法多适用于病程较长、症状明显、顽固的慢性前列腺炎。此方法简单易行，疗效肯定，是治疗慢性细菌性前列腺炎局部用药的好方法。

灌药方法是将导管插入尿道，小孔眼处正对前列腺开口，先充气囊，使后尿道口及前列腺开口远端尿道都封闭起来，然后再注药。每次注入药液10毫升，休息20分钟左右，再注10毫升药液，反复3～4次后结束。或灌药10毫升后再用注射器抽出，反复多次后直至抽出液浑浊为止。

灌注用的抗生素种类选择不宜统一，可根据药敏试验结果决定。药液的配制方法是抗生素内加入适量的地塞米松（5毫克），与10毫升生理盐水混合，即为1

个药物剂量。根据患者的病情和耐受能力，选择每次治疗灌注的药物剂量。

185．什么是前列腺炎经输精管注射给药治疗

经输精管注射给药治疗前列腺炎的效果较好，具有给药直接、药物浓度高、并能促使精囊内感染的潴留物排出等优点，但操作稍烦琐，最适用于顽固性前列腺炎、慢性前列腺炎同时并发附睾炎、输精管炎或精囊炎的患者。可以根据药敏试验或经验选择适当的抗生素加入少量的普鲁卡因混合后注入，部分患者还可根据病情加入少量地塞米松。每侧注入2~3毫升药液，缓慢推入，并平卧30分钟，每周2~3次，10次为1个疗程。也可采用经输精管连续滴入的方法给药，连续缓慢滴注2~3日。

186．什么是前列腺炎经直肠给药治疗

直肠下段痔静脉丛回流的血液单向输送到前列腺周围的泌尿生殖静脉丛。这一解剖学特性决定了经直肠途径给药治疗前列腺疾病的合理性。经直肠抗菌药物离子导入治疗慢性细菌性前列腺炎有一定的疗效，总有效率约75%。如果与其他的局部治疗方法联合应用效果会更好，例如与经尿道射频热疗联合可以进一步促进药物的吸收。采用中药制剂进行保留灌肠治疗前列腺炎，也获得了比较满意的效果。根据患者的具体情况，辨证施治，将不同配方的中药水煎，纱布过滤去渣，并浓缩至100毫升左右保留灌肠，1~2次/日，每次保留30分钟~2小时，连续10~20日为1个疗程。也有将中药制剂制成栓剂进行直肠内给药。

187．按摩前列腺有何治疗作用

所谓前列腺按摩疗法就是通过定期对前列腺按摩、引流前列腺液，排出炎性物质而达到解除前列腺分泌液郁积，改善局部血液循环，促使炎症吸收和消退的一种疗法。

在怀疑有慢性前列腺炎时，医生通常要对患者做前列腺按摩，并将按摩所得的前列腺液送检，以确定前列腺有无炎症存在，如果镜检发现前列腺液中有较多的脓细胞和白细胞（通常只要每高倍视野超过10个），就说明前列腺有炎症，这是作为诊断的一种手段。除此之外，前列腺按摩又是一种比较有效的治疗慢性前列腺炎的方法。因为，在前列腺发生慢性炎症时，不论是细菌性的还是非细菌性的，前列腺组织都有不同程度的充血和肿胀，前列腺的外分泌功能也会发生异常改变。如果由于局部炎症使前列腺内的排泄管道阻塞，就会使前列腺分泌的液体淤积在前列腺内，进而会加重前列腺肿胀，这样，许多局部不适症状就会油然而生。另外，含有大量脓细胞或细菌的前列腺液如不及时排出，也会加重症状和延缓病情的好转。因此，若能用一种方法促进前列腺液顺利排出，将是一种良好的治疗手段，而前列腺按摩便是具有这种作用的一种非药物治疗方法。医生通过定期给患者做前列腺按摩，可以人为地将积聚在前列腺内的液体排出体外，同时也使躲藏在前列腺内的细菌和脓性分泌物一同排出，从而达到解除前列腺排泄管道的梗阻，通畅引流的目的，这对减轻慢性前列腺炎的不适症状，减少前列腺的溢液现象，促进慢性前列腺炎早日治愈均有裨益。

前列腺按摩是治疗慢性前列腺炎的标准方法，已经在临床上应用几十年了，并有再次受到广泛青睐的趋势。前列腺按摩可以缓解局部充血，减少分泌物郁积，清除前列腺腺管内的细菌和碎片，促进药物及炎症吸收，缓解会阴部症状，适用于因性活动减少造成的前列腺郁积者。按摩力量在患者可以忍受的范围内逐渐加大，一般每周2～3次，持续2个月以上。

前列腺按摩方法对于贮留型和慢性细菌性前列腺炎，凡腺体饱满、柔软、脓性分泌物较多者尤其适用。它既是一种诊断方法，又是一种治疗手段。有人认为本疗法的治疗意义甚至可以超过抗生素。

具体操作方法：患者取胸膝位，术者以右手示指戴橡皮手套，涂润滑的石蜡油先轻柔按摩肛周而后缓缓伸入直肠内，摸到前列腺后，用示指的最末指节对着前列腺的直肠面，从外向上向内向下顺序对前列腺进行按压，即先从腺体的两侧向中线各按压3~4次，再从中央沟自上而下向尿道外口挤压出前列腺液。一般一周按摩1~2次。按摩时手法应"轻、缓"，注意询问患者感受，切忌粗暴反复强力按压，以免造成不必要的损伤，另外，主张按摩完毕患者立即排尿，可使积留于尿道中的炎性分泌物随尿液排出。

本疗法的出发点是考虑到慢性前列腺炎的症状发生，主要由于腺泡及间质中脓性渗出物充胀，不易引流而设定。

凡疑为前列腺结核、肿瘤的患者禁忌按摩。前列腺萎缩、硬化者不宜按摩。急性前列腺炎患者不宜按摩，因为急性炎症期的前列腺组织充血、水肿明显，按摩后会使组织损伤、炎症扩散并可使细菌进入血液，导致败血症，也会使症状加重。因此，急性炎症期的前列腺检查应轻柔慎重，若病情需要做前列腺按摩时，也应在已使用足量抗生素，血内达到较高药物浓度时，才较安全。慢性前列腺炎患者在急性发作期间也不宜做前列腺按摩，以免引起炎症扩散，甚至引起败血症。

188. 为什么理疗也能治疗慢性前列腺炎

医学上的所谓理疗，是指利用声、光、电、温度、水等各种物理因素，对人体组织器官和致病因素发挥作用，从而调节身体各种功能，达到治愈疾病或促进健康的目的。

在慢性前列腺炎的治疗方法中，理疗也占有一席之地，而且越来越引起人们的重视和青睐。目前，用于治疗慢性前列腺炎的理疗方法，其基本原理大致相同，主要是通过生物内热效应的作用，使前列腺内的血管扩张、血液循环加快，以促进腺体内的病原微生物（细菌等）及其他有害物质排出，同时缓解腺体及周围组织的纤维化改变。不过，由于各种方法的作用方式不同，前列腺受到的热效应也不同，疗效上也就存在一定的差异。如经直肠微波治疗和会阴处离子透入治疗，因为距离前列腺较近，热效应相对要大些，加之它们还具有某种"生物电"效应，可以调动起机体的免疫反应功能，增强对腺体内病原体的抑杀作用，所以疗效较好。尽管这样，理疗只是治疗慢性前列腺炎的众多方法之一，对细菌性前列腺炎，理疗常不能彻底杀灭前列腺内的细菌，而应同时配合应用抗菌药物等方法，才能达到最佳治疗效果。

189. 前列腺炎如何物理治疗

物理疗法是借助于声、光、电、热、水等各种物理因素，对机体组织器官和致病因子发生作用，以调节机体本身的内因，来恢复正常生理状态的一种治疗措施。物理疗法主要是利用所产生的热力作用，使深部组织充血，改善血液循环，加强局部组织的滋养，加速炎性产物的吸收清除，有利于炎症的消散。

（1）超声波疗法：超声波是指频率在20000周/秒以上，不能引起正常人听觉反应的振动波。医用超声波能改善局部愈液和淋巴循环，加强局部新陈代谢，使组织酸碱度发生变化，pH值向碱性改变，使局部酸中毒减轻，缓解或消除疼痛。超声波治疗适用于慢性前列腺炎出尿路刺激症状明显和前列腺液镜检白细胞较多的患者。

（2）短波疗法：是一种高频电流疗法，所应用的电流称为短波电流，频率为$3\times10^6\sim3\times10^7$赫兹，波长为10～100米，治疗时电压为90～120伏特。短波的杀菌作用并非直接的，而是由于短波增强了机体的免疫防御机制所产生的间接效果。短波疗法操作简便，治疗时用两个电极板，一个放在臀部，一个放在下腹部的耻骨上方，每次15～30分钟，每日1次，2周为一疗程。本疗法适应于急、慢性前列腺炎及前列腺镜检白细胞较多者。

（3）超短波疗法：是应用高频率电流进行治疗的另一种方法，电流频率较高，一般为30～300兆赫，波长为10^{-1}米，治疗时电压为40～50伏特，其作用机制和适应证与短波疗法相同，但其穿透组织的能力及杀灭微生物的效果比短波大得多。

（4）微波：是一种频率更高的高频电流，较短波和超短波有更强的穿透能力，有可能杀灭前列腺深部的细菌。微波治疗有经直肠发射探头疗法和座椅式疗法两种。经直肠微波治疗需将探头插入直肠内5~6厘米处，隔着直肠前壁向前列腺照射；座椅式治疗患者只需坐在座椅上，微波发射管在前列腺处聚焦，每日治疗1次，10天为一疗程。在做微波治疗时应注意保护睾丸不受照射，以免因高温妨碍精子产生。对于未婚或者已婚未孕的患者，不宜采用微波治疗。

（5）直流电药物导入。

（6）磁穴疗法：用表面磁场1300~1500高斯（磁感应强度单位）的圆形磁片直接贴敷在穴位上。主穴为关元、中极、三阴交；配穴有会阴、足三里等，对大肠杆菌等有一定的杀灭或抑制作用，并能增加局部血液循环，导致渗出物吸收和消散，起到消肿止痛作用。适用于各种类型的慢性前列腺炎。

（7）激光：可用氦氖激光器会阴部穴位照射。

（8）机械震动：将特制探头插入直肠5~6厘米，通电产生震动，有理疗和按摩作用。

总之，物理疗法治疗慢性前列腺炎的方法较多，除了直流电药物导入疗法之外，大多数仅可起到辅助治疗作用，单靠理疗效果较差。最好在药物治疗的前提下，根据就诊医院的设备情况，由医生酌情选择一种理疗方法配合治疗。对无菌性前列腺炎来说，以选择超声波或者振动治疗效果较佳。

190. 什么是前列腺经尿道激光、射频、局部高温治疗

这些治疗方法可以通过热效应和热传导作用，促进前列腺局部的血液循环，增加前列腺腺泡和腺管的通透性，增强白细胞的吞噬功能及酶的活性，加速局部新陈代谢产物和毒素的排除，有利于炎症的吸收和消退。此外，还可使尿动力学参数有所改善，剩余尿改善情况最明显，并长期维持在比较稳定的较低水平。对尿频、尿急、夜尿增多等的治疗效果也较好。通过直肠或尿道途径治疗时间不应超过60分钟，温度控制在45~60℃，对慢性非细菌性前列腺炎有效，低于45℃对前列腺痛有效。这种热效应和热传导作用与局部注药的其他方法联合使用，例如后尿道药物灌注、保留灌肠等，可以加快药物在前列腺的分布和吸收，并能改善

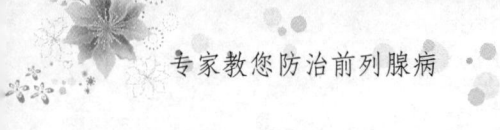

药物的药动学特征，增强其生物活性，起到协同作用的效果。对于细菌性前列腺炎患者，激光、局部热疗、微波及射频治疗无明显作用，甚至可加重病情，所以应该禁止使用。

191. 哪种慢性前列腺炎需要外科治疗

对于大多数慢性前列腺炎患者，通过药物、物理疗法等内科治疗就可以治愈，或者基本控制病情，但有下列情况之一者，则需要采用外科手术治疗。

（1）顽固病例：经过长期和多种内科治疗方法治疗，症状非但未缓解，反而加重，患者十分痛苦，严重影响生活、学习和工作，患者又对内科治疗完全丧失信心等，可行外科手术治疗。

（2）伴发结石：当慢性前列腺炎伴有多发性前列腺结石，严重阻塞前列腺液的排出，只能进行外科手术切除前列腺。

（3）病程长而反复：严重慢性前列腺炎，病程长，多次治疗无效，反复发作，前列腺变硬、变小，有可能癌变，可做外科手术治疗。

（4）引起神经精神异常：重度慢性前列腺炎，引起患者神经衰弱和精神异常，因患者已出现一种非将前列腺切除才能治愈的强迫观念，故需外科手术切除。

（5）伴膀胱颈硬化：严重慢性前列腺炎久治不愈，已伴有膀胱颈部硬化，尿道嵴肥大，或合并脓疡者，可行外科手术治疗。

目前，外科手术方法较多，创伤也较小，过去手术治疗容易发生的阳痿、尿失禁等并发症也有所降低。

192. 慢性前列腺炎是否需手术治疗

目前，已有少数采用经尿道前列腺切除术、前列腺被膜切开术、前列腺精囊全切术等手术方式治疗慢性前列腺炎的报道，疗效不一。但多数人的意见仍是不推荐采用手术治疗，除非前列腺炎伴有下泌尿系梗阻时可以选用以解除梗阻为目的的手术治疗，理由如下。

第一，前列腺炎是良性疾病，不会影响全身健康；目前有很多对症治疗方法，严格采用规范化治疗多数会取得疗效，改善症状。

第二，前列腺炎不是单一的疾病，而是一组临床症候群，故亦称为前列腺炎综合征。尤其Ⅲ型前列腺炎（即慢性无菌性前列腺炎或称慢性盆腔疼痛综合征），病因尚不清楚，但已肯定并非细菌感染所致，亦非仅限于前列腺自身，很可能与前列腺内尿液反流、盆底肌肉痉挛、神经性炎症、免疫性异常，甚至前列腺周围的组织器官的炎症、患者的精神心理状态等因素有关。毫无疑问，病因不明确时，手术失败的可能性极大。

第三，Ⅱ型前列腺炎（即慢性细菌性前列腺炎）发病于前列腺的外周带，而最常用的经尿道前列腺切除术很难彻底切除外周带的炎性病灶。此外，外科手术属于有创性疗法，存在手术意外及手术并发症的风险。

193. 手术治疗慢性前列腺炎的疗效如何

手术治疗慢性前列腺炎患者的临床症状越重，治疗缓解效果越好；疼痛症状的缓解往往可以获得较好的效果，而对于排尿异常的缓解作用要差一些。

前列腺精囊全切除术是比较有效的方法，有30%～100%的治愈率，但由于其手术创伤大且有一定的并发症而限制了它的应用。

顽固性慢性细菌性前列腺炎及合并前列腺结石的患者在用药物治疗难以控制时，可以考虑经尿道前列腺电切术手术治疗，手术比较简单，对改善排尿有一定效果，但较大的感染灶和结石常常位于前列腺的外周带、精阜远端，一般难以彻底清除感染组织，切除范围应达到解剖学包膜、才能彻底切除感染灶，且在技术上难度较大，对慢性细菌性前列腺炎的治愈率只有30%～50%，因此手术适应症应从严掌握，并建议做全前列腺切除。膀胱长期受慢性炎症刺激，局部内环境遭受改变，膀胱颈后唇抬高，导致膀胱颈梗阻，一般对口服α-受体阻滞药和改善排

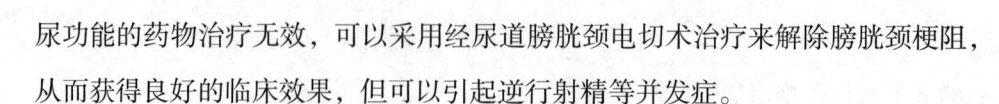

尿功能的药物治疗无效，可以采用经尿道膀胱颈电切术治疗来解除膀胱颈梗阻，从而获得良好的临床效果，但可以引起逆行射精等并发症。

一定要明确手术并不可能完全去除所有的组织炎症或病理性改变，一些患者在手术切除具有炎症的前列腺后，例如经尿道电切前列腺切除术后，前列腺周围仍然可以含有大量感染灶和结石，事实上我们进行较多的手术方式往往保存了绝大部分的前列腺，残余前列腺内仍然可以存在多种异常。在许多情况下手术的目的是去除阻塞部位或明显异常区域，使因炎症或慢性扩张的区域恢复到正常大小，但手术前存在多年的组织结构异常改变需要时间来痊愈，很多情况下，尽管临床症状可以改善或明显减轻，但可能不会完全消失。由于病原体可能仍然在前列腺区域存在或由于手术导致扩散，使手术切除前列腺后也常常不能完全消除患者的症状，患者仍然可具有尿频、尿急、尿痛、夜尿、会阴部不适或疼痛，甚至出现畏寒、发热等慢性前列腺炎或急性前列腺炎样的症状。有学者研究证明对慢性前列腺炎患者尽管已经将全部的盆腔脏器都进行手术切除，仍然不能缓解临床疼痛症状，所以手术治疗有时也很难达到完全彻底治愈的目的。

194. 慢性前列腺炎在什么情况下要考虑手术治疗

手术不是治疗慢性前列腺炎的常规手段，而是在万不得已的情况下采用的一种治疗方法。这首先因为绝大多数慢性前列腺炎经过积极有效的非手术综合治疗，都能获得治愈或明显好转；其次是如果慢性前列腺炎采用手术摘除前列腺，虽然可以彻底清除病灶，但随着前列腺的摘除，也会带来生育能力及性功能的减退或丧失，再说，慢性前列腺炎手术比较困难，由于长期的炎症，前列腺与周围组织易发生粘连，手术时容易损伤邻近组织器官而引起并发症，况且要进行前列腺手术还须有一定的设备和技术力量。

基于以上几点，慢性前列腺炎患者不应轻易选择手术的方法来治疗。但如果有下列情况之一，还是应考虑手术治疗。

（1）经过长期多种方法治疗，病情不但没有好转，反而变本加厉，患者十分痛苦，严重影响生活、学习、工作，并且对非手术治疗已完全丧失信心，又愿意放弃生育能力或敢冒妨碍性功能风险者。

（2）慢性前列腺炎伴有多发性前列腺结石，严重阻塞前列腺分泌液的排泄，前列腺内的病原微生物依靠非手术的方法无法清除者。

（3）严重的慢性前列腺炎病程较长，反复不愈，前列腺因此变硬、缩小，并且出现大大小小高低不平的硬块或结节，而这些硬结又有可能转变成前列腺肿瘤者。

（4）重度慢性前列腺炎引起患者神经衰弱或精神异常，患者有一种只有将前列腺切除才能治愈他的病的强迫观念，对这类患者，手术切除前列腺后，有望精神异常的表现得以好转。

195. 慢性前列腺炎为什么要强调综合治疗

慢性前列腺炎病因复杂、临床症状繁多，局部的病理改变又有其一定的特点，所以治疗本病如仅依赖单一药物或单一方法，不免会有其局限性，因此我们提出了应采取有章可循的全方位、多途径综合治疗的主张。全方位应包括药物治疗、心理疏导和预防保健知识宣教等内容；多途径指内服、外敷、灌肠、推拿按摩、针灸、中药离子透入、超短波、直肠内药物直流电导入、磁疗等不同途径的治疗方法。在具体实施时，应着眼于从整体出发，提高机体的抗病能力，调整机体整体功能；祛除诱发因素，改善局部慢性充血，通畅局部引流；消除有害因素，促使炎症的吸收和病变组织的软化等。在治疗方法的选择上，应根据患者的具体情况和病变的不同阶段具体分析、运用，如对近期诊断为慢性前列腺炎、临床症状较轻、前列腺液化验异常的病例，采用口服中药，配合前列腺按摩和温水坐浴等方法，即可取得良好的疗效；对症状较重，患者难以耐受者，可选择物理治疗、中药保留灌肠、直流电药物离子导入等，常能很快缓解症状；对症状持续不能缓解，前列腺液常规化验白细胞或脓细胞较多，细菌培养呈阳性者，可选择有效抗生素口服或前列腺内直接注射为主，结合其他疗法；对那些经过适当治疗，前列腺炎的客观指标已恢复正常，但主观症状不见好转的病例，还须配合必要的心理治疗。只有这样，慢性前列腺炎的治疗效果才会不断提高。

196. 念珠菌性前列腺炎如何治疗

念珠菌性前列腺炎是由念珠菌性尿道炎并发或性伴侣有念珠菌性阴道炎，通过性接触而传播，为白色念珠菌所致。表现为慢性前列腺炎的症状，有尿道口红、尿道奇痒、会阴和直肠不适等，严重时引起前列腺肿大而出现排尿困难。尿道分泌物或前列腺液中找到念珠菌，沙氏培养基可有念珠菌生长。常用的药物治疗方法有以下几种。

（1）酮康唑200毫克，口服，每日1～2次，共用10～15日。

（2）甲帕霉素10万单位，口服，每日2次，共用10日。

（3）氟康唑100毫克，口服，每日1次，共用15日。

（4）克霉唑0.5～1克，口服，每日3次，共用10日。

197. 滴虫性前列腺炎如何诊治

临床上滴虫性前列腺炎并不少见，由于其症状与慢性细菌性前列腺炎相似，临床表现无特异性，易为混合感染的其他性病的症状掩盖而容易误诊，加上门诊查找滴虫又有一定困难，故也容易被忽视。

滴虫虽说是虫，但是体积很小，肉眼看不见，只能在显微镜下才能看清它们的真面目。小滴虫是单细胞生物，比白细胞大两倍多，头部有4根鞭毛，尾部也有1根。通过鞭毛的摆动，可在水中自由自在地游来游去。它们原本是生活在阴沟的污水中的，不知何时移居到人类的泌尿生殖道，在人群中经性交等途径引起许多难治的性传播疾病，给人们带来许多烦恼。

临床上遇到久治未愈的前列腺患者，不妨进一步询问其性伴侣有无滴虫性阴道炎的症状，如滴虫进入女方阴道，可引起阴道黏膜红肿充血，阴道分泌物增多，产生大量豆浆泡沫样白带，流至外阴，可引起外阴瘙痒，使人坐立不安。如在阴道分泌物中找到毛滴虫，则可确诊。男性检查时可提取前列腺液、精液或尿道口分泌物，加温生理盐水在显微镜下检查，也可把晨起第1次排尿的尿标本离心后镜检，对屡次镜检阴性且临床上确实怀疑滴虫病者，可做滴虫培养。滴虫性前列腺炎的症状大多有不同程度的尿道刺痒或灼热感，尿道有稀薄乳白色或淡黄色、绿色分泌物，尿频、尿浊、余沥不尽、肛门、会阴坠胀痛，口干苦而黏，舌红苔黄腻或白腻，脉弦数或滑数。

在局部治疗的同时，更需要进行全身性治疗。不管患者有无症状，只要检查出有滴虫存在，夫妻均应同时接受全身检查治疗。这是根治，防止复发的重要措施。作为夫妻应相互理解、支持和配合，因为滴虫的传播有时不一定通过性交直接传染，还可通过其他途径，如浴室、浴池、共用毛巾、厕所坐便器、马桶而受染发病；有时受染后也可不马上发病而成为带虫者，然后传给配偶。为此，夫妻双方不要轻易怀疑配偶不贞，更不应拒绝配合服药。女方最好同时治疗，以杜绝相互传染。

（1）全身使用特效药的用药方法如下：

①口服甲硝唑（甲硝唑），用法有三种：1次2克，一次性疗法；每次0.4克，每日2次，连续5天疗法；每次0.2克，每日3次，连续7天疗法。也可用静脉滴注0.2～1克，每日1～3次，1～2周为1个疗程。甲硝唑服药后偶有恶心、呕吐、食欲缺乏等不适。若有皮疹出现或白细胞下降，应停药。因为甲硝唑有致畸和致癌的可能性，也可通过胎盘进入胎儿体内，因此妊娠早期（20周以前）不应口服。可用于妊娠后期，而且只适于经用阴道酸化霜治疗后，症状仍不消失的病例。

②甲硝咪乙砜0.25克，每日3次，共服7天，或2克顿服。

③曲古霉素（10～20）万单位，每日2次，7天为1个疗程，一疗程治愈率为57%，但易于复发。

（2）局部用药的治疗方法：

①尿道局部用药：以1∶5000硝酸银或1∶3000氯化苯甲胺烃铵溶液洗涤尿道，以治疗滴虫性尿道炎。

②阴道局部用药：一般应在月经干净后开始用药，由于阴道滴虫在酸性环境下不易繁殖，因此可在塞药前用0.5%冰醋酸或用0.5%乳酸液冲洗阴道或坐浴，每日1次，连续10日。每次冲洗后局部使用甲硝唑0.2~0.4克，或用曲古霉素片（栓）10万单位，每晚1次，塞于阴道深部，连续10天为1疗程。

（3）前腺按摩：每周作1次前列腺按摩，帮助前列腺液排出。

此外，治疗期间宜停止性生活。

198. 急性淋菌性前列腺炎如何诊治

淋菌性前列腺炎是由于淋球菌侵袭前列腺引起的炎症性疾病。据报道，淋病起初24小时内前列腺淋球菌感染率为6.4%，超过24小时则可达20.6%，说明淋病如治疗不及时、不彻底常可并发急性淋菌性前列腺炎。

淋球菌侵入前列腺后，腺体炎性浸润、纤维性变、腺管炎性狭窄，局部引流受阻，排泄不畅，使分泌物储留，此外，腺体抗菌因子（锌蛋白）降低及免疫功能下降等，炎症使前列腺充血水肿增大，而引起会阴部下坠感压迫尿道造成排尿困难。再者淋球菌性前列腺炎是由于急性淋病治疗不当，淋球菌上行感染至前列腺，前列腺受慢性炎症刺激后使周围包膜增厚，药物更难渗入腺体之内，再加上前列腺包膜周围组织少，血运差，一般药物难达到腺组织，因而治疗有相当的困难。

急性淋菌性前列腺炎临床上易漏诊误治。急性淋菌性前列腺炎多在淋菌性尿道炎后1~3周出现症状，大多数患者发病急骤，有发热、寒战、乏力等全身症状，有的患者发热可达39℃以上，呈稽留热。局部症状以疼痛为主，多较剧烈，并向膀胱区、阴囊、股部、髋部等处放射。会阴部不适、下腹部胀痛、腰骶部酸痛等症状。疼痛常伴有尿频、尿急、尿痛及排尿困难，甚至发生急性尿潴留，有时还可能出现终末血尿、血精及尿道脓性分泌物溢出，部分患者伴有尿道分泌物

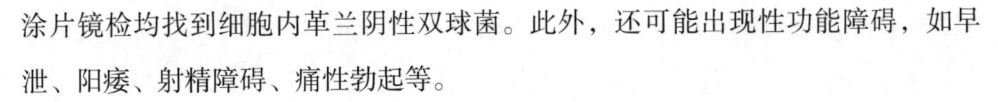

涂片镜检均找到细胞内革兰阴性双球菌。此外，还可能出现性功能障碍，如早泄、阳痿、射精障碍、痛性勃起等。

直肠指检前列腺上方可触及索状肿胀，前列腺增大，表面光滑，有压痛及波动感，有时可触及小结节。肛温升高，会阴部红肿及压痛亦可发现。

淋球菌同时感染尿道前列腺时，临床主要表现为急性尿道感染症状，而前列腺感染症状一般不明显，此时如提取前列腺按摩液检查淋球菌，不能判定淋球菌的来源是尿道抑或是前列腺，虽前列腺穿刺液可决定诊断，但患者多不愿接受。因而有人主张用B超探查前列腺有无感染表现，可为判定本病提供依据，因为本病为前列腺急性感染，腺体一般都会肿胀增大，且多有炎症分泌物滞留其内，B超可显示典型的急性前列腺炎声像图。因此，说明B超声像图对发现和判定本病有较大意义。但还是要强调急性淋菌性前列腺炎的诊断需有赖于前列腺液的检查、细菌培养和B超的检查联合应用。

凡符合下列诊断标准即可诊断为急性淋菌性前列腺炎：①符合淋病诊断标准；②B超显示急性前列腺炎声像图，如前列腺弥漫性增大，形态规则或不对称，腺体轮廓不完整，周边毛糙，被膜处回声不连续，腺体内部回声减低，呈散在低回声，部分有液性暗区，有不均匀的点状回波，即为前列腺炎声像图；③直肠指检前列腺增大，压痛；④前列腺液检查有脓细胞或每高倍视野白细胞＞10个，卵磷脂小体≤50%；⑤前列腺液镜检或（和）培养淋球菌阳性。

治疗方法

（1）肌内注射大观霉素（淋必治）2.0克，每日2次，或肌内注射或静脉注射头孢曲松（菌必治）1.0克，每日1次，配合口服环丙沙星0.4克，每日2次，或泰利必妥0.2克，每日2次，10～15日为1个疗程。

（2）阿奇霉素1.5克，每日1次，连用2～3日。该药是新一代大环内酯类抗生素，抗菌谱广，抗菌活性强，对金黄色葡萄球菌、链球菌、大肠埃希菌、衣原体、支原体及淋球菌等有较强的抗菌活性。临床上已证实阿奇霉素可有效治疗淋菌性尿道炎及非淋菌性尿道炎的混合感染。由于该药组织穿透力强，在前列腺组织和前列腺液中的浓度较高，据报道总剂量500毫克的阿奇霉素80小时后前列腺组织浓度1.0微克/克，而淋球菌、衣原体、支原体的最低抑制浓度分别为0.5毫克/升、0.1毫克/升和0.6毫克/升。因此，口服单剂量500毫克阿奇霉素前列腺组织浓度高于上述病原体的最低抑制浓度，且服药方便，不良反应少，患者乐于接受。因此，阿奇霉素可作为一种治疗急性淋菌性前列腺炎的有效药物。

（3）氧氟沙星300毫克，每日2次，20日为1个疗程。氧氟沙星是喹诺酮类抗生素，主要作用部位在细菌的DNA促旋酶，促细菌DNA曲旋状开裂，抗菌谱广，活性好，对革兰阴性菌有强的杀菌力；本品渗透性强、吸收好、排泄较慢，血液浓度维持时间长，服药后4小时前列腺组织中的浓度达到高峰；在体内几乎不被代谢，以高浓度由尿中排出，故对于后尿道及淋菌性前列腺炎有较好疗效。

199. 慢性淋菌性前列腺炎如何诊治

近来报道近40%的淋菌性尿道炎患者并发有慢性淋菌性前列腺炎、精囊炎，治愈甚难。慢性淋菌性前列腺炎大部分由急性病程移行而来，小部分开始即呈慢性病程，后者常是慢性后尿道炎的主要伴发病。但大多数是由淋菌性尿道炎治愈后，残留慢性淋菌性前列腺炎。患者多有婚外性生活史。

慢性淋菌性前列腺炎患者的全身症状不明显，但精神症状常见。主要是患者顾虑不能生育或性功能障碍，到处求医，大量吃药，当疗效不佳时，反过来认为病情加重，更加忧心忡忡，造成彻夜失眠、头晕眼花、全身乏力。自感会阴部有压迫感、胀感、坠感、痒感、隐痛，或左右睾丸交替坠胀痛。

其余尚有下列症状：①尿道口红，有时尿道有少许的白色分泌物流出，呈丝状，称淋丝，以早晨起床后，便后或尿末明显，且有尿频、排尿不尽感、尿道灼热、尿初或尿末疼痛，疼痛常放射到阴茎头和会阴部。有时出现血尿，以镜下血尿多见。②前列腺放射疼痛可达到会阴部、耻骨上、腹股沟、睾丸，偶见腹痛。③性功能低下，表现为阳痿、遗精、早泄、失眠、多梦，个别导致不育。④个别可引起全身关节等变态反应或风湿样改变。这是细菌毒素引起的过敏反应，表现为神经炎、神经痛、虹膜炎、结膜炎或关节炎。直肠指诊可触及前列腺饱满或大小正常、质稍硬、硬度不匀、无弹性、轻压痛。⑤前列腺液涂片镜片见卵磷脂小体减少（++~+~少许），分布不匀，白细胞增多，每高倍视野内白细胞数超过10个，并可成堆存在，上皮细胞增多。前列腺炎严重时，前列腺液呈脓性或脓血性的液体，镜检时可见大量成堆的白细胞和上皮细胞，并有不同数量的红细胞，卵磷脂小体极少。通过涂片镜检可找到多核白细胞内有革兰阴性双球菌。前列腺液培养可用MTM（改良T-M）培养基或克C培养基中，36小时有淋球菌菌株生长。但镜检及培养的阳性率往往较低，这主要是目前培养技术水平不高及前列腺本身的抗菌作用影响。⑥前列腺液pH值明显升高。前列腺炎的治愈程度与前列腺液pH值恢复成正比。⑦尿常规见白细胞增加。尿三杯试验第一杯尿中，肉眼可见碎屑，镜检有白细胞；第二杯尿清澈无白细胞；第三杯尿中混浊，镜检可见大量白细胞。⑧B型超声波检查见前列腺形态呈栗子形，包膜光带完整，有时回声增强，光带增粗，光点弥漫性增多，且大小不等，分布不均匀，部分患者声像图略增大。

慢性淋菌性前列腺炎的治疗：对慢性淋菌性前列腺炎患者，除做耐心的思想工作，解除患者顾虑外，嘱其多饮水、多排尿，起到自我冲洗尿道，帮助前列腺分泌的排泄，减少膀胱刺激征的作用。同时忌酒、酸、辣、浓茶、咖啡等食物，并避免长时间骑自行车，不要久坐不动。

本病需采用物理和药物配合治疗。

（1）宜用热水浴或坐浴，并可选择红外线照射、离子透入、超短波、CO_2激光或电热磁疗等。

（2）前列腺按摩可使炎症分泌物排出，每5~7日1次，4~8次为一疗程。但近来有些学者提出定期做前列腺按摩可促进淋菌在前列腺内的扩散，不主张使用。

（3）抗生素治疗同以上急性淋菌性前列腺炎的治疗方案。

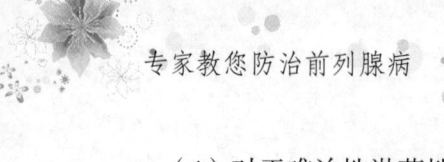

（4）对于难治性淋菌性前列腺炎，国内有人经输精管和尿道给药治疗的方法进行处理。治疗方法：阴囊及会阴部常规消毒，将输精管固定在阴囊前壁皮下表浅位置，局麻后，经阴囊皮肤输精管穿刺注射（进针方向远离睾丸端），注射药物为氨苄青霉素2克加生理盐水稀释至10毫升，隔2天注射另一侧，共4次。同时进行尿道灌注，以三腔双囊导尿管注入药物至尿道前列腺部。配方为菌必治0.5克，氢化可的松0.125克，生理盐水5毫升，注入后3～4小时内暂不排尿，每日1次，共5次。结果经上述治疗1个疗程后所有患者症状消失，前列腺液涂片或细菌培养均未见革兰阴性双球菌（所有病例连续查两次），随访3～8个月，虽有20％的复发率，但经再次治疗可愈。这种采用经输精管穿刺注射和尿道灌注法给药的方法，可使药液顺着前列腺小管的自然管道弥散，不但药物浓度高而且弥散范围广泛，多能迅速奏效。治疗期间要强调患者应避免熬夜、饮酒、禁止性生活，患者的妻子应同时治疗，以免再次感染。

200. 衣原体、支原体性前列腺炎如何诊治

衣原体引起的前列腺炎症状较轻，常表现为阴茎刺痛、尿道刺痒、会阴部直肠部位的坠胀不适，前列腺液检查白细胞增多不明显。检查方法有前列腺按摩液或前列腺针吸活组织培养，以及免疫分析法测定沙眼衣原体抗原，是临床诊断的重要手段之一，主要有衣原体酶法、放大的免疫分析法及免疫荧光技术。

支原体是一种介于细菌与病毒之间的微生物，广泛分布于自然界中，共有80多种，引起前列腺炎的支原体主要是解脲支原体。这是一种特殊型别的支原体，分为两个群，个体呈球杆状，常寄生于人的尿道、口腔及呼吸道上皮内，它具有将尿素分解成氨的性能。支原体对男性生育能力的影响目前已得到较肯定的认识，且多数学者承认解脲支原体是前列腺炎的一种致病微生物，可侵袭尿道黏膜和黏膜下尿道腺体，向上蔓延引起前列腺炎。支原体感染的诊断依靠前列腺按摩液或按摩后初段尿进行分离培养，光镜下菌落呈"油煎蛋"状。

解脲支原体和沙眼衣原体感染所致的慢性前列腺炎，往往是非淋菌性尿道炎

向上蔓延而来。其诊断标准如下：①临床症状。尿频、尿急、尿痛，尿有余沥，尿道口有乳白色分泌物，耻骨上或会阴及肛门周围疼痛不适，或有性功能障碍等。②直肠指诊。前列腺大小正常或有肿大，表面不平，或不对称，质地略硬，有压痛，可扪及不规则的炎性结节。③前列腺液检查。镜检每高倍视野内白细胞≥10个或有成堆现象，卵磷脂小体减少或消失，pH>6.8。④支原体的检测。采用培养法，解脲支原体培养基含有酚红和尿素，解脲支原体在生长过程中可分解尿素产氨，使培养基pH值升高，酚红指示剂受pH值变化的影响而使培养基由淡黄色变成红色，此为阳性，表明有解脲支原体生长。

解脲支原体、沙眼衣原体引起的非淋菌性尿道炎，目前尚无快速特效的治疗方法。一般采用广谱抗生素治疗，但因其副作用大，易产生耐药性，且价格昂贵，不易被患者接受。因而多主张中西医结合的办法进行治疗。

（1）抗生素：西医治疗非淋菌性前列腺炎与治疗非淋菌性尿道炎一样主要应用广谱抗生素。四环素、多西环素、红霉素是传统的一线药物但已有不少菌株产生耐药性。目前可用以下几种。①罗红霉素：0.15克，口服，每日2次，共用14日。或琥乙红霉素800毫克，口服，每日4次，连用7日。②米诺环素（二甲胺四环素）：第1日，1次口服0.2克，第2日起0.1克，每日2次。连用7日。③阿奇霉素（舒美特）：能同时治疗淋病和衣原体、支原体感染，而且1次用药即有效。用法：阿奇霉素0.5克/片，1次口服1.5克。或头天晚上1克，第2天早上0.5克。④克拉霉素：500毫克，每日2次，连服7日。⑤甲硝唑：2克，单次口服，加红霉素0.5克，口服，每日4次，连用7日。对以上5个方案可任选一种。

（2）喹诺酮类不但对衣原体、支原体有效，对淋球菌也高度敏感。①氟哌酸200毫克，每日3次，共用14日。②氧氟沙星200毫克，每日3次，共用14日。③环丙沙星250毫克，每日2次，共用14日。④依诺沙星0.2克，每日2~3次，共用14日。

本病用上药治疗后有一定疗效。疗程结束后，如仍有炎性症状，则应注意排除阴道滴虫、真菌或其他病毒感染的可能性。

201. 结核性前列腺炎如何诊治

结核性前列腺炎又称前列腺结核，主要是一种继发性结核，很少单独存在，常常同时有精囊、输精管、附睾和睾丸结核。

对于前列腺结核的发病机制，过去以为是由肺或其他器官结核经血行途径感染附睾，再由输精管侵犯前列腺和精囊，这一说法已被多数学者否定。目前的看法认为肺及其他器官的结核菌最先侵犯前列腺和精囊，以后再经过输精管到达附睾和睾丸。泌尿生殖系统结核中最多见的是肾结核，其他器官的病变大都继发于肾结核，包括前列腺结核。肾结核的病变愈严重，并发男性生殖系结核的可能性愈高。作为继发性结核，男性生殖系结核很少发生于一个器官，而是同时发生在前列腺、精囊腺、输精管、附睾和睾丸。因此，前列腺结核不是孤立存在的。由于附睾结核常有临床表现，故易早期被患者或医生发现，而前列腺结核较为隐蔽，较难发现。

前列腺结核大多发生在20～40岁性成熟期青壮年，少数患前列腺增生的老年人可同时合并前列腺结核。早期的前列腺和精囊结核常无症状，有的出现慢性前列腺炎的症状，以后则症状逐渐明显，其临床表现为：①会阴部不适、胀满和下坠感，腰痛，下腹部、肛门和睾丸痛，久坐及骑自行车后症状明显加重。②直肠疼痛或抽痛，有胀感，大便时痛，或有里急后重，即有时有便意，但无排便。疼痛可向髋部和大腿根部放射，症状可逐渐加重。③尿液改变。可伴有尿液浑浊，尿道内少量分泌物，尿液内有红细胞、脓细胞、蛋白和结核杆菌。④泌尿系刺激症状及排尿困难：当膀胱颈及尿道受结核波及时，可有尿频尿急、尿痛症状，在前列腺及精囊肿大明显时，可压迫后尿道、膀胱以及输尿管末端，引起尿道狭窄，导致排尿困难，严重时可出现尿潴留，或上泌尿系扩张积水。⑤附睾病变。表现为附睾肿大、发硬、表面不规则呈结节状、轻度压痛，偶可有输精管念珠状结节，精子数量也相应减少，活力大受影响。⑥影响生殖和性功能。病变严重时，前列腺液分泌减少，使性生活中精液减少，影响生育能力；腺体破坏则射精时痛。当结核引起腺体内出血或结核侵犯精囊，就可出现血精，精液呈粉红色或带有血丝，严重时精液完全呈血液状，并出现性功能障碍。⑦结核性窦道形成。到后期，结核性脓肿常常破溃，侵犯会阴或阴囊皮肤形成寒性脓疡，不断有脓液流出，可形成阴囊或会阴部结核性窦道。⑧全身症状：前列腺结核时毒素吸收后常常导致患者发生乏力、低热及盗汗、消瘦等全身症状。

凡有肺结核、肾结核或其他部位结核，并有慢性前列腺炎症状时，要考虑结核性前列腺炎的可能，应对患者做到全面细致的检查。详细了解病史有助于诊断，包括结核病接触史、全身一般情况等。体检主要是直肠指检。通过直肠指检可摸到肿大的前列腺，呈结节状，表面高低不平不规则，质地偏硬，有轻度压痛；伴附睾、输精管结核时，可见到附睾肿大或输精管串珠状结节。如脓肿或空洞形成时有波动感，质地柔软，病变严重时整个前列腺发硬增厚，范围广泛，边缘不规则。取24小时尿离心沉淀后涂片染色找抗酸杆菌，连续查3天，也可留晨起初次尿沉淀涂片检查。必要时可做结核菌培养。精液和前列腺液检查包括结核杆菌的涂片检查和培养。通过会阴途径进行前列腺穿刺活检，病理检查便可确诊。X线检查包括静脉泌尿系造影、膀胱造影、输精管精囊造影、尿道造影、静脉肾盂造影等。膀胱尿道镜检查可了解是否同时存在膀胱、尿道结核。急性期前列腺部尿道呈深红色，易出血，精阜肥大，可见到浅表溃疡。慢性期尿道增厚，形成皱褶、瘢痕，甚至挛缩。B超检查可用直肠探头伸入直肠内，检查发现清晰的前列腺图像。该项检查可较准确地发现前列腺病变，但定性不够准确，需与其他检查配合起来分析。PCR检测结核杆菌是一种通过体外基因数量短时间的呈指数放大来代替细菌培养时菌落数的增加，最后通过检测扩增的DNA来检测细菌的一种基因诊断方法。具有操作简单、敏感性高、特异性好等特点，PCR检测结核菌的DNA，仅需5小时左右，比分离培养法鉴定结核菌在时间上明显缩短。但PCR在操作过程中受各种因素影响，需要一定的经验和排除各种干扰因素。

结核性前列腺炎的治疗和全身结核病的治疗方法相同，必须包括全身治疗和抗痨药物治疗两个方面。

前列腺结核患者要注意充分地休息，不能过于疲劳，要摄入丰富的营养和富含维生素的食品,要接受充足的日光照射,以充分提高患者的抵抗力。

前列腺结核用抗痨药物治疗有较好的效果。治疗方法与肾结核的治疗相同,采用以异烟肼、链霉素、利福平、吡嗪酰胺等为主的两种或三种药物联合应用。目前采用的第一线二联或三联抗结核药物,仍是治疗生殖系统结核的主要药物。应请教从事结核专业的医生,制订合适的治疗方案。前列腺结核的抗痨疗程应为2年,要耐心治疗,直到痊愈,其间尿液或前列腺液结核菌涂片和培养应多次阴性,直到泌尿生殖系结核症状消失为止。一般经验认为,治疗疗程为18~24个月,最好服药2年左右。

为了及时了解用药量及用药期限,应该在治疗过程中多次进行精液结核菌培养,因前列腺液是精液的组成部分,所以,通过无损伤的手淫取精,即可取得部分前列腺液,从而据此可查出其中有无结核菌存在。

由于前列腺腺泡细胞膜上有一层脂质膜,且前列腺液的pH值比血浆低,所以前列腺组织中的抗结核药的浓度一般比较低,所以很难达到有效的足量,因而疗程需要持续很长。一般治疗效果较好,不需手术。

由于结核病的手术治疗并发症较多,一般持慎重态度,不主张进行手术治疗。一般来说,前列腺结核用抗痨药物治疗有较好的效果;保守治疗即可,很少需要对前列腺结核采用手术治疗。如前列腺结核合并附睾结核,附睾病变严重,有脓肿或窦道形成时,才需切除附睾病变,以使前列腺精囊结核病变得以控制。如前列腺结核经抗痨治疗无效时可采用经会阴途径彻底切除前列腺和精囊,有助于病灶愈合,大多数患者可获得痊愈。如果前列腺结核发展到比较严重的程度,如出现广泛性的空洞,形成干酪样坏死,或造成泌尿系梗阻时,无法用一般抗痨药物治疗,有时可并发结核性冷脓疡或引起尿道瘘及会阴瘘,对这类患者除了继续使用抗结核药物治疗外,必要时可以行前列腺切除术,切除有病变的前列腺及周围的病变组织,必要时可做尿流改道手术。如伴有附睾结核,亦可一并切除。但手术指征需严格掌握,不能轻率动刀。因此种手术范围较大,创伤也大,并发症多,还能引起持久尿瘘,长期疗效也不理想,因此,作为医患双方应权衡利弊,慎重考虑是否一定要行手术治疗。

治愈的标准是尿液、精液或前列腺液结核菌涂片和培养均为阴性，患者泌尿生殖系统结核症状及体征全部消失。

202. 非过敏性肉芽肿性前列腺炎如何药物治疗

非过敏性肉芽肿性前列腺炎常好发于老年人，主要是由于前列腺组织对于淤滞于间质内的精液成分和细菌产物产生的异物反应。

目前最常用的方法是通过药物进行抗炎治疗，主要有抗生素、皮质激素和中药等。泌尿系梗阻症状明显或年龄较轻的患者进行非手术治疗即可，如非手术治疗4周以上梗阻不能完全解除者可考虑手术治疗。

抗生素加泼尼松疗效是最好的抗炎抗过敏药物治疗方案，其用法是抗生素加泼尼松（10毫克，每日3次），14天为一疗程，2周症状消失后，泼尼松为5毫克，每日3次，直到症状消失和腺体缩小。

采用前列腺内或前列腺周围注射的患者可用抗生素（常用庆大霉素8万单位）加地塞米松5毫克加2%普鲁卡因6毫升经会阴注入前列腺内和或前列腺周围组织内，每周2次，10次为一疗程，疗效显著，可减少长期用激素的副作用。

203. 为什么有的慢性前列腺炎患者的前列腺会缩小

身体的任何组织器官在发炎时都会有不同程度的充血水肿等改变，这表现在形态上都会发生或多或少的增大，前列腺发炎也是如此。大多数慢性前列腺炎患者在就诊时，医生通过直肠指检触摸前列腺往往会感到前列腺有程度不同的饱满或增大，中央沟变浅，或有触痛，但有少数慢性前列腺炎患者的前列腺非但没有增大，反而会变小，这是什么原因呢？这对慢性前列腺炎的预后会有什么影响呢？研究表明，慢性前列腺炎所致的前列腺体积缩小并不是一件好事，原因之一是导致前列腺体积缩小必定要经过相当长的时间，也就是说病程往往很长，由于前列腺的长期慢性的炎症刺激，造成腺体内血管闭塞、组织纤维化和萎缩，以致前列腺缩小；其二是前列腺长期慢性炎症后，常常与周围组织发生粘连，引起膀胱颈开口处的炎症、纤维化或狭窄（膀胱颈挛缩），这种患者常会出现尿频、尿急、排尿困难等类似于前列腺增生的症状，其实前列腺体积并不大，相反可能是缩小的；其三是前列腺发生纤维化或萎缩后，由于腺体内的血管闭塞，所采用的治疗药物就更难以到达病变部位，从而加大了慢性前列腺炎的治疗难度。从上可知，当发现慢性前列腺炎患者的前列腺缩小时，除了证明其实际病程较长外，还预示其治疗难度较大，疗程也将更长。

204. 前列腺会同时存在炎症和增生两种疾病吗

慢性前列腺炎是青壮年男性的常见病，而前列腺增生则是中老年男性的常见病，但在某些情况下，它们可以同时发生在一个人身上，从而使疾病变得更加复杂难治。临床上经常会碰到这样的情况，一些患有前列腺增生的中老年患者，常常会因久治不愈的排尿困难和尿频、尿道疼痛等而感到苦恼，经过医生的详细检查后，发现他们的前列腺除了增生外，还有炎症存在。那么，为什么小小的前列腺会同时有两种毛病呢？这是由前列腺的生理解剖等原因决定的。

前列腺同时有增生和炎症往往多见于中老年患者，从解剖上看，前列腺组织中有许多条排泄管共同开口于前列腺尿道的精阜处，这些管道可以把前列腺液和精囊液通过尿道排出体外。当前列腺增生时，不仅前列腺尿道被增大的前列腺侧叶挤压变得狭小、排尿时尿道内的阻力增大，而且腺体内原有的排泄管也因受压而变得迂曲延长或狭窄阻塞，这样，不但前列腺腺管内的液体不能顺利排出，膀胱里的尿液还可以逆向流入压力较低的前列腺腺管内，有时甚至还会流入精囊。由于这种倒流的尿液往往是长时间留在膀胱内的残余尿，细菌感染的可能性很大，所以它们的倒流将会引起前列腺的感染。此时，小小的前列腺就会出现既有增生，又有感染（炎症）的局面。从因果关系分析的话，绝大多数是先有前列腺增生，之后继发或合并前列腺炎症的。因此，在诊治中老年前列腺增生的时候，切莫忽视同时存在前列腺炎症的可能。

205. 在前列腺同时有增生和炎症的情况下应如何进行治疗

从大量的临床病例分析，尽管前列腺的增生和炎症可同时存在，但它们还是有先后主次的，多数情况下是前列腺增生起着主导的作用，而一旦增生的前列腺又合并炎症，则会给前列腺增生的保守治疗带来很大的困难，这类患者尽管经过长期的药物治疗，却往往收效甚微，有的病情反而日趋加重。其原因在于前列腺炎所引起的病理改变，就像身体的某一部位受伤后，愈合时往往会留下一道僵硬的瘢痕一样，特别是伤口有炎症时，瘢痕就更为明显。前列腺也有类似的情况，由于前列腺炎症的存在，腺体组织就会发生纤维化或瘢痕形成，腺体内的血管可随之出现狭窄或闭塞，血流量会大大减少，这样即使是再有效的治疗前列腺增生的药物也难以发挥应有的作用了，因为绝大多数药物都需通过血液循环才能进入前列腺组织中去。于是，前列腺的增大、尿道的狭窄、腺管的阻塞、尿液的逆流、血供的减少等不利因素相互作用，使增生和炎症互为因果，形成恶性循环，从而使病情变得日趋复杂和严重。

在这种情况下，治疗的原则必须是采取措施阻断上述恶性循环，一般要用"双管齐下"的办法，即既要抑制前列腺的增生，又要控制前列腺的炎症，为此可选用一些促进前列腺疤痕软化和改善前列腺局部血液循环的药物。当然，前列腺增生和慢性炎症均是比较难治的慢性疾病，患者应有长期治疗的思想准备。如果经过相当长时间的治疗，两种疾病仍然没有好转，或排尿困难和泌尿系刺激症状反而加重、膀胱残余尿增多或出现膀胱、前列腺结石等，则表明已具备了手术的指征，此时就应毫不迟疑地进行手术治疗，切除病变的前列腺才能达到彻底治愈的目的。

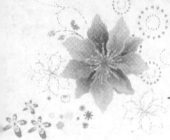

206. 什么是前列腺炎治愈标准

有些前列腺炎患者经过一段时间的规律治疗后，自觉已无明显不适，便停止用药，谁知，没过多长时间前列腺炎的症状再次出现。这是由于患者的前列腺炎并没有真正治愈停药过早而导致的。这不但加重患者的精神负担，而且增加了细菌产生耐药性的机会，使治疗更加困难。那么，如何判断前列腺炎是否治愈呢？临床上前列腺炎治愈的标准有以下几点。

（1）尿频、尿急、尿痛、附睾、精索、会阴等疼痛不适，或性功能障碍、神经衰弱等有关临床症状消失。

（2）经医生直肠指检，前列腺没有压痛，前列腺的质地恢复正常或明显改善。

（3）定位分段尿检查正常。

（4）前列腺涂片染色正常，细菌培养阴性。

根据以上几点标准判定前列腺炎是否治愈，才能为何时停止用药提供一个科学的依据。

207. 慢性前列腺炎患者在诊治过程中应该注意哪些问题

慢性前列腺炎临床症状复杂多样，容易反复发作，迁延不愈，给患者的身心健康都带来了难以想象的痛苦和无奈，因此他们都迫切地需要了解应该如何面对这个疾病，在日常生活中应该注意哪些问题，可能对疾病的尽早康复有所帮助。

（1）要明确对疾病的诊断是否科学：很多患者被诊断为慢性前列腺炎多年，并且接受过大量的抗生素治疗，难以获得满意的效果。但是通过仔细询问我们发现，有相当部分患者还没有接受过对前列腺的直接检查（直肠指诊与前列腺液化验），而确诊依据是化验尿液、精液或前列腺的B超检查，有些患者的诊断仅仅是通过问诊确定的，而实际上确诊前列腺炎的最重要依据恰恰是对前列腺的直接触诊检查和前列腺液的化验分析。许多疾病可以出现与慢性前列腺炎类似的临床症状，况且有些慢性前列腺炎的临床症状十分复杂特殊。因此，草率地诊断患者患有慢性前列腺炎可能导致误诊和延误对其他疾病的治疗时机，而且即使患者患有慢性前列腺炎，也还要区分不同的临床类型和是否存在病原体。被诊断为慢性前列腺炎的患者不妨自问一下：我到底是否真的患有这种疾病？这种反问是非常有益处的，因为我国的医疗广告泛滥、游医也大量存在、有意无意的误诊误治难免存在。

（2）要正确对待治疗：患者一定要认识到慢性前列腺炎是一种比较复杂难治的疾病，尤其是对于一些久治不愈的顽固性慢性前列腺炎患者。所以，要坚持医生的综合治疗方案，并且要有一定的疗程，一般需要治疗1~3个月，并且在治疗有效后还要继续巩固治疗一段时间，切忌"见好就收"的态度。有些患者由于临床症状明显减轻或消失就拒绝继续治疗了，但实际上，患者的主观感觉与客观检查经常会不一致，慢性前列腺炎的治愈标准还包括对前列腺液化验检查的正常以及前列腺液内不存在病原体。虽然此时前列腺内的病原体已经被抑制，但并没有彻底消灭或清除，一旦时机成熟，它们还会死灰复燃，导致慢性前列腺炎的复发。此外，一些前列腺炎患者是由于盆底肌肉的功能异常所导致疾病发生的，他们只有在学会并能够坚持去除对盆底肌肉产生的这种慢性持续性紧张力，临床症状才可以显著减轻或完全消失，然而学会彻底放松盆底肌肉并不是一件容易的事情，需要与医生密切配合。

（3）养成良好的生活习惯：注意生活起居，保持充足的休息与睡眠，适度参加体育锻炼，防止过度疲劳，性生活有规律，不酗酒，不食用大量的刺激性饮食，不久坐与长时间骑车，不久居寒冷潮湿的住所，预防流感等感染性疾病，这些措施都有助于慢性前列腺炎的康复，尤其是治疗同时伴发的精神症状效果更好。

（4）建立积极的应对方式：很多慢性前列腺炎患者由于疾病的久治不愈往往产生严重的心理负担，可以出现不同程度的精神症状（50%左右），甚至认为"生不如死"而具有自杀倾向（1%~6%），对疾病的治疗与康复极其不

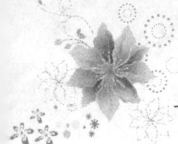

利，有些患者的致病原因就是严重的精神心理异常，很多医生认为慢性前列腺炎属于一种身心疾病。因此，消除焦虑情绪、减少精神心理负担，对疾病的康复是十分重要的。同时希望患者能够尽可能地通过多种途径了解前列腺炎的相关相识，认清自己的病情和医生治疗方法的作用，以积极的应对方式配合医生的治疗。

208. 前列腺增生的治疗原则是什么

前列腺增生是老年男性的常见病。它的治疗应当是根据不同的病情选用不同的治疗方法。不应当过于夸张某种药物或某种方法。经常看到一些患者询问什么药好？也经常看到不少患者乱用一些药，长期得不到恰当的治疗，浪费了钱，耽误了病的治疗，让患者多受很多痛苦。这种病的治疗并不是那么简单，要取得好的疗效，应当对它的基本治疗原则有些认识。

当前所用的治疗方法大致可以归为三类：药物治疗、理疗、手术治疗。前两种方法用于轻症的患者。手术治疗适用于重症患者，也就是药物治疗和理疗不能解决问题，病情给患者造成很大的痛苦的情况下才用。这里的问题是哪些患者属轻型患者？哪些患者是重症患者？确定这一问题要根据患者的症状与各项检查的结果综合分析。根据不同情况为患者制订具体的治疗方案。为图省事，胡乱用药一定不会得到好的效果。

药物的种类很多，理疗的方法也不少。手术的方法有多种，究竟应当如何选用？一些有排尿不畅症状的老年人应当找一个有泌尿外科专科的医院就诊。这样可靠性高。

当前用于治疗此病的中西药很多。患者常问哪种药好？最恰当的回答应当说现在还没有适用于各种病情的"万灵药"。不少药价格不低。适当用药是专科医师的责任。理疗和手术也有类似的情况。

残尿量大，尿流率低说明病情较重。尿潴留需要导尿，或反复需要导尿者，多需手术治疗。有肾积水、大量残留尿，说明治疗已太晚，对患者的危害已经很重。如果验血会发现有些患者已经有氮质血症，大量尿素在血液中不能排出，说明病情已很危重，应当迅速进行积极治疗。根据不同的病情选用适当的治疗方法，也就是"辨证施治，对症下药"是治疗前列腺增生症治疗的基本原则，首先要确定的究竟是用药、理疗或手术？然后再考虑如果用药选用哪种药？用理疗哪种方法适合？该手术者选用什么方法最好？

209. 前列腺增生有哪几种手术治疗方法

手术切除增生的前列腺组织是治愈前列腺增生的根本方法。前列腺增生症的手术方式有以下几种：①双侧睾丸切除术，适用姑息性手术；②经尿道前列腺电切术，适用姑息性手术；③耻骨上经膀胱前列腺切除术，适用于开放性手术；④耻骨后前列腺切除术，适用开放性手术；⑤经会阴前列腺切除术，适用开放性手术。

双侧睾丸切除术是一种姑息性前列腺增生的手术疗法，由于这种手术并不涉及位置深在的前列腺体，而是切除体表的睾丸，手术的创伤小，用时短，对病人的打击亦小，因此是年老体弱，有重要脏器合并症患者可供选择的一种姑息手术。这种手术通过去除睾丸使体内男性激素几近消失，可使患者的症状得到改善。

经尿道前列腺电切术只需将外观近似膀胱镜的电切镜从尿道内插入，直达前列腺部位进行切割即可。经尿道前列腺电切术适宜各种原因引起的膀胱颈部梗阻，包括开放性手术后组织残留仍使症状不能减轻的患者，但选择手术也必须注意适宜的条件：①前列腺体不宜超过30克，应在1小时内完成手术。过大的前列腺经尿道切除不安全，不但有出血多，腺体过大致包膜菲薄有发生包膜穿破的危险；而且操作时间太长还可因冲洗液过多吸收入血发生"水中毒"等危险。②前列腺增生合并膀胱结石者，应考虑开放性手术同时取石和切除前列腺。③同时患前列腺炎合并严重尿道炎的患者，为防止因解剖界限不清发生损伤，或者经尿道手术引起败血症应考虑进行开放性手术。另外，尿道直径过小、插入器械困难；

有外括约肌功能障碍者；以及筋关节有病变，无法采取截石位进行手术者也不适宜做经尿道前列腺电切术治疗。

开放性前列腺增生手术的适应证比较宽，一般医生多结合医院条件、手术熟练程度和经验等因素进行选择，有耻骨上经膀胱前列腺切除术，耻骨后前列腺切除术和经会阴前列腺切除术三种术式。

耻骨上经膀胱前列腺切除术已有近百年的历史，经不断改进，已成为安全、简单的手术方法，在我国采取此经路手术者最多。虽然大多数前列腺增生都可采用这种手术方式，但以腺体较大且突入膀胱内；同时存在膀胱病变或者需要探查膀胱；以及筋关节强直或尿道狭窄不能经尿道手术者更为适宜。

耻骨后前列腺切除术不切开膀胱，对突出于膀胱内或者过小的前列腺暴露均比较困难，因此，中等度大小的前列腺增生更适合于耻骨后经路切除。另外。对合并炎症、结石等病变者此手术应首选，可防止感染侵袭膀胱。

经会阴前列腺切除术治疗前列腺增生应用较少，适应于尿道内前列腺侧叶增生，这种手术更常用于前列腺癌的治疗。

210. 前列腺增生如何药物治疗

前列腺增生症手术治疗效果大多良好，但是手术并非毫无危险，因此，多年来医学界一直在积极寻找能代替手术的内科治疗方法。虽然迄今为止，药物治愈前列腺增生尚很困难，但是药物治疗对于缓解症状、延迟手术时间及减少急性尿潴留发生均有效果。而且，临床上确有相当一部分患者前列腺增生至一定程度后便保持稳定，不再发展了。因此，前列腺增生的药物治疗在治疗前列腺增生中占有一席之地。

前列腺增生时引起尿流阻塞有两大因素：一是机械性因素，即增生的前列腺组织产生物理性的梗阻，而且随着前列腺逐渐增大，这种阻塞会越来越严重。二是动力性因素。我们知道，前列腺虽然是腺体组织，但也有大量平滑肌，前列腺增生时肌纤维组织可增加至整个腺体的60%。由于平滑肌中含有大量α-肾上腺素能受体,因此患者交感神经兴奋时可引起前列腺强烈收缩,使尿道梗阻。从解决尿流阻塞的两大原因出发,可以想见,寻找或者使用能使前列腺缩小的药物可能使前列腺增生得到治愈;使用α-肾上腺素能受体阻滞剂可以缓解尿流梗阻症状,尤其对前列腺增生尚未发展到使尿道完全阻塞,而因动力性因素突然发生尿潴留的患者,常常有立竿见影的良好效果。

以往,临床医生曾使用雄激素、雌激素和雄激素与雌激素联合应用试图使前列腺缩小,但由于缺乏满意的动物模型,加之经直肠超声检测前列腺技术开展以前,影像学技术尚无法准确测定前列腺的大小,因此疗效的评估受到较大影响。而且,某些药物的副作用,如雌激素使乳腺增大,对心脏和性活动的影响等也使应用受到一定的限制。近年来,孕酮等抗雄激素类药物得到了较为广泛的应用,该类抗雄激素药物,特别是醋酸氯地孕酮和己酸孕诺酮不但有临床改善症状的作用,而且也有经直肠超声测得的前列腺缩小的客观依据。促黄体释放激素类似药物的效果更加肯定,用药6个月后可使血睾酮量相当于切除睾丸的水平。近年出现的保列治和舍尼通是较好的促使前列腺缩小的药物。

α-肾上腺素能阻滞剂的应用近年也有较大进展。我们知道,前列腺组织中平滑肌受体主要是$α_1$-受体,$α_2$-受体主要存在于血管平滑肌内。由于以往常用的酚苄明兼有$α_1$-和$α_2$-受体的阻滞作用,副作用较大,因此,近年来已被特异的$α_1$-受体阻滞剂如高特灵所代替。$α_1$-受体阻滞药有良好的改善排尿症状,减少残余尿和增加尿流率的作用,故很受医生和患者的欢迎。

另外,植物类药如南非星形花草本植物、荨麻叶和根、南瓜子、白杨等,对前列腺增生有一定疗效,但作用机制尚不明确。降低胆固醇制剂如克念菌素等通过降低胆固醇(增生前列腺体中胆固醇含量增高2倍)可望减轻前列腺增生症,但副作用较大。目前国内常用的前列康、安尿通等药物,其药理作用机制并不能肯定。前列康为纯花粉制剂;安尿通含多种氨基酸,可能有减少前列腺水肿的作用。这两种药物对人体有益无害,而且,还可起明显的安慰剂作用。

药物治疗仅适用于梗阻不重的前列腺增生患者,已有肾功能损害及膀胱结石患者应听从医生劝告，果断手术，以免延误诊治，导致严重后果。

✱ 211. 治疗前列腺增生的药物有哪些

治疗前列腺增生症的药物很多，但正确地选择这些药物，要根据患者的年龄、病史、症状及患者的其他并发症综合判断。

（1）激素类及抗激素类药物：①雌性激素类药物。雌激素能反馈性抑制雄激素的分泌，有抗雄激素作用，可使前列腺腺体缩小，质地变韧，可改善排尿困难的症状。代表药物为己烯雌酚、氯烯雌醚、雌三醇等。②抗雄性激素类药物。常用药物为环丙孕酮。作用机制：此药物对垂体前叶促性腺激素有抑制作用，可使血液中雄性激素水平降低，从而改善因前列腺增生而导致的尿道梗阻所造成的症状。连续服用2～3个月，可获得较好的效果。

（2）α-肾上腺素能受体阻滞药：人体前列腺对α-受体激动剂的敏感性比膀胱高，引起交感神经兴奋刺激都可以导致前列腺增生患者的急性尿潴留，而α-受体阻滞剂可以选择性松弛前列腺组织和膀胱平滑肌而不影响膀胱逼尿肌的收缩，从而缓解梗阻，使排尿畅通。它适用于改善前列腺增生致的尿频、尿急、排尿困难等症状的改善，使残余尿量减少。①非选择性α-肾上腺素能受体阻滞药。酚苄明：一般服用几个月可见效，但往往伴有疲倦、乏力、鼻塞等症，以上不良反应在停药几天后即可消失，但严重的心脑血管病患者慎用。酚妥拉明：与酚苄明的作用机制相同，属同类药品。它是一种起效迅速但作用时间较短的药物。因本药也为抗高血压类药物，且口服吸收不良，需稀释后静脉用药，因此有较严格的适应证和禁忌证。②选择性α_1-肾上腺素能受体阻滞药。前列腺内虽有α_1、α_2两种受体，但前列腺细胞内主要是α_1-受体的作用，且前列腺内含有98%的α_1-受体，并存在于前列腺基质内，故临床上用此类药物治疗前列腺增生更有针对性。其代表药品有哌唑嗪、曲马多嗪、特拉唑嗪等。目前特拉唑嗪应用较广，不良反应有直立性低血压，因此一般首次从小剂量开始。③高选择性α_{1A}-受体阻滞药。此类药物为治疗前列腺增生症的新药，其作用机制是选择性阻滞尿道、膀胱颈部和前列腺平滑肌上的$α_{1A}$-受体，抑制其前列腺增生，以改善前列腺增生而引起排尿困难等症状。有效率高达85.1%，其代表药物为盐酸坦索罗辛（哈乐）。

（3）5α-受体还原酶抑制药：研究证明5α-受体还原酶在前列腺中，促使睾酮转为双氢睾酮，因而造成前列腺增生肥大，其抑制剂即可使前列腺增生肥大的组织退化，细胞凋亡，肥大的腺体缩小，以改善排尿困难等。其代表性的药物为爱普列特、非那雄胺（保列治）。它们的主要不良反应为消化道症状和生殖器官症状。

（4）抑制胆固醇类药：因在增生的前列腺组织中胆固醇的含量明显增高，胆固醇及其代谢物可导致组织坏死，再经内分泌刺激组织再生而引起前列腺增生。此类药物可减少肠肝循环中胆固醇的吸收，从而减少其在前列腺中的积存，达到治疗前列腺增生的作用。其代表药物为甲帕霉素、强力甲帕霉素。

尽管现在治疗前列腺增生症的药物很多，但是目前前列腺增生症的根本原因和发病机制尚不完全清楚，因而在药物治疗上仍然是以改善和缓解症状为主，对那些症状严重、经药物和其他非手术手段治疗无效者，应及时地考虑手术治疗。

212. 如何用非那雄胺（保列治）治疗前列腺增生

前列腺增生所引起的一系列泌尿系病理改变和合并症都是因前列腺增大阻塞了尿流的正常排出而引起的，显然，针对致病原因，使前列腺不发生增生，或者发生增生后再缩小是最为理想的治疗方法。虽然雌激素、孕激素在这方面有一定作用，但终因明显的副作用而使应用受到了限制。

前列腺增生的发病与内分泌因素有关，尤其与一种叫做双氢睾酮的强效雄激素关系密切，在细胞内，双氢睾酮是由一种叫做5α-还原酶的物质将睾酮转化而生成的。

为了减少双氢睾酮的生成，进而阻止或者逆转前列腺增生，科学家合成了一种药物——保列治（非那雄胺，普罗斯卡）。这种药物可以抑制5α-还原酶的作用，阻止该酶将睾酮转化成双氢睾酮，从而给治愈前列腺增生带来了希望。经临床实验，口服非那雄胺（保列治）每日1片（5毫克）即可明显降低前列腺内的双氢睾酮的浓度，经3个月治疗后前列腺增生的体积开始缩小，最大尿流率增加，临床症状改善，副作用很小，不会出现使用雌激素或者孕激素所导致的女性化等不良反应。有研究显示，单次给予5～40毫克可使血浆双氢睾酮下降约65%，而前列腺内的双氢睾酮则可下降80～90%，而前列腺内的睾酮则增加7倍。由于该药不影响血浆内睾酮水平，因此对正常性活动及性欲均无明显影响。

临床使用非那雄胺（保列治）治疗前列腺增生症取得一定疗效，但该药起效不快，须长期服药达数年之久，可能与前列腺增生症本身的发展缓慢有关。此外，该药对前列腺特异抗原（PSA）的影响亦不容忽视。

213. 治疗前列腺增生的药物研究有何进展

在治疗前列腺增生中，药物主要通过两个途径起作用。其一是松弛膀胱颈部、前列腺包膜和腺体内平滑肌紧张，减轻或缓解前列腺增生所导致的功能性梗阻。膀胱颈、前列腺包膜和腺体内平滑肌中含有丰富的α交感神经受体，体内交感神经兴奋会导致前列腺体收缩和张力增加，可见，前列腺增生引起下泌尿系阻塞除增大腺体的机械性压迫外，还包括前列腺包膜和前列腺腺体内平滑肌收缩与张力增加的所谓动力性因素。如果把尿道比做软管，那么，它不仅四周被包绕的前列腺组织机械性压瘪，而且还被藏在前列腺中的像皮筋一样的平滑肌勒紧而难以扩张。较早临床上采用的酚苄明等为非选择性的α-受体阻滞药，由于它不仅可阻断前列腺中的$α_1$-受体，亦可阻断血管平滑肌内的$α_2$-受体，因此会引起患者头晕、直立性低血压等副作用而被选择性$α_1$受体阻滞药如高特灵、哌唑嗪等所替代，目前应用较多，疗效也相当肯定。目前，已经发现一种叫做盐酸坦索罗辛的药物是超选择性$α_{1A}$-受体阻滞药，对其他部位$α_1$受体的影响很小，因此可能是治疗前列腺增生动力性因素较好的药物。

另一治疗途径是使前列腺体缩小以减轻或消除机械梗阻因素。使增生的前列腺萎缩变小显然是针对病因的有效治疗，近年来采用较多的抗激素药物保列治是非常有代表性的一个。保列治的分子结构与睾酮和DHT相似，可与5α-还原酶竞争性结合，阻断睾酮转化为双氢睾酮（后者是促使前列腺增生的重要因子），能够降低血清中双氢睾酮水平65%，前列腺组织中的双氢睾酮90%，因此可使腺体不再增生，甚至有所缩小，但一般需连续用药6个月以上才能有效。临床上有些患者常用药达1年至数年。除了降低双氢睾酮这个方面外，另一条阻断双氢睾酮与前列腺雄激素受体结合的药物也已开发成功，这就是瑞典科学家从裸麦花粉中提取的普适泰（舍尼通），又称为前列泰。这种药物能有效地阻断双氢睾酮与前列腺雄激素受体的结合。可以理解，用药后由于性激素不能与前列腺结合，虽然双氢睾酮在前列腺中并不降低，但使前列腺增生的可能性却大大下降了。这种天然花粉提取物具有无任何不良反应，可长期服用，而且有不降低双氢睾酮水平，从而对性激素无影响的优点。

目前，前列腺增生的病因尚未完全弄清，许多科学家认为该病可能是多病因的疾病，因此采用针对各个病因的联合用药较为适宜。随着病因学研究的逐步深入，有效药物的不断出现，预期药物治疗在前列腺增生的治疗中将会占有越来越重要的地位。

214. 如何用微波治疗前列腺增生

微波是一种高频电磁波，其特征与光线相似。当微波照射生物组织时，组织内的极性分子就以每秒几十亿次的高频来回摆动并且生热。当微波加热至38～43℃时，人体正常组织血流量增加，含氧能力提高，这就是普通微波理疗用于疾病康复的原理。肿瘤细胞对热很敏感，一般认为加热到43℃以上时，癌细胞即可被杀死，因此微波可以用于治癌。但是，对于前列腺增生来说，43℃以下的温度就没有用武之地了。医学工作者发现，当局部加温达到45℃，尤其50℃以上时，异常组织和正常组织均可以发生不可逆的蛋白质凝固，血管闭塞。这就是微

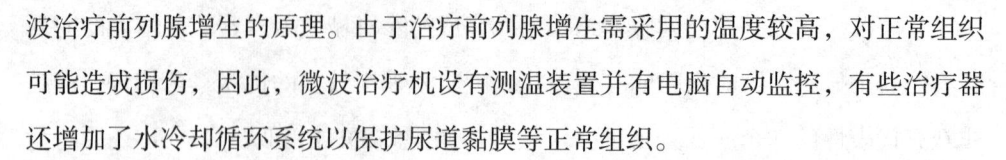

波治疗前列腺增生的原理。由于治疗前列腺增生需采用的温度较高,对正常组织可能造成损伤,因此,微波治疗机设有测温装置并有电脑自动监控,有些治疗器还增加了水冷却循环系统以保护尿道黏膜等正常组织。

微波治疗前列腺增生大致有三种型式:一种为经尿道前列腺热疗;二种为经直肠前列腺热疗;还有一种为非介入性,即既不需经尿道,也不经直肠,而从体外进行治疗。

经尿道治疗前列腺增生的探头又分两种,一种局麻后将治疗探头插入尿道定位在前列腺处,然后给予微波照射;另一种增加了循环水冷却系统保护尿道黏膜,使加热只局限在前列腺处。经尿道前列腺微波治疗的主要优点为:微波照射源在前列腺的中心部位,距离病灶近,效率高;此外,多数只需单次照射即可达到治疗效果,不必反复治疗。其缺点为:该治疗需向尿道内插管可引起不适,有些患者不愿接受这种治疗;此外,有导致局部损伤出现血尿及感染的可能。

经直肠前列腺增生症的微波治疗虽然也需向体腔插管,但进入直肠要较进入尿道舒服得多,患者较易接受。不过,由于经直肠微波治疗源在前列腺组织的一侧,距前列腺较经尿道治疗远,获得疗效较经尿道治疗也相对困难,因此,常需多次反复治疗才可能有效。

非介入性微波治疗与普通微波理疗采取的形式差不多,患者只需坐在一个特制的椅子上,医生启动机器后微波即聚焦于前列腺部进行热疗。这种治疗的优点在于简易方便,患者不但毫无痛苦,而且连衣服都不用脱;缺点为微波发射器距前列腺较远,需反复多次治疗才能生效。

微波治疗前列腺增生的适应证为第一期和第二期的早期,前列腺一度或二度增大的患者。前列腺过大,或者中叶肥大者多疗效欠佳。

适应证选择恰当的前列腺增生患者,经微波治疗后近期可能有效,排尿困难症状减轻,尿流率检查部分有所改进。不过,由于微波治疗前列腺增生在国内开展时间尚短,远期疗效如何还有待进一步的观察和总结。

射频热疗仪的使用与微波热疗仪大同小异。只是射频的波长较微波长，因此，其穿透力更强，热疗的范围也就更深。经尿道射频热疗单次治疗也可能有效，一般不需要水冷却系统。

✱ 215. 前列腺增生并发炎症时如何治疗

从大量的临床病例分析，尽管前列腺的增生和炎症可同时存在，但它们还是有先后主次的，多数情况下是前列腺增生起着主导的作用，而一旦增生的前列腺又合并炎症，则会给前列腺增生的非手术治疗带来很大的困难，这类患者尽管经过长期的药物治疗，却往往收效甚微，有的病情反而日趋加重。其原因在于前列腺炎所引起的病理改变，就像身体的某一部位受伤后，愈合时往往会留下一道僵硬的瘢痕一样，特别是伤口有炎症时，疤痕就更为明显。前列腺也有类似的情况，由于前列腺炎症的存在，腺体组织就会发生纤维化或疤痕形成，腺体内的血管可随之出现狭窄或闭塞，血流量会大大减少，这样即使是再有效的治疗前列腺增生的药物也难以发挥应有的作用了，因为绝大多数药物都需通过血液循环才能进入前列腺组织中去。于是，前列腺的增大、尿道的狭窄、腺管的阻塞、尿液的逆流、血供的减少等不利因素相互作用，使增生和炎症互为因果，形成恶性循环，从而使病情变得日趋复杂和严重。

在这种情况下，治疗的原则必须是采取措施阻断上述恶性循环，一般要用"双管齐下"的办法，即既要抑制前列腺的增生，又要控制前列腺的炎症，为此可选用一些促进前列腺瘢痕软化和改善前列腺局部血液循环的药物。当然，前列腺增生和慢性炎症均是比较难治的慢性疾病，患者应该有长期治疗的思想准备。如果经过相当长时间的治疗，两种疾病仍然没有好转，或排尿困难和泌尿系刺激症状反而加重、膀胱残余尿增多或出现膀胱、前列腺结石等，则表明已具备了手术的指征，此时就应毫不迟疑地进行手术治疗，切除病变的前列腺才能达到彻底治愈的目的。

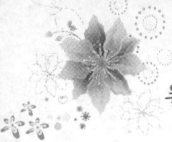

216. 普适泰（舍尼通）能治疗前列腺增生吗

普适泰（舍尼通）是瑞典纯种裸麦花粉，经高科技技术100%破壳提取有效成分制造出来的前列腺疾病的有效药物，也是继保列治之后从病因学的根本上治疗前列腺增生的又一颗希望之星。

前列腺增生与双氢睾酮密切相关，保列治正是通过抑制5α-还原酶，阻止睾酮代谢为双氢睾酮发挥作用的。不过，双氢睾酮欲发挥作用，还需通过与前列腺细胞上的受体结合，转入细胞核，影响DNA的复制、合成，使得前列腺上皮细胞增殖，形成前列腺增生。舍尼通能够特异地阻断双氢睾酮与受体相结合，阻断了雄激素对前列腺增生的作用，从而控制住前列腺增生，并且使前列腺的体积缩小，进而改善尿道梗阻症状，达到治疗前列腺增生的目的。除了上述作用外，舍尼通还可以明显抑制前列腺中成纤维细胞的增殖。

普适泰（舍尼通）还具有松弛后尿道平滑肌，增加膀胱逼尿肌收缩力的作用，从而减轻前列腺增生所致下泌尿系的机械性梗阻，能够改善前列腺增生的临床症状。

普适泰（舍尼通）口服用药，每日2次，每次1片，据中外学者统计，用药3～4个月后的有效率可达60%～80%，服该药不影响前列腺特异抗原的浓度，这是优于保列治的一个方面。不过，普适泰（舍尼通）价格亦较昂贵，且需要服用的时间也较长，使临床应用也受到了一定的限制。

217. 前列腺增生患者忌用哪些药

临床研究发现，某些药物也会诱发或加剧尿潴留，且来势迅猛，有的在用药后2～4小时即可发病。那么，前列腺肥大患者应忌用哪些药物呢？

（1）抗精神病药：如氯丙嗪（冬眠灵）、奋乃静、氟哌啶醇（氟哌醇）等，这些药可引起排尿困难。

（2）抗抑郁药：如丙咪嗪（米帕明）、多虑平（多塞平）及阿米替林、氯米帕明等，这些药也会诱发尿闭症。

（3）平喘药：如氨茶碱、茶碱、麻黄素及异丙喘宁（奥西那林）等，均可导致排尿困难。

（4）心、脑血管病用药：如普萘洛尔（心得安）、硝苯地平（心痛定）及维拉帕米（异博定），皆会因抑制膀胱肌而发生尿潴留。

（5）胃肠止痛药：如颠茄、阿托品、东莨菪碱（解痉灵）、山莨菪碱（654-2）、胃疡平、樟柳碱及奥芬溴铵（安胃灵）、普鲁本辛（丙胺太林）等，均会使膀胱逼尿肌松弛，造成尿闭症。

（6）强效利尿药：如呋塞米（速尿）、依他尼酸（利尿酸）等，可引起电解质失去平衡，进而导致尿潴留。故有前列腺肥大者应改用中效利尿药，如氢氯噻嗪（双氢克尿噻）、苄氟噻嗪，或用低效利尿药，如安体舒通、乙酰唑胺等。

（7）抗过敏药：如异丙嗪（非那根）、苯噻啶、茶苯海明（乘晕宁）、氯苯那敏（扑尔敏）、抗敏胺与阿扎他定、美喹他嗪等，均会增加排尿困难，可改用阿司咪唑。

（8）外用药：如阿托品滴眼液与麻黄素滴鼻液等，也不容忽视。

（9）其他：如安他乐、异烟肼、美加明、维脑路通及中药枳实等，也可导致尿潴留。

需要强调指出的是，前列腺肥大者应预防感冒并禁酒，因目前常用的抗感冒药，很多含有扑尔敏，服后会加剧病情；饮酒能使前列腺充血、水肿，更是雪上加霜。

❋ 218. 前列腺增生为什么不能乱用阿托品类药物

前列腺增生患者在一些诱因下会出现急性尿潴留。急性尿潴留是膀胱内充满尿液，不能自行排尿的一种急性症状，会给患者带来很大痛苦，治疗不及时还会导致一系列严重后果。引起急性尿潴留的原因有多种，其中之一就是药物。

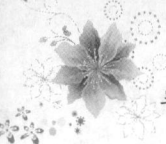

阿托品类药物有阿托品、654-2、颠茄、东莨菪碱、普鲁本辛等。此类药物具有抗胆碱作用，可以缓解平滑肌痉挛、抑制腺体分泌、解除迷走神经对心脏的抑制、兴奋呼吸中枢，主要用于胃肠痉挛、支气管哮喘、抗休克、有机磷中毒等疾病。很多人都知道在腹痛时服用这些药如颠茄，但也正是因为阿托品类药物可以解除平滑肌痉挛，同样可以使膀胱逼尿肌松弛而引起小便不畅，甚至尿潴留。

急性尿潴留大多发生在家中，患者突然发现自己不能排尿了，有时会伴有腹胀痛，这时如果不能马上去医院，也千万不要惊慌，可以采取一些简便易行的方法，如热毛巾、热水袋温敷小腹，轻柔按摩下腹部，同时可以用流水声诱导排尿，一般会取得一定效果。但经过以上处理30分钟至1小时仍不能排尿，就一定要到医院，以免延误治疗。医院将根据病情采取不同的处理方法。

❋219. 前列腺增生为什么不能吃氯苯那敏（扑尔敏）

患有前列腺增生症的中老年男性，感冒后不能服用速效伤风胶囊，否则，会使疾病恶化。速效伤风胶囊中含有扑尔敏成分。扑尔敏化学名称为马来酸氯苯那敏，是一种常用的抗组胺药，对伤风感冒时出现的流涕、流泪、打喷嚏等症状均有明显的缓解作用。

但患有前列腺增生症的人感冒后不能服用含有扑尔敏的药物。这主要与控制人体排尿的神经传导介质有关。当支配排尿活动的副交感神经兴奋时，其末梢神经会释放出一种叫乙酰胆碱的化学介质。乙酰胆碱能促使膀胱逼尿肌收缩，从而引起并维持排尿。但扑尔敏能阻滞乙酰胆碱的活性，致使膀胱逼尿肌的收缩能力减低。患有前列腺增生症的人，本身就已排尿困难。服用含扑尔敏的药后，会进一步加重症状，甚至出现急性尿潴留的情况。此时，只有去医院进行导尿，才能缓解症状。

六、防治前列腺疾病的西医妙招

除速效伤风胶囊以外，感冒通、克感敏、快克胶囊、维C银翘片、感冒灵等复方感冒制剂中，也都含有扑尔敏。因此，前列腺增生症患者感冒后，千万要注意，别服用上述药物。建议患者可以根据自身症状，选用一些清热解毒的中药或中成药，如感冒冲剂、双黄连口服液等。

七、防治前列腺疾病的中医妙招

✱220. 中医如何辨证治疗急性前列腺炎

急性前列腺炎属中医"热淋"范畴，主要分为湿热下注型和热毒壅盛型。

（1）湿热下注型：初起寒热交作，小便频急不爽，尿道灼热刺痛，或伴血尿，会阴坠痛，口干口苦而黏，大便秘结，少腹胀急，脉滑数，舌红苔黄腻。治宜清热利湿。方用八正散加减：车前子12克，木通6克，扁蓄15克，滑石20克，山栀10克，瞿麦10克，灯芯草15克，甘草梢10克，大黄6克。高热者加金银花15克，连翘15克，荆芥穗10克，血尿者加大、小蓟各10克，白茅根10克。水煎取汁，每日1剂，分2次服。

（2）热毒壅盛型：中期高热不退，口渴喜饮，会阴部红肿热痛，尿少尿闭，或有脓血尿，尿道灼痛，腹胀痛，大便秘结或里急后重，脉弦数，舌红苔薄黄。治宜泻火解毒。方用龙胆泻肝汤加减：龙胆草10克，黄芩6克，柴胡6克，生地黄12克，黄柏6克，车前草15克，泽泻10克，大黄4克，山栀10克，木通6克，甘草6克。水煎取汁，每日1剂，分2次服。

急性前列腺炎的外治方法有：①局部热水坐浴，或用内服中药的第三煎坐浴，每日2次，每次30分钟。②野菊花栓塞入肛门中，每日2次，每次1枚。

③金黄散15~30克，山芋粉或藕粉适量，水200毫升，调煮成薄糊状，微冷后（43℃）作保留灌肠，每日1次。④局部外敷，如会阴部红肿者，可用金黄膏局部外敷。

221. 还有哪些中药汤剂可以治疗急性前列腺炎

（1）导气除湿汤：黄柏（酒制）20克，滑石、知母（盐制）、赤芍、白芍、茯苓、泽泻、连翘各15克。水煎取药汁。口服，每日1剂。15日为一疗程。具有清热祛湿，滋阴解毒，凉血止血的功效。适用于急性前列腺炎下焦湿热，壅滞阻窍，尿频、尿急、尿痛，终末血尿或排尿困难等。

（2）龙胆车前泽泻汤：龙胆草10克，黄芩6克，柴胡6克，生地黄12克，黄柏6克，车前草15克，泽泻10克，大黄4克，山栀子10克，木通6克，甘草6克。水煎取药汁。口服，每日1剂。具有泻火解毒的功效。适用于热毒蕴盛型急性前列腺炎。

（3）车前萹蓄甘草汤：车前草12克，木通6克，萹蓄15克，滑石20克，山栀10克，瞿麦10克，灯芯草15克，甘草梢10克，大黄6克。水煎取药汁。口服，每日1剂。具有清热利湿的功效。适用于湿热下注型急性前列腺炎。

（4）肉桂茴香大枣汤：肉桂10克（后下），小茴香10克，当归10克，沉香5克（后下），制香附10克，茯苓10克，枸杞子10克，荔枝核15克，川楝子10克，橘核10克，生姜10克，大枣10枚。水煎取药汁。口服，每日1剂。具有暖肝散寒的功效。适用于寒带肝经型急性前列腺炎。

（5）萆薢黄柏菖蒲汤：萆薢6克，黄柏、石菖蒲各1.5克，茯苓3克，丹参、白术、车前子各5克，莲子心2.1克。水煎取药汁。口服，每日1剂，早晚各服1次。具有清热利湿的功效。适用于急性前列腺炎、尿急尿频、排尿灼热，或血尿伴见发热恶寒，会阴坠胀。

（6）生地萹蓄土茯苓汤：生地黄30克，萹蓄、土茯苓、金银花、车前草、鱼腥草、石韦、大黄各15克、黄柏、花粉各10克，龙胆草12克，败酱草20克，甘草6克。水煎取药汁。口服，每日1剂。具有清热解毒，利湿化浊的功效。适用于热毒炽盛的急性前列腺炎。

222. 中医如何灌肠治疗急性前列腺炎

（1）取白花蛇舌草50克，入地金牛20克，穿破石15克。水煎去渣，保留灌肠100毫升，每日1次。具有清热解毒、活血化瘀的功效。

（2）取蒲公英50克，败酱草50克，土茯苓30克，当归20克，延胡索25克，王不留行50克，赤芍25克，穿山甲10克，木香10克，牡丹皮15克，仙灵脾30克，枸杞子50克，仙茅20克。上药加水适量，水煎2次，每次剩药液各100毫升，混合后用纱布过滤备用，用时稍加温，注射器抽取100毫升，安上导尿管，前端沾润滑油，插入肛门5～8厘米，注药于直肠，嘱患者收缩肛门30分钟，每日2次。具有解毒散瘀、温肾行气的功效。

（3）取金银花15克，野菊花15克，蒲公英15克，紫花地丁15克，紫背天葵子6克。上药水煎去渣，保留灌肠100毫升，每日1次。具有清热解毒、散瘀止痛的功效。

（4）取红藤30克，败酱草30克，蒲公英30克，芙蓉叶30克，连翘10克，银花10克。上药煎成100毫升灌肠，用导尿管插入肛门10厘米以上，在20分钟内灌完，灌完后卧床30分钟，每日1～2次。具有清热解毒，活血止痛的功效。

（5）取赤芍20克，桃仁12克，大黄20克，丹参20克，土茯苓30克。上药水煎浓缩至60～120毫升，保留灌肠，每日2次，每次保留时间30分钟。具有活血化瘀、清热解毒的功效。

223. 中医治疗慢性前列腺炎有哪些优势

西医基于对慢性前列腺炎的病因、病理生理等方面的认识，目前治疗的主要方法有药物治疗（全身或局部用药）和手术治疗等，与之相比，中医治疗本病有如下优势。

其一，疗效好，无不良反应：西医治疗慢性前列腺炎的主要手段之一是全身药物治疗，选择有效抗生素对部分细菌性前列腺炎无疑是有效的，但对相当部分的非细菌性（如病毒、寄生虫等）和无菌性前列腺炎却缺乏有效性。即使是细菌性前列腺炎，由于大多数抗菌药物难以弥散到前列腺内或在前列腺内达不到一定的药物浓度，因而常常影响疗效。况且，慢性前列腺炎往往病程较长，如长期使用抗菌药物或用药太多、太杂，必然会产生耐药性和副作用。中医治疗本病不仅仅着眼于病原微生物，而是从整体出发，根据患者的不同情况，进行分析归纳，然后采取不同的治疗方法（辨证论治），达到治愈疾病的目的。经临床和实验室初步研究表明，中医药治疗慢性前列腺炎除了对病原微生物有直接抑制或杀灭作用外，还能改善全身和局部免疫功能，调节前列腺液的酸碱度，解除前列腺管梗阻，通畅局部引流，促进血运，恢复局部功能。从总体上看疗效较好，且长期服药无明显不良反应。

其二，方法多，可避免并发症、后遗症：局部用药为西医治疗本病的又一重要途径，它可以弥补全身用药的不足，如经会阴或直肠前列腺内抗生素注入、双气囊三腔管尿道内灌注抗生素及激素、输精管内药物注射、前列腺周围封闭、后尿道药物涂布等。这些方法的运用能使部分患者的局部炎症得以控制，但全身症状得不到应有的改善，加之这些方法均有一定的痛苦，有的还会出现一些并发症；前列腺切除术仅适用于少数病例，且有容易复发或产生并发症、后遗症之虑。中医治疗除强调整体辨证论治外，局部治疗方面也摸索了一些有效的方法，如中药煎剂保留灌肠、会阴部熏洗、中药栓剂塞肛、中药离子透入、直肠内药物直流电导入、中药制剂局部外敷、针灸、按摩等，对消除有害因素、通畅局部引流、改善临床症状等都能起到良好的作用，而且无痛苦、无并发症、后遗症。

224. 中医如何治疗慢性前列腺炎

由于前列腺的解剖位置较深，所以古代的中医主要是通过外在的表现来认识前列腺。在古代中医文献中没有前列腺这个名词，而将其归纳到"精室"中，因此中医也将前列腺的分泌液称为"精液"。由于前列腺炎常出现尿道乳白色的分泌物，西医称之为滴白，中医则据此将前列腺炎称为"白浊""精浊"。实际上，现代医学也认为精液的主要组成成分是前列腺液，在这点上中西医的认识是互相吻合的。

（1）湿热下注型：症见小便淋涩赤痛，少腹拘急，会阴部胀痛，尿道口摘白浊，舌苔黄腻，脉滑数。治宜清热利湿，方用八正散加减：木通7克，车前子10克，扁蓄10克，瞿麦10克，滑石20克，栀子10克，大黄6克，甘草5克。水煎取汁，每日1剂，分2次服。

（2）脾虚湿盛型：症见小便流浊，面色不华，肢体困倦，不思饮食，舌淡苔白，脉虚。治宜健脾利湿、方用参苓白术散加减：党参10克，炒白术15克，茯苓24克，薏苡仁30克，砂仁7克，泽泻15克，当归10克，益母草30克，陈皮10克。水煎取汁，每日1剂，分2次服。

（3）气滞血瘀型：症见小便涩滞会阴及小腹下坠胀痛，前列腺肿大坚硬，舌紫黯，脉弦涩。治宜活血化瘀、行气通络，方用少腹逐瘀汤：桃仁10克，红花10克，当归15克，小茴香6克，川楝子10克，乌药10克，赤芍12克，泽兰15克，蒲公英30克。水煎取汁，每日1剂，分2次服。

（4）肝肾阴虚型：症见尿道口常有白浊、会阴坠胀，腰膝酸软，潮热盗汗，舌红少苔，脉细数。治宜滋肝肾，清泄相火。方用知柏地黄汤加减：知母15克，黄柏10克，土地黄30克，泽泻15克，牡丹皮15克，茯苓30克，制何首乌15克，黄精15克，白藤10克，丹参15克。水煎取汁，每日1剂，分2次服。

（5）肾阳不足型：症见小便淋涩挟精，畏寒，腰膝酸冷，阳痿，早泄，舌质淡胖，脉沉弱。治宜温肾壮阳，方用金匮肾气丸加减：制附子10克，菟丝子10克，仙灵脾10克，杜仲10克，黄精10克，当归15克，山药15克，茯苓24克。水煎取汁，每日1剂，分2次服。

225. 还有哪些中药汤剂可以治疗慢性前列腺炎

（1）止淋汤：防风9克，陈皮6克，赤芍、肉桂各3克，萹蓄、瞿麦各4.5克，车前子、当归、川芎、乳香、没药、生地黄各6克，泽泻4.5克，甘草3克。水煎取药汁。口服，每日1剂。具有清热通淋，利尿泄浊的功效。适用于慢性前列腺炎湿热内蕴下焦，小便淋沥，灼热疼痛，尿后流浊，小腹、会阴胀痛，舌质红，苔黄腻，脉滑数。

（2）前列腺汤：丹参、泽兰、赤芍、桃仁泥、红花、王不留行、青皮、白芷、川楝子、小茴香各9克，败酱草15克，制乳香、制没药各9克，蒲公英30克，水煎取药汁。口服，每日1剂。2～3周后改隔日1剂。具有化瘀导滞的功效，适用于慢性前列腺炎气滞血瘀证，病程较久，以局部疼痛为主，前列腺腺体硬韧或缩小、不规则，前列腺液不易取出，或镜检脓细胞成堆。

（3）加味膀胱化浊汤：黄芪18克，党参15克，桑螵蛸9克，丹参12克，女贞子15克，菟丝子12克，小茴香4.5克，乌药9克，泽泻12克，车前子、两头尖各9克，王不留行15克。水煎取药汁。口服，每日1剂。具有固脾肾，利膀胱，化湿浊的功效，适用于慢性前列腺炎脾肾气虚，膀胱气化失司，下焦湿浊内蕴，尿频、尿急、尿痛、少腹、会阴、腰骶、腹股沟处胀痛等。

（4）复方地虎汤：地龙、虎杖各20克，木通、车前子各15克，莱菔子20克，黄芪30克，穿山甲20克，甘草10克。水煎取药汁。口服，每日1剂。具有清热利湿，化浊通淋的功效，适用于慢性前列腺炎湿热内蕴，浊瘀阻滞，小便余沥，终末滴白，少腹、会阴、腰骶部不适。

（5）黄柏龙胆草汤：黄柏、虎杖、牡丹皮、赤芍、泽兰叶、川断各15克，土茯苓、鱼腥草、鲜车前草各30克，龙胆草12克，琥珀粉（分吞）、甘草各6克。湿热蕴毒型加蒲公英20克，草河车12克；便秘加大黄10克；瘀血阻滞型加丹参20克，三棱、莪术各10克；阴虚邪留型加生地黄、女贞子各15克；气虚湿热型加黄芪30克，菟丝子15克。水煎取药汁。口服，每日1剂。具有清热利湿，活血化瘀的功效。适用于慢性前列腺炎湿热蕴结下焦，络脉瘀阻者。

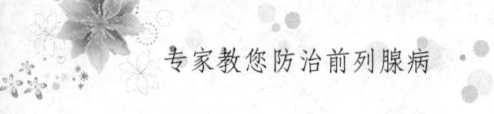

（6）清浊饮：川萆薢15克，莲子心、淡竹叶各8克，川黄柏6克，生牡蛎、石菖蒲各12克，甘草梢8克。水煎取药汁。口服，每日1剂。服药期间忌食辛辣之品。具有清利导浊的功效，适用于慢性前列腺炎小便牵痛，流下白浊，淋沥不断，腰膝酸软，倦怠乏力。

（7）铁军汤：滑石、生山栀、玄参各12克，生地黄15克，生大黄12克，萹蓄、紫苏叶各10克，生山楂18克，六曲、马鞭草各12克，青皮6克，川牛膝12克。急性期去生地、六曲、马鞭草，加琥珀粉（分吞）3克，知母、黄柏各10克；高热加生石膏（打碎）45克；尿痛加玄明粉10克，或没药10克；尿频不畅加赤小豆30克；腰部疼痛加狗脊15克；头晕乏力、腿软加党参、熟地黄各15克。水煎取药汁。口服，每日1剂。具有清热利湿，理气祛瘀的功效。适用于前列腺炎湿热下注，肝火偏旺，气滞血瘀者。

（8）升清降浊汤：柴胡8克，升麻6克，桔梗9克，茯苓、猪苓、泽泻、车前子、木通各10克。湿热型加苍术、黄柏、金银花、蚕沙各10克；瘀滞型加丹参12克，王不留行8克，赤芍6克，琥珀末5克，当归尾9克；肾虚型去车前子、木通、猪苓，加枸杞子12克，菟丝子9克，山萸肉、覆盆子各10克。水煎取药汁。口服，每日1剂。具有升清降浊，清利通淋的功效。适用于慢性前列腺炎湿热蕴结膀胱，气化不利，清浊不分者。

（9）清利理化汤：川楝子、川牛膝、刘寄奴、桃仁、甘草、黄柏、小茴香各10克，薏苡仁、白芍各20克，败酱草30克，熟附子3克，瞿麦、延胡索各15克。水煎取药汁。口服，每日1剂。具有清热利湿，理气化瘀的功效。适用于慢性前列腺炎湿热下注，气血瘀滞，小便滴沥灼痛，尿道有浊物，小腹、腰部、睾丸疼痛，或勃起功能障碍，早泄，血精，不育等。

（10）败酱草二马汤：败酱草、马鞭草、马齿苋各30克，生黄芪、川萆薢、延胡索各15克，川牛膝、牡丹皮、枳壳各10克，蜂房6克。水煎取药汁。口服，每日1剂。具有清热利湿，活血解毒的功效。适用于慢性前列腺炎湿热蕴结型，尿频、尿急、尿道灼热，会阴与睾丸胀痛，舌苔黄糙或厚腻，脉沉濡。服药期间可配合外治（野菊花、苦参、马齿苋、败酱草各30克，延胡索15克，当归、槟榔各12克，加水煎成1500～2000克，坐浴30分钟，每晚1次）和前列腺按摩。

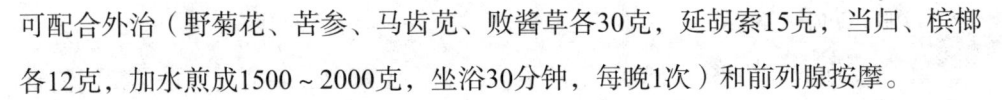

（11）益蒲车苓汤：益母草30克，蒲公英、土茯苓、车前子各20克，瞿麦10克，玉米须20克，甘草梢5克，赤芍、皂角刺、乌药各10克。水煎取药汁。口服，每日1剂。具有清热利湿，活血解毒的功效。适用于慢性前列腺炎败精阻窍，肾气亏虚，湿热内蕴，少腹会阴部坠胀疼痛，尿频或余沥不尽，尿末滴白等。

（12）清化散结汤：黄柏、野菊花、鱼腥草（后下）、紫草、丹参、赤芍各15克，白花蛇舌草30克，连翘、黄芪各20克。早泄或梦遗属相火偏旺者加知母、牡丹皮各10克；勃起功能障碍属肾虚加仙灵脾、补骨脂各15克，或蛇床子10克、枸杞子15克；合并睾囊炎（血精）者加茜草根、旱莲草、虎杖各15克，或制大黄6～12克；睾丸肿痛或牵引少腹作痛者加橘核、荔枝核各10克，制乳香、制没药各5克，川楝子10克；前列腺质地硬者加甲片（炮）10克；莪术、海藻各15克。水煎取药汁。口服，每日1剂。第三遍药渣多放水煎汤去渣，放足浴盆中待温（42～43℃）坐浴，早晚各1次，每次20～30分钟，如中途水凉可加热水，继续坐浴。具有清热利湿，化瘀散结的功效。适用于慢性前列腺炎湿热蕴结，气滞血瘀型，少腹、会阴、精索、睾丸等处胀痛或抽痛不适，轻度尿频、尿道刺痛，尿道有分泌物，或见神疲乏力，勃起功能障碍、早泄等。

（13）二仙三妙汤：芡实、金樱子各30克，黄柏20克，苍术5克，牛膝10克。上药加水500克，浓煎取汁200克。少腹胀甚者加川楝子10克；尿急、尿痛者加竹叶、甘草梢各10克，木通5克；遗精、早泄者加煅牡蛎30克，白莲须10克；头晕者加太子参30克；不寐者加合欢皮30克；关节疼痛者加防己10克。每日1剂，分2次温服。具有补肾固精，清热利湿的功效。适用于慢性前列腺炎脾肾亏虚，湿热下注之证。服药期间忌食辛辣肥甘。

（14）前列汤：知母、黄柏、水蛭、穿山甲、沙苑子各10克，白茅根、蒲公英、败酱草各15克，王不留行20克。水煎取药汁。具有清热化湿解毒，活血化瘀的功效。适用于慢性前列腺炎湿热下注，气血瘀滞者。

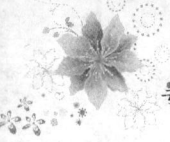

口服，每日1剂。

（15）加减固阴煎：熟地、金樱子各15克，山萸肉、刺猬皮各10克，制何首乌30克，芡实15克，覆盆子、仙灵脾、锁阳各12克，五味子10克。水煎取药汁。口服，每日1剂。具有育阴扶阳，清热利湿，理气止痛的功效。适用于各型慢性前列腺炎。在服上方的同时，配合使用外治方：野菊花、苦参、马齿苋、败酱草各30克，延胡索15克，当归12克，槟榔10克，加水煎成1500～2000克，坐浴半小时，每晚1次。前列腺按摩，每周1次，10次为一疗程，一般为3个疗程。外治能使会阴疼痛减轻，阴囊潮湿臭气消失。

（16）固肾益气汤：桑螵蛸、熟地黄、墨旱莲、党参、黄芪、枸杞子各15克，女贞子、菟丝子各12克，当归6克，王不留行、锁阳、益智仁各10克，土茯苓24克。水煎取药汁。口服，每日1剂。具有固肾益气，健脾通利的功效。适用于各型慢性前列腺炎。

（17）加味济生肾气汤：生地黄、熟地黄、茯苓、菟丝子、车前子、川牛膝各15克，山萸肉、泽泻、牡丹皮、肉桂、制附子、黄柏各10克，淮山药20克，杜仲12克，黄芪25克。水煎取药汁。口服，每日1剂。具有温补肾阳，清利湿热的功效。适用于慢性前列腺炎肾阳不足，湿热内蕴，瘀血阻滞者。

（18）萹蓄四味煎：萹蓄15克，生地黄20克，黄柏12克，牡丹皮（炒炭）10克。水煎取药汁。口服，每日1剂。具有清热利湿，滋阴止血的功效。适用于慢性前列腺炎湿热蕴结下焦，小便淋沥刺痛，白浊，或尿中带血，舌质红，苔薄黄，脉细数。

（19）锦琥汤：大黄（锦纹）、半夏各10～15克，琥珀5～10克。将大黄、半夏水煎成200克。每次用100克药汁冲琥珀粉5～10克，1次服完，每日早晚各服1次。具有泄热清利，活血通淋的功效。适用于慢性前列腺炎会阴部不适，尿道有异物感，腰骶部酸痛，小腹坠胀，排尿不尽，尿前段或后段有白浊，失眠多梦，遗精，乏力健忘。

（20）玄地阿胶汤：玄参、生地黄各15克，阿胶（烊化）、黄柏各10克，蒲公英、紫草各20克，车前子、乳香、没药各10克。水煎取药汁。口服，每日1剂。15剂为一疗程，疗程间休息3天。一般以3个疗程为限。具有滋肾益阴，清热利湿，活血化瘀的功效，适用于慢性前列腺炎肾阴虚损、湿热下注、瘀血蓄结，腰骶会阴部胀痛，小便时有白色黏液流出，口干咽燥，小便黄赤或涩痛，舌质偏红或有瘀斑、瘀点，脉象细数。

（21）地龙清热利湿汤：地龙15～30克，王不留行20～30克，土茯苓15～20克，白花蛇舌草20～30克，木通、车前子各10克，黄柏6～10克，蒲公英、川芎各10克，川断20克。水煎取药汁。口服，每日1剂。20天为一疗程。具有清热利湿，活血祛瘀通络的功效。适用于青壮年慢性前列腺炎湿热下注、败精瘀血阻滞者。

（22）加味黄芪甘草汤：生黄芪30～90克，生甘草10～30克，苦参10克，蒲公英30克，泽兰15克，丹参20克。水煎取药汁。口服，每日1剂。2周为一疗程。具有补中益气，清热祛湿，活血化瘀的功效。适用于慢性前列腺炎中气不足，湿热瘀血蓄结，会阴及肛门部坠胀，尿道流浊，尿频或排尿不畅，劳累后加重，或伴有头晕乏力，食欲不振，舌质淡，边有瘀斑、瘀点，或舌下络脉青紫增粗，苔薄白或腻，脉细涩或弦细。

（23）龙胆消炎汤：龙胆草、蒲公英、土茯苓各15～30克，黑山栀、败酱草各15克，柴胡、川黄柏、夏枯草、萆薢各9克，茜草、牡丹皮、肿节风各9～15克。水煎取药汁。口服，每日1剂。重者每日2剂。具有清热利湿，解毒消肿的功效。适用于前列腺炎肝经湿热下注，结聚会阴，阴中流浊，或有灼热感，尿后余沥，下腹、会阴部及尿道有胀坠刺痛感，龟头发痒，心烦掌热，睡少梦多，或性欲亢盛，发热恶寒等。

（24）固精导浊汤：粉萆薢12克，菟丝子、牛膝、云茯苓、泽泻、车前子（包）各10克，乌药6克，石菖蒲3克，马鞭草15克，山药12克，益智仁、沙苑子各10克，甘草6克。水煎取药汁。口服，每日1剂。具有补肾固精，清利导浊的功效。适用于慢性前列腺炎肾虚精亏，湿热内蕴证，尿频，尿道口滴白，腰骶酸痛、小腹、会阴、睾丸、精索等处胀痛，或尿道疼痛，头昏头晕，失眠多梦，勃起功能障碍早泄，遗精滑精等；肛门指检前列腺饱满、质软、压痛，或因前列腺纤维化而体积缩小、质韧、高低不平；前列腺液镜检白细胞（脓细胞）每高倍视野超过10个，卵磷脂小体减少或消失。

（25）新订草薢分清饮：粉草薢12克，猪苓、茯苓各10克，滑石12克，生甘草梢4克，黄柏、王不留行、山甲片、赤芍各10克。瘀滞甚者酌加琥珀（饭丸吞）4~6克，或三七4~6克；痛引精索者酌加橘核15克，乌药6克；肾阴虚者酌加干地黄12~18克，沙苑子、女贞子各10克；肾阳虚致勃起功能障碍者去黄柏，加熟附子6~10克，巴戟天10克，肉桂6克；前列腺液镜检有脓细胞者酌加败酱草10克，猫爪草15克。水煎取药汁。口服，每日1剂。具有清利湿热，化瘀导滞的功效。适用于慢性前列腺炎湿热下注，经脉阻滞证，会阴、腹股沟、精索、睾丸部胀痛不适，或伴有腰酸，尿频，尿后余沥，尿道灼热刺痛，或有分泌物渗出，前列腺液镜检有脓细胞。

（26）益精降浊汤：草薢、菟丝子、淮山药各15克，益智仁、泽泻、山萸肉各12克，败酱草20克，车前子、丹参各10克，生甘草3克。水煎取药汁。口服，每日1剂。具有益肾固精，清利降浊的功效。适用于慢性前列腺炎肾虚湿热瘀阻之证。

✱226. 可以治疗慢性非细菌性前列腺炎的中药汤剂有哪些

（1）土茯苓败酱草汤：土茯苓、败酱草、谷芽各30克，牛膝12克，川草薢、延胡索各15克，牡丹皮、龙胆草、枳壳各9克。水煎取药汁。口服，每日1剂。具有清湿热、利小便、行气血的功效，适用于无菌性前列腺炎，湿热蕴结于内，下注膀胱，扰于精室之证。

（2）附桂山萸大枣汤：熟附子（先煎）5克，桂枝（后下）5克，熟地黄15克，山药10克，山萸肉10克，茯苓10克，泽泻10克，牡丹皮10克，川牛膝15克，车前子（包煎）15克，大枣20枚。水煎取药汁。口服，每日1剂。具有滋阴降火、补肾益气的功效。适用于肾气不固型非细菌性前列腺炎。

（3）知柏芍药牛膝汤：知母10克，黄柏10克，山萸肉10克，山药10克，牡丹皮10克，茯苓10克，泽泻10克，生地黄15克，熟地黄15克，赤芍15克，白芍15克，怀牛膝10克，甘草5克。水煎取药汁。口服，每日1剂。具有滋阴降火的功效。适用于阴虚火旺型非细菌性前列腺炎。

（4）土茯苓败酱草汤：土茯苓、败酱草、炒谷芽各30克，牛膝12克，川萆薢、炒延胡索各15克，牡丹皮、龙胆草、枳壳各9克。水煎取药汁。口服，每日1剂。具有清热消肿的功效，适用于非细菌性前列腺炎。

（5）茴香姜桂乳没汤：小茴香10克，干姜5克，肉桂（后下）5克，当归10克，赤芍10克，川芎10克，乌药10克，延胡索10克，制乳香10克，制没药10克，蒲黄（包煎）10克，五灵脂10克，甘草5克，大枣10枚，川楝子10克。水煎取药汁。口服，每日1剂。具有活血化瘀的功效。适用于瘀血阻滞型非细菌性前列腺炎。

（6）知柏女贞旱莲汤：知母15克，黄柏15克，熟地黄15克，女贞子15克，墨旱莲15克，金樱子15克，芡实15克，五味子5克。水煎取药汁。口服，每日1剂。具有滋阴降火的功效。适用于阴虚火旺型非细菌性前列腺炎。

（7）熟地山药茱萸汤：熟地黄30克，山药、山茱萸、茯苓、黄芪、淫羊藿各20克，枸杞子15克，当归25克，柴胡、知母、车前子各10克，甘草5克。水煎取药汁。口服，每日1剂，1个月为1个疗程。具有补肾利水的功效，适用于非细菌性前列腺炎。

227. 慢性前列腺炎如何用中成药治疗

中医治疗是慢性疾病患者经常采用的主要方法之一，前列腺炎大多数为慢性，采用中成药治疗，可以发挥非常大的作用，不仅可以避免长期服用西药产生副作用，还可以进行整体调节，增强患者体质。中成药在前列腺临床疗效较中效果显著，针对不同的阶段有不同的治疗方法。

（1）对于慢性前列腺炎初期的患者，临床表现为小便黄、短少、灼热，小便时或小便后尿道有所不适者，可选择使用龙胆泻肝丸、三妙丸、鸡骨草丸、宁泌泰胶囊等。

（2）对于慢性前列腺炎同时伴有附睾病变而表现为小腹、少腹坠胀疼痛者，可同时服用金利油胶囊、橘核丸、玄胡止痛片等；对于心理压力较大，伴有失眠多梦者，可同时服用逍遥丸、七叶神安片、百草安神片等。

（3）对于病变已久，自觉体疲易乏、肛门坠胀、腰骶酸痛、性功能减退者，可根据不同情况选择使用补中益气丸、还少丹胶囊、壮阳复春灵胶囊等。

对于中成药的使用，不仅应考虑是否对症，还必须注意是否合适自己的体质类型。一般患者选择中成药难以自行考虑这些因素，须在医生指导下才能应用。

228. 如何用中药煎剂灌肠治疗慢性前列腺炎

灌肠作为一种诊断和治疗的基本手段早已被广泛地应用于临床，但用中药煎剂灌肠治疗慢性前列腺炎则是近几年的事。鉴于前列腺所处的特殊解剖部位和引起慢性前列腺炎的常见原因，以及全身用药治疗慢性前列腺炎存在的缺陷，医务工作者尝试运用中药煎成水剂进行保留灌肠，在治疗慢性前列腺炎方面已取得了良好的效果。

根据初步的研究和分析，中药煎剂灌肠治疗慢性前列腺炎的作用机制可能有二：其一，由于前列腺位于盆腔内，与直肠紧邻，中药煎剂灌肠既可通过肠壁吸收有效成分进入血液循环再作用于前列腺而发挥作用，也可以通过直肠直接作用于前列腺而发挥治疗作用（如抗菌消炎作用等）；其二，由于中药煎剂灌肠通常将药液温度控制在40~42℃，这样利用中药煎剂的温热效应直接作用于前列腺，可使前列腺局部的血液循环加速，使白细胞的吞噬功能加强，前列腺局部的代谢产物和有毒物质易于排出，从而使局部的炎症得以消散和吸收，纤维化疤痕组织得以软化。此外，中药煎剂保留灌肠治疗慢性前列腺炎还具有处方灵活、因人而异和操作简便、对全身影响小、取效快等优点。

下面介绍六种中药灌肠方剂。

（1）白花蛇舌草、蒲公英、败酱草、土茯苓各20克，赤芍、王不留行各10克，桃仁、大黄各6克，水煎取浓缩液100毫升，保留灌肠，每晚1次，1个月为1个疗程。

（2）赤芍、牡丹皮、穿山甲、皂角刺、三棱、莪术、紫花地丁、黄柏、败酱草、牛膝各30克，水煎取浓缩液200毫升，保留灌肠，每晚1次，20天为1个疗程。

（3）柴胡、橘核、荔枝核、三棱、通草各10克，没药、野菊花、白花蛇舌草、王不留行、黄连各30克，威灵仙20克，水煎取浓缩液200毫升，保留灌肠，每晚1次，20天为1个疗程。

（4）大黄15克、黄柏15克、三棱10克、莪术10克、毛冬青30克、黄芪20克、广木香10克，加水600毫升，煎煮浓缩到80～100毫升，保留灌肠2～4小时，每日1次，15天为1个疗程。

（5）蒲公英30克、丹参30克、黄柏15克、赤芍30克、桂枝10克，加水500毫升，煎煮浓缩到80～100毫升，保留灌肠2～4小时，每日1次，15天为1个疗程。

（6）金银花20克、野菊花20克、赤芍20克、桃仁15克、黄柏15克、大黄10克，加水500毫升，煎煮浓缩到80～100毫升，保留灌肠2～4小时，每晚1次，15天为1个疗程。

中药灌肠治疗时，患者要将大小便排空，取侧卧位，将一次性导尿管插入肛门7～10厘米，用50毫升注射器分次注入40℃左右的药液100～200毫升，再将导尿管拔出。拔出导尿管后切忌立即坐起或站立，否则药液会流出。治疗时间应选择在睡觉前进行。

229. 慢性前列腺炎如何穴位注射治疗

方法一 ①取穴为关元、中极、气海、复溜、三阴交、足三里；②封闭治疗，复方丹参注射液2毫升，0.25%普鲁卡因1毫升，每穴注入0.5毫升。适用于

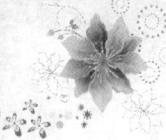

有睾丸痛、尿急、尿频、尿血症状的慢性前列腺炎患者。

方法二：①取穴：关元、中极、气海、复溜、三阴交；②封闭治疗，睾丸酮0.1毫升/穴。适用于有神经衰弱症状的慢性前列腺炎。此法宜短期使用，因雄激素不宜长期使用，以避免其副作用。

方法三：①肾俞、关元、三阴交为第一组；膀胱俞、中脘、阴陵泉为第二组。②用5毫升注射器吸入山莨菪碱注射液10毫克，维生素B1 100毫克，成混合液，换接牙科5号针头，轮流取两组穴位，每穴注入1毫升，每日1次，两组交替使用，如为双穴，每次只注射一侧穴位。10天为1个疗程，疗程间休息3天，再行第2个疗程。有效率达92.5%。

❋ 230. 什么是前列腺炎坐药疗法

将药物制成栓剂、丸剂或锭剂，塞入肛门内，治慢性前列腺炎尤为相宜。

（1）取紫草30克，红花、穿山甲各10克，乳香、没药各5克，共研细末，以凡士林调成糊状。患者取膝胸位，以1∶1000新洁尔灭溶液消毒会阴部后，术者戴无菌手套，取药3～5克，捏成圆团，蘸少许液状石蜡或植物油以示指将药自肛门轻轻塞入直肠，涂于直肠前壁近前列腺处。嘱患者俯卧休息30分钟，每日或隔日1次，10次为1个疗程。临床观察表明，本方有清热活血散结作用。

（2）取蒲公英37.5克，天花粉62.5克，黄柏62.5克，甲基睾丸素0.5克，甘油45克，羊毛脂4.5克，吐温80 2.5克，半合成脂肪酸甘油酯适量，制成栓剂。在大便后或临睡前塞入肛门内5～6厘米处，每日2次，每次1粒，30日为1个疗程。该方能清热利尿、消肿散结，还可增强性功能，使分泌增加，有利于前列腺中脓细胞的排除。

（3）取紫草30克，红花10克，穿山甲10克，乳香5克，没药5克，共研末调成膏剂，通过直肠涂于前列腺周围，每日1次，有报告总有效率92%。

231. 如何坐浴熏洗治疗前列腺炎

温水坐浴及药水熏洗可以促进盆腔的血液运行，改善微循环，尤其对充血性前列腺炎有确切疗效。中药坐浴法多选具有清热理气、活血化瘀中药煎汤坐浴。

（1）取普通食醋1份，加入热水15份，水温以人能承受的温度为准，防止烫伤或者受凉。坐浴时间为30分钟，每日1~2次。

（2）取大黄、毛冬青、忍冬藤各30克，红花10克，吴茱萸、泽兰各15克，加水煎1500毫升，温水坐浴，坐浴时间为10~20分钟，每日1次。

（3）取仙茅、杜仲、益智仁、蛇床子、水蛭、牛膝、泽兰、黄柏、透骨草各30克，每日1剂水煎，熏洗会阴部30分钟，每日2次，30天为1个疗程。

（4）取芒硝、益母草、鲜葱各30克，大黄、艾叶、车前草各10克，水煎2000毫升，倒入盆内，坐在盆上熏蒸，待水温下降后，用毛巾蘸药液清洗会阴部，水温适中后坐于盆内，坐到水凉为止，每日2~3次。

（5）取红藤、败酱草、虎杖各30克，三棱、乳香、没药、苏木各20克，王不留行、桃仁、川楝子、白芷各15克。每日1剂，每剂药可用2~3次，每次坐浴30分钟，水温以42℃左右为宜。属湿热型前列腺炎者，可用萆薢、白芷各30克，甘草5克，煎汤坐盆内水渍于小腹。

（6）取丝瓜络30克，苦参30克，红花20克，金银花30克，败酱草30克，土茯苓40克，大黄50克，芒硝50克，水煎取汁2500毫升，每晚坐浴1次，并配合口服汤剂治疗，1个月为一疗程。

（7）取大黄90克，加水400毫升，煎水后熏洗会阴部，早晚各1次，每次30分钟。

（8）取温开水坐浴，或用1∶10的醋水，或芒硝10克，马齿苋20克，生明矾10克，丹参30克，昆布30克，海藻30克，海浮石30克，夏枯草30克，水煎后熏洗坐浴，每次15~30分钟，每日1~2次，有较好疗效。

232. 中医如何治疗病毒性前列腺炎

约有1/6的慢性非细菌性前列腺炎是由病毒引起的,提示部分慢性非细菌性前列腺疗效不满意的原因可能与病毒感染有关。治疗上应加强抗病毒治疗,采取中西医结合的办法。中医用清热利湿法。方如龙胆泻肝汤加减:龙胆草10克,栀子10克,黄芩10克,柴胡10克,生地黄10克,车前草15克,泽泻10克,木通6克,当归10克,板蓝根15克,扁蓄10克,白花蛇舌草15克等内服。也可用此方水煎外洗,以消灭尿道外口或龟头的疱疹病毒。

233. 慢性前列腺炎患者如何做自我康复按摩

首先要说明的是,这里的按摩不是指直肠内的前列腺按摩,而是躯体的推拿按摩。自我按摩可以消除会阴部、腰骶部血液和淋巴液的淤滞,强化会阴肌肉、肛门肌肉的功能,因此是治疗慢性前列腺炎的辅助措施,可以在做医疗体操之前、或者单独进行按摩治疗。按摩治疗不能急于求成,贵在持之以恒,一般需经2~3个月方可见效。

前列腺的自我按摩要选择在胃排空的情况下进行,因此早晨空腹和晚饭前是较好的时机。先排尿排便,保持愉快心境,自然呼吸,不要屏气。每个动作完成之后,可对按摩过的部位再轻轻抚摸按揉几下,作为放松动作。在被按摩的部位涂少许爽身粉,则更有利于操作,可使手滑动自如。

(1)背部按摩:①分腿与肩同宽、直立,上身稍弓向前,以双手背横贴于腰背部,由臂中部沿脊椎两侧至肩胛骨下,双手上下交替滑动5~6次;②双手五指并拢,以拇指背面及示指外侧紧按背肌,稍用力上下交替按摩4~5次。

(2)腰骶按摩:①体位同背按摩。手掌微凹,依次轻压尾骨、骶骨、腰部、再向腰侧移动,重复5~6次。②双手拇指置于髋前两侧,四指端以螺旋形移动按揉,自尾骨、骶骨至腰部,然后向腰两侧移动按摩。手法应稍重,有压迫感,重复5~6次。③五指并拢,以掌面紧贴腰两侧,由外向内稍加压力地按压推

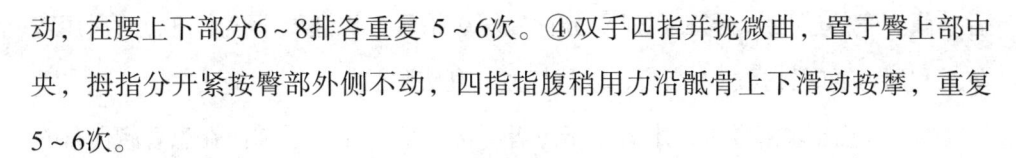

动,在腰上下部分6~8排各重复 5~6次。④双手四指并拢微曲,置于臀上部中央,拇指分开紧按臀部外侧不动,四指指腹稍用力沿骶骨上下滑动按摩,重复5~6次。

(3)放松动作：①背部、腰骶按摩结束后,分腿直立,双手叉腰、弯、伸并左、右旋转腰部,放松肌肉,约2分钟。

(4)臀部按摩：①直立、重心置于左腿上,右足跟稍向外,右腿微弯屈,以右手掌自下向上捏拿右臀肌肉,重复5~6次,然后换左侧,同样进行。②姿势同上。改用五指自下而上抓起并轻轻抖动肌肉,右侧抓抖5~6次后换左侧。

(5)腹部按摩：①仰卧位,双腿稍弯屈。以右手四指指腹按顺时针方向沿肚脐四周旋转按揉,并逐渐向外扩大至全腹,再逐渐缩小至肚脐。应注意按至下腹耻骨上时手法不宜重。连续按摩1分钟。②仰卧位,双腿伸直。双手以拇指居上,四指并拢在下呈钳状。沿肋骨下缘稍用力插入肋下捏紧,沿肋骨下缘滑动,由内向外,重复5~6次。③仰卧位,双腿稍弯屈。五指并拢,以指腹从腹壁外周呈螺旋形按揉向肚脐部滑动,至肚脐后再向外扩展,整个腹部均应按摩,至下腹耻骨上时手法宜轻柔。按摩1分钟。

做腹部按摩应放松腹肌,平稳呼吸;按摩后,以手掌轻轻抚摸全腹。

234. 如何用按摩手法调治前列腺炎

中医认为,前列腺炎多因肾阳不足,脾虚气陷,湿热下注等引起,所以在按摩手法与取穴上采取补脾肾,清热利湿,行气活血的调治原则。

(1)患者取仰卧位,术者站于患者腹部的左侧,用左手示指的掌指关节面按于患者中脘穴,再以右手掌根重叠按压左手示指掌指关节背侧,然后,随患者呼吸向下按压,至一定深度后持续按压5分钟,待患者自觉小腹及会阴部或下肢麻胀感后,缓缓抬手,使热流感经膀胱及尿道至下肢足趾,以温补脾肾,清热利湿。

(2)接下来,术者用两手拇指指面着于水道穴,然后逐渐向下按压,待患

231

者小腹有发热感后,再持续按压1分钟后缓缓抬手,以通调下焦水道,然后用双掌柔和用力逆时针揉患者小腹,以行气血,利湿除热。

（3）患者取俯卧位,术者站于患者腰部左侧,用一手掌面在患者腰骶部脊柱旁上下推擦,以热感透达肾俞及大肠俞两穴为好,以温补脾阳。

按上法调治,每日1次,10次为1个疗程。

235. 如何用耳针治疗慢性前列腺炎

中医认为,耳不仅是听觉器官,而且与全身的经络脏腑有密切的联系。耳郭上的特定部位既可以反映全身各部位的病变,又能作为刺激穴位用来治疗相应的病症。对慢性前列腺炎来说,选择有关的耳穴,也有抗炎祛病的功效。

治疗慢性前列腺炎常选用的耳穴为肾、膀胱、尿道、盆腔、前列腺、神门等。

治疗方法：每次选穴2~3个,中度刺激,留针15~20分钟。或者用耳穴贴压疗法：令患者端坐,选准穴位,用75%的酒精将耳郭脱脂去污,用0.5厘米×0.5厘米胶布将王不留行子固定于耳穴上,每个穴位用手法按压,每日3次,每次5~10分钟。每3天贴换1次,5次为1个疗程。连续2~3个疗程。每次选用一侧耳,双侧交替进行。

穴位加减：①湿热壅滞型：加小肠、三焦；②阴虚火旺型：加肾、内分泌；③肾阳虚损型：加肾、内分泌；④气滞瘀阻型：加三焦、脾、胃；

治疗中应注意行针得气效果。对合并严重心血管疾病者不宜过强刺激；而耳郭有炎症、冻伤、皮肤破溃者禁忌耳针治疗。

236. 前列腺炎的外治法有哪些

脐位于腹部正中凹陷处,是新生儿脐带脱落后遗留下来的一个生命根蒂组织,属中医经络系统中任脉上的一个重要穴位,名为神阙。任脉总领一身的阴经，循行于胸腹正中，通过经络联络五脏六腑。神阙位于大腹中央的脐部，脐为先天之命蒂，后天之气舍，介于中下焦之间，所以神阙穴为经气的汇海，五脏六腑之本，有健脾温肾、行气活血、散结通滞、主百病的作用。脐在胚胎发育过程中为腹壁最后闭合处，表皮角质层最薄，屏障功能最弱，皮下无脂肪组织，皮肤和筋膜、腹膜直接相连，脐部皮肤除局部微循环外，脐下腹膜还布有丰富的静脉网，浅部和腹壁浅静脉、胸腹壁静脉相吻合，深部和腹壁上下静脉相连，腹下动脉分支也通过脐部，再者脐凹陷形成隐窝，中药局部贴敷后形成自然闭合状态，利于药物较长时间存放，这些均利于药物穿透弥散而被吸收入血，进入体循环，达病所，发挥药物的直接作用。前列腺炎是青壮年男性的常见疾病，约采用中药敷脐外治疗效确切，简便易行，能较快消除病痛。

（1）取冰片1克，白胡椒8粒，分别研末，洗净脐部，常规消毒，先把冰片放入脐孔，再用白胡椒末填满，外盖塑料薄膜，以胶布密封。7~10日换药1次，10次为一疗程，每疗程间隔7天。适用于慢性前列腺炎。

（2）取草薢10克，车前子12克，桃仁10克，红花10克，金钱草15克，刘寄奴30克，白花蛇舌草40克，败酱草15克，乌药10克。共研细末，做成药带缚于脐部或小腹，可长期使用。

（3）取麝香0.15克，白胡椒7粒，压粉贴于肚脐。适用于慢性前列腺炎。

237. 如何贴敷治疗慢性前列腺炎

中药贴敷于穴位可以刺激穴位及周围的神经，通过神经体液因素而调节机体的神经系统、内分泌系统和免疫系统，起到防病治病的作用。贴敷治疗慢性前列腺炎的常用方法有以下几种。

（1）会阴部洗干净，先行热水坐浴20分钟，然后以生姜汁、制大黄末各20克，外敷，用胶布固定于中极、会阴两穴。

（2）将泥加温至46~50℃，置于腰骶部及会阴部，每次30分钟，每日1次，15~20次为1个疗程。对缓解症状有明显作用。

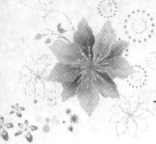

（3）取五倍子、小茴香、三七、贝母、冰片、雄黄、乳香各10克，全虫30克，蜈蚣5克，大黄、花粉各50克，野菊花100克。将上药研末，用白醋适量，先用武火熬沸约15分钟，后用小火熬10分钟至黏稠，挑起稍成粗丝即成。密闭5分钟，冷却后装好备用。应用时先用温水清洗会阴，然后用自制布带涂适量膏药于中央，置于会阴部，每晚1次。

（4）取金银花、大飞扬草、蒲公英、川芎、乳香、没药、红花、独角莲、花生油或豆油、熟松香、冰片、麝香等适量。将上药置油内浸泡15日，然后入油锅内加热熬炸，至焦时捞出药渣，继续熬至滴水成珠后，加入松香不断搅拌使全融化，离开火源，再放入冰片和麝香面搅拌，放冷即得。取20～30克药膏，捏成薄片，敷于会阴穴、中极穴，外用敷料胶布固定，每日1次。

❋ 238. 慢性前列腺炎如何进行艾灸疗法

艾灸治疗前列腺炎不但效果好，而且无痛苦，易操作，对那些阳虚、气滞、血瘀的慢性前列腺炎患者尤为适宜。

方法一：仰卧或者坐位取中极穴，悬灸20～30分钟；再仰卧，取会阴穴，用艾条雀啄灸，20～30分钟。灸时，以局部皮肤稍红晕而不灼热为度。每日1次，严重者每日2～3次，10天为1个疗程，中间休息2～3天，再做下一个疗程，连续治疗2～4个疗程。具有补肾通淋、温经通络、行气活血、驱湿逐瘀、消肿散结的功效。对前列腺炎、前列腺增生均有缓解疼痛和治疗的作用。

方法二：肾阳虚型选灸肾俞、三阴交等穴位；气滞血瘀型选灸血海、气海、阳陵泉等穴位；肾阴虚型，选灸足三里、三阴交、会阴等穴位。每次灸20分钟左右，或先针后灸，或针与灸隔日交替使用。

方法三：取新鲜生姜，稍切去两侧姜皮，放骶椎旁1厘米处，左右各2块，或放在曲骨、中极穴，放上艾绒，灸3壮。

七、防治前列腺疾病的中医妙招

239. 慢性前列腺炎如何采用五行针治疗

五行磁吸针简称五行针，是一种既适合医院等医疗单位使用，又适合家庭使用的新型磁疗针具，集针灸、点穴、磁疗、负压、药物渗透五种疗法于一体，具有五种疗法的综合治疗作用。五行磁吸针疗法兼有磁、吸、针、药等多种作用：①磁疗即穴位磁疗法，乃现代常用之大众自疗方法，利用磁铁发出的磁场来调整人体的生理功能和改善病理状态。②吸疗即拔罐疗法，古称角法，起源甚早，广泛流传于民间，利用拔罐造成的负压促进局部气血的流行，去除病邪。③针疗即针刺疗法，通过对经络穴位的刺激，调畅气机，疏通经络，活血化瘀，"令邪气独出"。④药疗即药物涂敷疗法，配合五行磁针涂于穴位，具有活血化瘀，疏经活络之作用。用五行磁吸针针灸人体穴位，可激发人体电磁感应与经络传导信号，尤其是负压作用，能有效地祛除风寒瘀滞和风热湿毒所造成的经穴瘀滞，达到疏通经络、活血化瘀、消除病痛的作用。五行磁吸针在临床中治疗夜尿、尿频及小便淋漓等症状的慢性前列腺炎，获得较满意的疗效。

慢性前列腺炎患者选用会阴、腰俞、关元、气海、肾俞、精宫等穴。

会阴穴在肛门与生殖器根部连线的正中，刺激本穴要轻吸，时间略短些。腰俞穴在骶管裂孔处。关元穴在脐下3寸处。气海穴在脐下1.5寸处。肾俞穴在腰部第2腰椎棘突下，旁开1.5寸。精宫穴在肾俞旁开1.5寸处。本方具有双向调节功能，对遗尿和尿憋均有效。

进行足反射区治疗时，可针尿道、淋巴腺、睾丸、输精管、脑垂体、肾、生殖腺、安眠点等反射区，每穴针5～15分钟，用温热淡盐水洗后施针。不易施针部位可采用点针法点压36次以上。

240. 可以治疗前列腺痛的中药汤剂有哪些

（1）甘酸敛阴汤：白芍、乌梅、诃子肉、五倍子、白蔹、石莲肉各10克，生甘草、五味子各5克，煅龙骨（先煎）15克，煅牡蛎（先煎）20克。水煎取药汁。口服，每日1剂。具有益肾固摄，甘酸敛阴的功效，适用于前列腺痛。

（2）水蛭虻虫桃仁汤：水蛭10克，虻虫5克，桃仁10克，大黄（后下）10克，川牛膝15克，三棱10克，赤芍15克，延胡索10克，川楝子10克，路路通10克，甘草5克，白芍10克。水煎取药汁。口服，每日1剂。具有活血通络的功效，适用于瘀阻精室型前列腺痛。

❋241. 中医对前列腺增生有何认识

中医没有前列腺增生的病名，但相关病症的描述极其丰富。前列腺增生相当于中医中所说的"癃闭""小便不通"等。癃闭是指小便量少，点滴难出，甚则小便闭塞不通为主症的一种疾病，其中又以小便不利，点滴而短少，病势较缓者称为"癃"；以小便闭塞，点滴不通，病势较急者称为"闭"。癃和闭虽然有区别，但都是指排尿困难，只有程度上的不同，因此多合称为"癃闭"。本病首见于公元前3世纪的《五十二病方》，《黄帝内经》对此病的病位、病因、病机等都做了比较详细的论述。后世医家皆有论述，如隋代医家巢元方在《诸病源候论·小便诸候》中提出小便不通和小便难的病因都是由于肾与膀胱有热。唐代孙思邈在《备急千金要方》中记载治小便不通的方剂有13首。王焘在《外台秘要》中载有治小便不通的方剂13首。

中医认为，本病多为劳伤肾精、感受外邪或内外因素交织，以到三焦水液的运行及气化失常而发生。明代大医学家张景岳认为，前列腺增生的病因有因火热之郁结聚于下焦膀胱，以致水泉干涸而小便不通者；有因肾虚不足而小便不通者；有因七情内伤，肝气郁结疏泄不及，从而影响水液代谢而小便不通者。

导致前列腺增生的原因和机理有以下几种情况。①膀胱积热：由于过食辛辣肥甘而酿生湿热，或湿热素盛，肾热下移膀胱，导致膀胱积热，气化不利，发为癃闭。②肺气郁痹：肺虚失于宣发肃降，不能通调水道，下输膀胱，而致癃闭。③浊淤阻塞：痰浊、败精、瘀血内停，阻塞膀胱，经络痹塞，气化不利，水道不通，而发癃闭。④脾气虚弱：脾胃虚弱，中焦升运无力，影响下焦气化，脾气不利而成癃闭。⑤阴虚火旺：房事过度，欲念放纵，以致肾阴亏损，虚火上炎，阳无以化，水液不能下注膀胱而小便不利。⑥肾阳虚衰：年老体衰，肾阳虚弱，命火衰微，气不化火，无阳则阴无以化，而致尿不能出；或因肾气不充，膀胱转送无力而成癃闭。

前列腺增生在病因病机上有其特点。本病临床50岁以上的患者居多，其主要原因为老年人命门火衰，肾阳虚弱，以致膀胱气化失司，而致小便不利或大便闭塞不通。本病之病性为本虚标实，病势时缓时急。在临证时由于临床表现各有不同，根据病因及脏腑辨证，本病可分为膀胱湿热、肺热壅盛、肝气郁滞、下焦瘀阻、肾阳不足、肾阴亏损、脾肾阳虚、脾气下陷等不同证型分别论治。因此在辨证时要细审主证，详辨虚实，权衡轻重，方不致失于偏颇。

242. 治疗前列腺增生的经典中成药有哪些

（1）金匮肾气丸：平地黄、山药、山茱萸、泽泻、茯苓、牡丹皮、桂枝、附子。

功效：温补肾阳。

适应证：肾阳不足型前列腺增生症。表现为尿频、夜尿增多，小便不利，畏寒，下半身冷感，舌质淡胖，舌苔薄白。

（2）逍遥丸：柴胡、当归、白芍、白术、茯苓、甘草、薄荷、生姜

功效：疏肝解郁，健脾和胃。

适应证：肝郁气滞型前列腺增生症。表现为小便不利，甚至不通，情志抑郁，头痛目眩，胁胸胀满，咽干口燥，神疲食少，脉弦而虚。

（3）补中益气丸：黄芪、甘草、人参、当归、橘皮、升麻、柴胡、白术。

功效：补中益气，升阳举陷。

适应证：中气不足型前列腺增生症。表现为小腹坠胀，排尿不畅或量小，甚至小便失禁、食欲不振，气短而声低，舌质淡、舌苔薄、脉细弱。

（4）桂枝茯苓丸：桂枝、茯苓、丹皮、赤芍、桃仁。

功效：活血化瘀消癥。

适应证：尿路阻塞型前列腺增生症。表现为小便滴沥，尿线细或有分叉，甚至小便不通，小腹胀满疼痛，舌质紫暗或有瘀点，脉涩。

243. 能治疗前列腺增生的中药及花粉制剂有哪些

（1）前列康：该药是从花粉中提取制成口服片剂，作用机制：该药可使增生的前列腺体腺腔扩大，体积缩小，改善尿频、尿急、尿痛、排尿困难、尿后滴沥症状，治疗前列腺增生症有较好的疗效。

（2）前列通：本品为黄芪、琥珀、车前子、肉桂、蒲公英、王不留行等中药合成制作的片剂，主要作用于前列腺增生症而引起的尿潴留、尿频。

（3）护前列：本品为锯叶棕浸膏和紫锥花叶浸膏，其作用机制是消除膀胱和前列腺黏膜充血，增加细胞吞噬能力，抗感染力强，常用于急慢性前列腺炎以及前列腺增生症。

此类药物还有前列平、伯泌松、通尿灵、前列欣、舍尼通、尿通等，在此不一一列举。

244. 中医如何辨证治疗前列腺增生

前列腺增生症是中老年男性泌尿生殖系统的一种多发病，严重影响患者的生活质量，给患者造成极大的痛苦。此症属于中医"癃闭""淋证"等范畴，临床分为肾气不足、气滞血瘀、热毒郁结三个证型，中医外治疗法对其有很好的疗效。

（1）肾气不足型。其症为夜尿增多，小便短少而清，频次增多，或小便不畅，便后仍感膀胱紧迫，舌质淡红，苔薄白，脉沉缓。治宜温补肾气。

热艾石散：艾叶60克，石菖蒲30克。上药置锅中炒热，温度达60～70℃，用布包起，敷于脐部，时间以自己能忍受为度，然后取下停2～3分钟，再次敷上，直至药物冷却。每日1次，10天为1个疗程。

（2）气滞血瘀型。其症为小便不畅，伴有刺痛，偶见会阴及小腹有坠胀感，舌质淡红有紫气，可见瘀点，苔薄白，脉细涩。治宜理气化瘀。

甘冰散：生甘遂9克，冰片6克。上药共研成粉末，加面粉适量，用开水调成糊状，每次取5克，外敷于脐下4寸中极穴上，直径4～5厘米，外盖纱布，并于其上加热敷。1天1换，15天为1个疗程。

独盐方：食盐250克。食盐250克置锅中炒热至60～70℃，用布包裹，熨敷于小腹部，直至食盐冷却为止。

硝母天花煎：芒硝、益母草、天花粉、生葱各30克，艾叶、车前草各10克。上药煎煮30～40分钟，煎取药液约2000毫升，倒于盆内，坐盆上先熏蒸，水温稍降后以毛巾浸药液熨洗会阴部，水温再降后坐盆内，直至水冷为止。每日2～3次，连续使用15日左右。

（3）热毒郁结型。其症为小便淋漓不尽，尿色黄赤，尿后尿道口灼热，口干多饮，舌质红，苔黄，脉数。治宜清热解毒。

蒜栀方：独大蒜1个，栀子3枚，盐少许。上药放在一起捣烂，摊在纸上，贴脐部。每日1次，10天为1个疗程。

皂药粉：皂矾10克。黄药子10克。上药研成极细粉末，调匀，每次取混合粉约2克置于脐眼中，上覆毛巾。然后取温水逐步从毛巾上缓缓向脐中滴入，使皂矾、黄药子徐徐从脐部融化，吸收。

大黄清热汤：大黄、毛冬青、金银花藤各30克，川红花12克，吴茱萸、泽兰各15克。上药煎煮30～40分钟后，取汁1500毫升左右，坐浴其上，15～20分钟。每日1剂药，早晚坐浴各1次，15天为1个疗程。

❋ 245. 前列腺增生患者如何坐浴治疗

坐浴治疗使局部有舒适感，全身轻松，对于局部和全身症状均有改善之作用，可改善局部血液循环，促使炎症水肿之吸收等。前列腺增生患者可采用下列方法。

（1）取热水坐浴，水温已能耐受为度，每次坐浴15～20分钟，坐浴中可收缩肛门及会阴部位数次。坐浴后，以左右手示指分别按摩会阴、肛门81次。冬季为保持水温，可在坐浴时添加热水。宜安排在便后及临睡前进行。

（2）取普通食醋1份，加入热水5份，水温在41～43℃，以个人能承受为度，防止烫伤或受凉。坐浴时间为30分钟，每日1～2次。坚持坐浴疗效较好。注意避免烫伤和受凉。

（3）取鲜益母草、鲜葱各250克，煮汤一面盆，倾倒便盆内，令患者坐其上熏蒸之。

（4）取全瓜蒌30～60克，煎汤坐浴20分钟。

（5）取芒硝、益母草、天花粉、鲜葱各30克，大黄、白花、艾叶、车前草各10克，水煎取药液约2000毫升，倾倒盆内，坐盆上先熏蒸，水温消降后以毛巾浸渍药液熨洗会阴部，水温适中后坐盆内，至水凉为止，每日2～3次（每剂1煎）。本方使用10～20日后可使前列腺明显缩小，泌尿系梗阻症状改善。

（6）取仙茅、杜仲、益智仁、蛇床子、水蛭、牛膝、泽兰、黄柏、透骨草各30克，每日1剂水煎，熏洗会阴部30分钟，每日2次，30日为1个疗程。

（7）取大黄、毛冬青、忍冬藤各30克，红花10克，吴茱萸、泽兰各15克。加水煎1500毫升，温水坐浴，每日1次，每次10～20分钟。

✤ 246. 前列腺增生患者如何足浴治疗

中医认为，人体五脏六腑在脚上都有相应的投影。脚上的60余个穴位与五脏六腑有着密切的关系。用热水洗脚可起到促进气血运行，舒筋活络，颐养五脏六腑，使人体阴阳恢复平衡的作用，因而具有祛病健身的功效。人的脚掌上密布着许多血管，用热水浴足能使脚部毛细血管扩张，血液循环加快，使新陈代谢旺盛。

（1）取温热水（40℃左右）大半盆，浴足。热水足浴以其适当的温度，对下肢神经、血管产生良好的刺激,中医中的经络学说认为,"足太阳膀胱经络肾属膀胱……出外踝之后,循京骨至小指外侧"。也就是说,热水浴足通过经络联系,对膀胱有一定的治疗作用。

(2)取10克红花,20克牛膝,10克乌药,20克石韦,10克通草,10克车前草,10克淡竹叶,煎水取汁,浴足。症状较重、较急者,每日2次浴足,上、下午各1次,每次40分钟,在冬天,可增加1次。症状较轻、较缓者,每日2次浴足,上、下午各1次,每次30分钟。红花能活血化瘀、通经活络;乌药可行气消滞;石韦、通草、车前草、竹叶可通利水道;牛膝能引水下行;水温可以提高药效。对于小便困难者来说,无疑是一种有效的方法。

(3)取90克皂角,90克王不留行,90克葱头,煎水取汁,浴足。症状较重、较急者,每日2次浴足,上、下午各1次,每次40分钟,在冬天,可增加1次。症状较轻、较缓者,每日2次浴足,上、下午各1次,每次30分钟。皂角辛散走窜、通关开窍;王不留行走而不守、行而不住,气味疏泄、通血脉、利小便;葱头为辛温之品,通上下阳气。诸药共奏通窍化瘀、利尿通阳的功效。适用于膀胱肌麻痹所致的尿潴留。

(4)取200克生黄芪,30克宣木瓜,10根葱白,煎水取汁,浴足。症状较重、较急者,每日2次浴足,上、下午各1次,每次40分钟,在冬天,可增加1次。症状较轻、较缓者,每日2次浴足,上、下午各1次,每次30分钟。生黄芪益气升阳、利水消肿;木瓜温经活络,主治湿痹脚气;再配葱白通上下阳气。三药合之,益气通阳利尿,可治膀胱气化失调引起的小便不利。

(5)取1000克黄酒,加1000毫升水,加温至40℃,浴足。症状较重、较急者,每日2次浴足,上、下午各1次,每次40分钟,在冬天,可增加1次。症状较轻、较缓者,每日2次浴足,上、下午各1次,每次30分钟。黄酒具有通血脉、行气散水、利小便的功效,此法对湿热蕴结所致的小便不通有一定疗效。

前列腺增生患者首先要对因治疗,然后配合足浴治疗。尿潴留患者可以单独使用足浴疗法,也可以配合局部按摩。对尿毒症引起的无尿,足浴效果不太理想。配合按摩时，手法要轻柔缓和，具体方法是：①用按揉法在中极、气海、关元穴操作，每穴约1分钟。②顺时针按摩小腹部约6分钟，微有发热为度，不可过急过重。③用轻缓的手法在大腿内侧进行揉、摩，并配合按揉髀关、手五里，以酸胀为度，时间约6分钟。④横擦骶部八髎穴，以局部有微热感为度。⑤揉按跖骨里间隙处，以酸胀为度。

247. 前列腺增生患者如何做穴位按摩

（1）以示指、中指按揉脐下1.5寸、2寸及4寸三个部位各1分钟。

（2）以掌斜擦两侧腹部10～20次。

（3）以掌横擦胸上部，以热为度。

（4）以掌横擦骶尾部（肛门向上1掌度部位），以热为度。

（5）双手掌夹待两侧胸胁同时搓动，并向移至腰部，反复操作1～3分钟。

（6）以单掌按于脐与耻骨联合部终点处，用掌根向耻骨连合部按压，逐渐增加压力且配合震颤手法，如操作正确小便可自行排出。

248. 前列腺增生患者如何自我按摩

（1）斜擦小腹：两手五指并拢，两手小指抵于髂前上棘沿腹股沟向前下方斜擦36次，以小腹部有热感为好。

（2）揉按气海：气海穴位于脐下1.5寸处，右手掌根放于气海穴位，左手掌放于右手背上，顺时针方向揉按36次，然后左手的掌根放于气海穴位上，右手掌放于左手背上，逆时针方向揉按36次。

（3）擦腰骶：两手五指并拢，两手的掌根抵于肋弓下缘，斜向尾骨端，两手掌自上而下，再自下而上，反复斜擦72次。

这套按摩手法，简单易做，占用时间短，每按摩1次，只需8～9分钟。坚持早上起床后，夜间睡觉前，各做按摩1次。

249. 前列腺增生患者如何做导引按摩

（1）提肛法：吸气时提缩肛门，呼气时放松肛门，如此为一次，每晚睡前做30次。

（2）双手擦丹田：两手搓热后，右手平放在肚脐上，左手放在右手背上。以脐为中心，顺时针方向运转，轻轻推荡，徐徐来往，旋转36次后，连肚脐抱住，稍停片刻，勿让风入。

（3）托天运气法：自然站立，身体重心在足跟，双臂下垂。然后两臂自然抬起，双手指相叉，抬到前额处时翻掌心向上，逐渐用力（切忌猛然用力）向上托天。托时吸气入腹并收腹提肛，稍停，缓缓呼气。双臂可同时缓慢放下。如此反复9次。每日早晚练习。

（4）中松静法：自然放松站立，两足距30厘米，摒除杂念，松弛身体，入静。腹式深呼吸，先将两上肢呈交叉姿势旋转，微屈下肢，闭口，用鼻吸气，下入丹田，腹部隆起，使小腹有饱满、充实、膨胀和舒适感。吸入之气要达到最大容量，同时屏气5～15秒，双手用力旋转呈握球姿势。然后用口呼出浊气，腹部凹陷，最大限度地收小腹，上肢用"内劲"下压，同时屏气至最大耐受时间。如此每日1次，连做4～7日。

250. 前列腺增生患者如何做五步按摩

（1）按揉丹田：仰卧，双手重叠按于下丹田，左右旋转按揉各30次。用力不可过猛，速度不宜过快。

（2）指压：取中极穴、阴陵泉、三阴交，各穴用手指掐按几分钟，早晚各1次。

（3）揉按会阴穴：仰卧屈膝取穴，两手掌搓热后，用食指轻轻按摩会阴穴20次，早晚各1次。

（4）搓脚心：两手掌搓热后，以右手掌搓左脚心，再以左手掌搓右脚心各

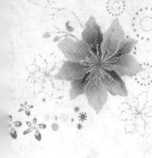

50次。早、中、晚各3次。

（5）点压：用于在脐下、小腹部、耻骨联合上方自左向右。轻压，每2秒压1次，连续按压20次左右，但要注意不要用力过猛。用于前列腺增生引起的尿潴留。右手四指按顺时针方向，向四周按揉，并逐渐向外扩大至全腹部，再逐渐缩小至肚脐，手法要轻柔，连续按摩约3分钟。

251. 前列腺增生患者如何做足部按摩

在人体的足部有许许多多的反射区，通过按摩足部某些特定的反射区来预防和治疗某些疾病。前列腺增生患者常可选取基础反射区（主管脑垂体、生殖腺、尿道、阴茎）和辅助反射区（主管横结肠、降结肠、乙状结肠、肛门、下身淋巴腺）进行按摩。通过按摩这些反射区，可以增加前列腺的血流量，改善局部血液循环，恢复局部功能，调动人体的自愈能力，从而达到治疗和保健作用。

前列腺增生患者在进行足部自我按摩时，应注意：①要有耐心、恒心，因为前列腺增生的形成绝非一朝一夕，治疗也得有一个很长的过程，足部按摩也是如此，短期内难取速效，必须持之以恒，才能取得疗效；②前列腺增生患者如同时有冠心病、心律不齐等较严重的心脏病，则按摩的力度宜轻，频率宜缓。

252. 前列腺增生患者如何针刺治疗

方法1

取穴：关元、合谷、三阴交。

方法：小便不通急刺上述三穴，强泻法。留针20分钟，每日1次，10次为1个疗程。

适应证：用于湿热型前列腺增生。

方法2

取穴：三阴交、中极、阴陵泉。

方法：泻法。留针30分钟，每日1次，10次为1个疗程。

适应证：用于肝气郁滞型前列腺增生。

方法3

取穴：足三里、三阴交、关元、照海。

方法：平补平泻法。留针30分钟，每日1次，10次为1个疗程。

适应证：用于下焦瘀阻型前列腺增生。

方法4

取穴：中极、阴陵泉、照海。

方法：平补平泻法。留针30分钟，每日1次，10次为1个疗程。

适应证：用于肾阴亏损型前列腺增生。

方法5

取穴：中极、气海、照海。

方法：施补法。留针30分钟，每日1次，10次为1个疗程。

适应证：用于肾阳不足型前列腺增生。

方法6

取穴：关元、阴陵泉、太溪、足三里。

方法：施补法。留针30分钟，每日1次，10次为1个疗程。灸法可用艾灸上述穴位，每穴灸3~4分钟。每日或隔日1次，可与针法交替应用。

适应证：用于脾肾阳虚型前列腺增生。

方法7

取穴：足三里、隐白、三阴交、气海。

方法：施补法。留针30分钟，每日1次，10次为1个疗程。灸法可用艾灸上述穴位，每穴灸3~4分钟，可与针法交替应用。

适应证：用于脾气下陷型前列腺增生。

方法8

取穴：足三里、中极、三阴交、阴陵泉、膀胱俞。

方法：反复捻转提插，强刺激。体虚者可灸关元、气海，并可采用少腹膀胱区按摩，隔日1次，10次为1个疗程。

适应证：用于前列腺增生。

方法9

取穴：关元、气海、中极、归来、三阴交、膀胱俞、水道。

方法：施泻法，气海穴灸法。每日或隔日1次，10次为1个疗程。

适应证：用于前列腺增生所致的急性尿潴留（实证）。

方法10

取穴：三阴交、中极、阴陵泉、关元；配穴：水道、膀胱俞、三焦俞、小肠俞。

方法：泻法。留针20～30分钟，每日2次，10次为1个疗程。

适应证：用于前列腺增生所致的急性尿潴留（实证）。

方法11

取穴：命门、肾俞、中髎、三阴交、气海、复溜、关元、阴谷、委中、中极。

方法：平补平泻法。每次选用2～3穴，交替使用，并用艾条灸之。每日1次，10次为1个疗程。

适应证：用于前列腺增生所致的急性尿潴留（虚证）。

方法12

取穴：三焦俞、小肠俞、中极、中封、太冲。

方法：艾条灸10～30分钟，每日1次，10次为1个疗程。

适应证：用于前列腺增生所致的急性尿潴留（虚证）。

253. 前列腺增生患者如何耳针治疗

主穴：膀胱、尿道、前列腺、外生殖器、肾等。

配穴：膀胱湿热者加三焦、小肠；肺气郁痹者加肺、支气管；浊瘀阻塞者加三焦、输尿管；阴虚火旺者加肾、内分泌；肾阳虚衰者加肾、内分泌；脾气虚弱者加脾、胃等。

施术：每次选2~3穴，中强刺激，留针15~20分钟。

❋ 254. 前列腺增生患者如何艾灸治疗

方法1

取穴：命门，关元。

施术：雀啄法，每日2次；每次5~10分钟。适于顽固性尿潴留，中医辨证为虚证、寒证者，实证、热证较少用。

方法2

取穴：中极穴，关元穴，足三里穴，三阴交。

施术：艾卷点燃后自我灸治。能起到通利小便的作用。

方法3

取穴：膀胱俞、委阳，关元。

施术：隔附子饼灸或温针灸或贴敷灸疗艾炷灸，每穴3~5壮；或艾条悬灸，每穴5~10分钟。

方法4

取穴：神阙穴。

施术：甘遂末以生面糊调敷脐中，以艾灸之，每次3~5壮。

❋ 255. 前列腺增生患者如何刮痧治疗

刮痧疗法是一种用光滑扁平的器具蘸上润滑液体刨括或用手指钳拉患处以达到治病目的一种简单自然疗法，是从按摩、针灸、拔罐、放血等疗法变化而来。刮痧可调节肌肉的收缩和舒张，使组织间压力得到调节，以促进刮拭组织周围的血液循环，增加组织流量，从而起到活血化瘀、祛瘀生新的作用。出痧的过程是

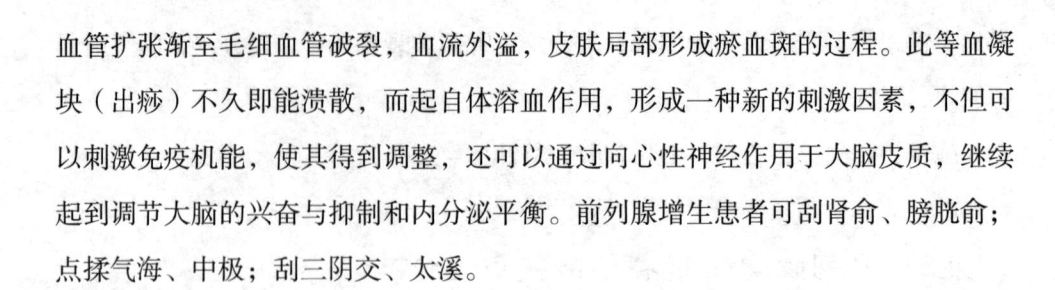

血管扩张渐至毛细血管破裂，血流外溢，皮肤局部形成瘀血斑的过程。此等血凝块（出痧）不久即能溃散，而起自体溶血作用，形成一种新的刺激因素，不但可以刺激免疫机能，使其得到调整，还可以通过向心性神经作用于大脑皮质，继续起到调节大脑的兴奋与抑制和内分泌平衡。前列腺增生患者可刮肾俞、膀胱俞；点揉气海、中极；刮三阴交、太溪。

256. 前列腺增生患者如何敷贴治疗

敷贴疗法又称为"外敷法"，是最常用的天然药物外治方法之一。它是将鲜药捣烂，或将干药研成细末后以水、酒、醋、蜜、植物油、鸡蛋清、葱汁、生姜汁、蒜汁、菜汁、凡士林等调匀，直接涂敷于患处或穴位。由于经络有"内属脏腑、外络肢节、沟通表里、贯串上下"的作用，不但可以治疗局部病变，并且也能达到治疗全身性疾病的目的。使用时可根据"上病下取、下病上取、中病旁取"的原则，按照经络循行走向选择穴位，然后敷药，可以收到较好的疗效。外敷天然药物有时会引起水肿、过敏，导致皮肤破损、细菌感染，并使病情加重。因此，患者应在医师指导下治疗。前列腺增生是由于围绕后尿道的前列腺腺体增生，压迫后尿道而引起的症状，如尿频、尿急、夜尿次数增多，排尿无力和排尿困难。本病是逐渐发生的，当肥大严重压迫尿道时，可有长期排尿困难，膀胱内潴留大量尿液而形成尿潴留，严重时可引起肾积水、肾衰竭甚至尿毒症，其最常见的并发症是泌尿系感染、血尿和泌尿系结石。用天然药物敷贴治疗，通过渗透，刺激神经反射，肠蠕动增强，血流供应丰富，网状内皮系统功能增强，从而调动了机体内部的抗病能力，达到治疗目的。此法简单有效，避免了长期口服药物的缺点，无痛苦，副反应少，对老年患者尤为适宜。

（1）取芒硝、明矾各等份，共研细末，拌匀。将墨水瓶盖盖顶去掉，仅留外圈，放在肚脐正中，将二药填满，再用冷水滴入药中，以药物湿润、水不外流为度，上用胶布固定，使其溶化完为止，每日1次，连续5~7次即可。

（2）取活田螺2只，葱白头2个，捣烂如泥，敷关元穴，如手掌心大。

（3）取鲜藕茎1500克，葱白3个，炒热后加少许麝香，毛巾包裹，乘热敷小腹部，再炒再敷，至排尿为止。

（4）取生甘遂9克，冰片6克，共研末，加适量面粉，开水调成糊状，外敷中极穴，直径约5厘米，并于其上加热敷，一般30分钟就可以见效。

（5）取葱白1根，白胡椒7粒，共捣烂如泥，填敷脐中，盖以塑料薄膜，胶布固定。

（6）取石蒜2个、适量皮硝，打烂敷脐，每日换药2次，每次4小时。

（7）取去皮独头蒜1头，栀子3个，捣烂如泥状，用少许食盐，摊在塑料布或牛皮纸上，贴在肚脐处。外用纱布覆盖，胶带固定，每日更换1次。

（8）取大田螺（去壳）4只，大蒜头5枚，车前子6克。研细作饼，调敷脐部。具有清热利水的功效，适用于前列腺增生。

（9）取热毛巾、热水袋温敷小腹部和会阴部，同时在小腹及会阴部用手指、掌根自我按摩。

（10）取甘遂9克研成细粉，加适量面粉；另取少许麝香或冰片，用温水化开，与甘遂粉调成糊状。外贴中极穴位，每日1~2次，每次1小时。

（11）取生葱250克洗净切碎，加粗盐500克，入锅炒熟后取出，用新棉白布包好，待温度适宜时熨小腹，凉后再炒再熨，连熨数次，总时间为2~4小时。

（12）取艾叶60克揉碎，石菖蒲30克，入锅炒热后取出，用新棉白布包好，待温度适宜时熨肚脐部位，至药凉为止，每日2次。

（13）取刘寄奴30克，王不留行30克，土茯苓10克，桃仁5克，薏苡仁20克，冬瓜仁15克，苍术15克，苦参20克，丹参15克，牡丹皮15克，椒目5克，大黄10克，黄柏10克，知母10克，肉桂5克，木香5克，败酱草10克，共研细末。取药末50~80克，用瞿麦20克、通草20克，扁蓄25克，煎汤去渣，调药末成糊状，外敷会阴穴。同时制成丸剂，大如大枣置入直肠内。每日换药1次，10天为1个疗程。具有清利湿热、活血消肿的功效，适用于前列腺增生湿热型。

八、防治前列腺疾病关键在预防

✱ 257. 如何注意前列腺炎的报警信号

前列腺炎是青壮年男性的多发病、常见病。超过50%的男性，一生中至少会被前列腺炎困扰过1次。一旦男性出现尿频、尿急、尿痛、排尿不畅、耻骨、会阴等骨盆区域疼痛，或有射精不适等，可能就是前列腺炎来袭，应有所警觉。

（1）排尿不适：可出现膀胱刺激征，如尿频、排尿时尿道灼热、疼痛并放射到阴茎头部。清晨尿道口有黏液等分泌物，还出现排尿困难的感觉。

（2）局部症状：后尿道、会阴和肛门处坠胀不适，下蹲、大便及长时间坐在椅凳上胀痛加重。

（3）放射性疼痛：慢性前列腺炎的疼痛并不止局限在尿道和会阴，还会向其附近放射，以下腰痛最为多见。阴茎、精索、睾丸阴囊、小腹、腹股沟区（大腿根部）、大腿、直肠等处都可能受累。

（4）性功能障碍：慢性前列腺炎可引起性欲减退和射精痛，射精过早症，并影响精液质量，在排尿后或大便时还可能出现尿道口流白，合并精囊炎时会出现血精。

（5）其他症状：慢性前列腺炎可合并神经衰弱症，表现出乏力、头晕、失眠等，长期的前列腺炎甚至可引起身体的变态反应，出现结膜炎、关节炎等病变。

❋ 258. 前列腺炎应该如何预防

多饮水就会多排尿，浓度高的尿液会对前列腺产生一些刺激，长期不良的刺激对前列腺有害。多饮水不仅可以稀释血液，还可有效稀释尿液的浓度。

一旦膀胱充盈有尿意，就应小便，憋尿对膀胱和前列腺不利。在乘长途汽车之前，应先排空小便再乘车，途中若小便急则应向司机打招呼，下车排尿，千万不要硬憋。

生活压力可能会增加前列腺肿大的机会。临床显示，当生活压力减缓时，前列腺症状会得到舒缓，因而平时应尽量保持放松的状态。

洗温水澡可以舒解肌肉与前列腺的紧张，减缓不适症状，经常洗温水澡无疑对前列腺病患者十分有益。如果每日用温水坐浴会阴部1次，同样可以收到良好效果。

男性的阴囊伸缩性大，分泌汗液较多，加之阴部通风差，容易藏污纳垢，局部细菌常会乘虚而入，这样就会导致前列腺炎、前列腺肥大、性功能下降，若不及时注意还会发生严重感染。因此，坚持清洗会阴部是预防前列腺炎的一个重要环节。另外，每次同房都坚持冲洗外生殖器是很有必要的。

不要久坐在凉石上，因为寒冷可以使交感神经兴奋增强，导致尿道内压增加而引起逆流。

会阴部摩擦会加重前列腺的病状，让患者明显不适，为了防止局部有害的摩擦，应少骑自行车，更不能长时间或长距离地骑自行车或摩托车。

应尽量不饮酒，少吃辣椒、生姜等辛辣刺激性强的食品，以避免使前列腺及膀胱颈反复充血、加重局部胀痛的感觉。由于大便秘结可能加重前列腺坠胀的症状，所以平时宜多进食蔬菜水果，减少便秘的发生，必要时用麻仁丸类润肠通便的药物帮助排大便。

259. 如何预防慢性前列腺炎

由于对慢性前列腺炎没有特效疗法，且慢性前列腺炎常易复发，因此对本病的预防应提到一个重要的位置。自我预防慢性前列腺炎能促进疾病症状缓解和减少病情反复，使患者从中受益。

慢性前列腺炎的病程长，易反复，常使患者感到焦虑、心烦意乱、烦躁不安，甚至产生抑郁症状，影响治疗信心和进程。因此患者在用药治疗的同时应注意自我心理调节，努力克服不良心理状态，保持身心愉悦，增强治疗信心，配合治疗。

饮食宜清淡、营养丰富，避免刺激性食物。刺激性食物可造成前列腺充血而加重病情，所以患者应避免食用辛辣、酸性食物，如辣椒、葱、蒜、韭菜、胡椒等。便秘也可引起前列腺充血而加重病情，所以进餐要按时，避免暴饮暴食，另外还可多吃一些润肠的食物，如香蕉和绿叶蔬菜，以保持大便通畅。

生活无规律可加重病情或使病情反复，如过度疲劳易致病情反复，因此患者应按时作息，养成良好生活习惯，避免熬夜，保证充足睡眠，戒烟、戒酒。防止过分疲劳，预防感冒，并进行有效的身体锻炼。

过频的性生活可使前列腺充血，性生活不洁可加重感染程度或引起新的感染，是慢性前列腺炎反复的重要因素。因此患者在治疗期间要注意减少性生活的次数，避免不洁性生活，治愈后半年也要留意节制性生活。不要频繁手淫，防止前列腺的过度充血及生殖器官感染的发生。

慢性前列腺炎分为细菌性和非细菌性两类，必须在医生的指导下，根据检查结果选择相应药物，做到科学用药。切忌胡乱买些抗生素自行服用，特别不要轻信虚假广告，以减少精神和经济损失，避免延误病情。

对于急性的泌尿生殖系感染，如急性前列腺炎、急性附睾炎、急性精囊炎等，应给予积极彻底治疗，防止其转为慢性前列腺炎。

多饮水，不憋尿，以保持泌尿系通畅，并有利于前列腺分泌物的排出。

对于已治愈的慢性前列腺炎患者，还应每晚热水坐浴，以改善前列腺的血运，防止炎症复发。

260. 补充哪些食物能预防前列腺炎

预防前列腺炎可以多吃一些含蛋白质比较多的食物，补充优质蛋白质，多吃豆制品和鱼虾瘦肉等，因为蛋白质是合成精液的重要组成部分。

精液中含有多种矿物质，因此多吃蔬菜，补充钙、铁等元素。性交后导致铁流失可能会出现乏力、疲劳、喘息等症状。

要注意补充维生素，保持维生素的平衡。维生素A可以促进蛋白质的合成，从而加速细胞分裂；而维生素C则具有抗病解毒的作用，可以增强免疫力等。这些维生素一般都存在于蔬菜以及动物的肝脏内。

261. 哪些动作能预防前列腺炎

研究显示，文职人员、企业高管、青年学子、从事脑力劳动的老年男性、公务员、老师及火车、汽车与飞机驾驶人员，是前列腺疾病的高发人群。这类人不妨每日做一套前列腺保健操，可以缓解前列腺负担，减少发病概率。前列腺保健操一共有4组动作。

第一，顺时针按揉小腹30下，然后按压小腹，有一个从下往上提的过程，重复30次。

第二，用温热湿毛巾，揉洗会阴部，揉3圈往上顶一下，持续1~2分钟即可。

第三，双手掌心摩擦后背的肾区，微微发热即可。

第四，按摩脚后跟和脚底凹陷处，感觉发热即可。

坚持热水坐浴，也是适合普通家庭应用的简易理疗法。晚上临睡前，在盆里加入40℃的热水，将肛门、会阴部浸没在水中，每次15~20分钟，每日2次。坚持一两个月，可以发现局部肌肉松弛，血管扩张，血液循环加速，有助于炎症的吸收和消退。但需要提醒的是，如果水温过高，会影响阴囊的散温作用，

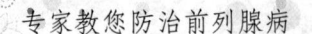

导致睾丸温度升高，对生殖健康不利。因此，年轻、未生育的男性最好不要采用这一方法。

262. 有车族如何预防前列腺炎

以前是出租车司机易患前列腺炎，我们都说这是他们的职业病，可是，现在随着生活水平的提高，很多有私家车的男人们也与前列腺炎结缘了。这是一个一系列的反应：由于他们久坐在驾驶座位上，不透气，局部血液循环不好，使代谢产物堆积，前列腺液排出不畅有关，就引起前列腺的慢性充血，导致前列腺炎。这就是我们所说的无菌性前列腺炎。

很多到医院就诊的无菌性前列腺炎的患者都是慢性的，可能与本人没有引起足够的重视有关，而慢性无菌性前列腺炎一旦合并其他的病原菌感染，症状就会变得复杂，不易治愈。部分患者由于不能坚持规范系统的治疗，感觉症状减轻就随便停药，这样会使疾病反复发作；也有一些患者由于不能认识到此病的特点，而急于求成，到处买药，时间一长，还会引起神经衰弱、失眠、头痛、过分敏感、精神萎靡等现象。

因此，开车族要注意适当运动，多饮水，开车时经常变换姿势，加强锻炼，增强体质，不要经常熬夜。男性朋友一旦出现尿频、尿急等症状要及早去医院就诊，争取在急性期一次性治愈。

263. 新婚如何预防蜜月性前列腺炎

洞房花烛是人生一大喜事，可有些新郎偏偏在新婚之际患上前列腺炎。因此，此时患的病又称为"蜜月性前列腺炎"，主要与新婚男子在这一时期的生活起居有关。

首先，新婚的兴奋和新鲜感，往往会造成蜜月里性生活的不节制，过度频繁的房事则会使前列腺反复、持续地充血，这正符合无菌性前列腺炎的发病条件，

八、防治前列腺疾病关键在预防

是导致炎症发生的一个重要的原因。有文献报道，短时间内持续多次性交者患前列腺炎的比率可达到89.7%。另外，因害怕女方怀孕而使用忍精不泄、中断性交的方法，也能使前列腺充血而发生炎症。其次，新婚宴上少不了要以酒助兴。酒精乃是前列腺的大敌，可使其迅速充血。大量饮酒，不断刺激，终可导致炎症的发生。还有的盲目地服用所谓"壮阳"药物，都可使前列腺充血、水肿。再者，紧张忙碌地操办婚事、疲劳的长途旅行、饥饱失调、冷暖无常，使得身体抵抗力下降，易受细菌侵扰，感染发病。也有的不注意性生活卫生，出现尿道炎症，逆行感染以致罹患前列腺炎。

如何预防蜜月性前列腺炎呢？

（1）防止受寒。秋末至初春天气变化无常，寒冷往往会使病情加重。因此，患者一定注意防寒，预防感冒和上呼吸道感染等。

（2）少食辛辣（包括酒类）。辛辣刺激性食品既可导致性器官充血，又会使痔疮、便秘症状加重，压迫前列腺，加重排尿困难。

（3）不可憋尿。憋尿会造成膀胱过度充盈，使膀胱逼尿肌张力减弱，排尿发生困难，容易诱发急性尿潴留，因此，一定要做到有尿就排。

（4）不可过劳过度。劳累会耗伤中气，中气不足会造成排尿无力，容易引起尿潴留。

（5）避免久坐。经常久坐会加重痔等病，又易使会阴部充血，引起排尿困难。经常参加文体等活动，有助于减轻症状。

发生了蜜月性前列腺炎者要注意休息，有规律地过性生活，避免食刺激性食物，多饮水（有利冲洗尿道，排出有害物）。可酌情使用抗生素治疗。

264. 前列腺炎患者愈后如何预防复发

前列腺炎患者治愈后短期内虽然已将前列腺内的病原体完全清除，但并不表示由于感染所致的前列腺组织损伤完全修复，在疾病恢复期间一段时间内的前列腺往往可能处在一种亚健康状态，比一般人群更容易再次感染病原体或再

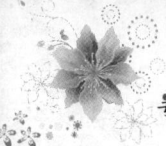

次造成前列腺的明显充血状态，而使前列腺炎的症状再度出现。防止病原体的重新感染是医生和治愈患者尤其需要注意的问题，但绝不可以采用经验性长期抗菌药物治疗。

对于某些抗生素治疗有效，但屡次停药后复发者可以进行长期或终生治疗来预防前列腺炎的再次发生。

其次，可采取有效措施包括保持会阴部的清洁和干燥、避免过度劳累、在无菌阴茎套保护下进行有规律的性生活或定期在性兴奋时排除精液、加强营养、改善机体的健康状况、适当的体育锻炼、增强机体的抵抗力等。这些措施不但可以帮助患者有效地缓解生理与心理方面的症状，而且有助于预防细菌等病原微生物的重新感染。

此外，在有效治愈的前列腺炎患者中，经过相当长的一段时间后，一部分人仍然可能会再次发生或多次发生前列腺炎症状的情况。其原因可能是造成他们患前列腺炎的某些易感因素依然存在，例如与这类患者全身抵抗力降低、卫生状况较差、不良生活习惯、不洁性行为等因素有关，此时可以发生某些病原微生物、条件致病菌或尿道正常菌群的感染或重新感染。因此，可以根据个体化的原则，针对具体的患者制订全面有效的预防前列腺炎的详细计划，并监督执行，可能收到良好的效果。

265. 如何预防前列腺增生

前列腺增生是人到老年后，由于睾丸萎缩导致性激素代谢紊乱而形成的病变。其病情发展往往有数年甚至数十年漫长过程。男性步入中年后，及早注意性生活的科学保健，避免酗酒，少食辛辣食物，对防治前列腺增生很有意义。由于前列腺增生的确切病因尚未真正阐明，因此至今也无明确的具体预防方法。针对诱发前列腺增生的因素，加以有效的注意，一定程度上可以预防前列腺增生。

（1）防止性生活过度与欲念放纵，不要过多沉湎于性的问题，杜绝性交中断与手淫行为。性生活过度会使前列腺充血，会导致前列腺增生发生或使该病加重；但也不主张禁欲，因为前列腺是精液的重要组成部分，禁欲使前列腺液不能随精液排出，会加重脓性分泌物潴留。

（2）积极治疗与前列腺增生有关的疾病，如慢性前列腺炎、尿道炎、膀胱炎等泌尿生殖系的炎症，因为前列腺的慢性炎症如久不治愈，势必会引起前列腺组织的纤维化和增生，而尿道炎和膀胱炎等由于与前列腺相邻，因此也常常会累及前列腺。及时治愈病变，这样可以减少对前列腺连累的机会，也可减少前列腺不必要的充血。

（3）重视睾丸功能的保护，因为睾丸功能的衰退与前列腺增生的发生有着密不可分的关系，虽然随着年龄的增长，这种生理性的发展规律目前还无法回避，但是，如果平时能避免睾丸受伤，及时彻底治疗睾丸疾病，阴囊、睾丸部位尽量避免放射性物质接触或照射等，将有助于避免睾丸功能的衰退，以减少性激素代谢紊乱机会的发生，从而达到预防前列腺增生的目的。

（4）饮食宜清淡，多食含纤维素的绿色蔬菜。过食肥甘厚味，易积湿生热；烈酒及辛辣食物使血循环加快，使前列腺充血，增加排尿阻力。多食含纤维素食物，保持大便通畅。不吃或少吃辛、辣、酸等刺激性较强的食物。戒酒、忌酒，尤其不要长期饮酒与酗酒。多饮水，增加排尿量，可减少尿道结石和泌尿系感染的发生。每天饮水除正常饮食外，不应少于1000毫升。为减轻夜间尿频，饮水和稀食可安排在早餐和午餐，下午少用饮料。

（5）气候变冷时，应注意保暖，不宜受寒、受湿，注意下半身保暖，避免感冒。游泳或冷水洗浴前，要充分活动，避免寒凉刺激下半身，引起旧病复发。

（6）保持精神愉快。前列腺疾病病程长，不易治愈，常使人消沉悲观，甚至绝望，这种心情对身体极为不利。精神是生命的支柱，药物治病要通过人体才能发挥作用，乐观对待病情，坚定战胜疾病的信心，有利于病情好转。

（7）平时不要憋尿，有了尿意不及时排尿，使膀胱过度充盈，超过膀胱收缩能力时，导致排尿无力。保持大便通畅。大便秘结，粪块直接对前列腺体压迫，引起排尿不利。

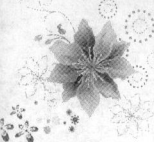

（8）避免对前列腺的压迫。少骑或不骑自行车，减少对前列腺的摩擦，如果骑车以15～20分钟之内为好。久坐则需定时稍作散步或其他轻微活动。

（9）注意个人卫生。平时有条件时，要清洗前后二阴，性生活前后也要清洗为好。

（10）锻炼身体可以增强人的免疫力和抗病能力。对前列腺局部来说，腹部、大腿和臀部的运动可以使前列腺得到按摩，促进前列腺组织的血液循环和淋巴循环，中老年人每日慢跑或快走20～30分钟对前列腺有保健作用。